OPTIMIZING COGNITIVE REHABILITATION
EFFECTIVE INSTRUCTIONAL METHODS

McKay Moore Sohlberg
Lyn S. Turkstra

認知リハビリテーション 実践ガイド

監訳 村松太郎　慶應義塾大学医学部精神神経科学教室　准教授

訳　穴水幸子　国際医療福祉大学保健医療学部言語聴覚学科　講師
　　小口芳世　国立研究開発法人日本医療研究開発機構戦略推進部
　　　　　　　脳と心の研究課
　　小西海香　慶應義塾大学医学部精神神経科学教室
　　斎藤文恵　慶應義塾大学医学部精神神経科学教室
　　高畑圭輔　独立行政法人放射線医学総合研究所
　　　　　　　分子神経イメージング研究プログラム
　　野崎昭子　東京武蔵野病院精神科
　　藤永直美　東京都リハビリテーション病院リハビリテーション部
　　　　　　　言語療法主任
　　村松太郎　慶應義塾大学医学部精神神経科学教室　准教授

医学書院

Authorized translation of the original English language edition,
 "Optimizing Cognitive Rehabilitation: Effective Instructional Methods",
by McKay Moore Sohlberg, Lyn S. Turkstra
Copyright 2011© The Guilford Press
A Division of Guilford Publication, Inc.
©First Japanese edition 2015 by Igaku-Shoin Ltd., Tokyo

Printed and bound in Japan

認知リハビリテーション実践ガイド

発　行	2015年6月1日　第1版第1刷
監　訳	村松太郎（むらまつたろう）
発行者	株式会社　医学書院
	代表取締役　金原　優
	〒113-8719　東京都文京区本郷1-28-23
	電話　03-3817-5600（社内案内）
印刷・製本	真興社

本書の複製権・翻訳権・上映権・譲渡権・公衆送信権（送信可能化権を含む）は（株）医学書院が保有します．

ISBN978-4-260-02145-6

本書を無断で複製する行為（複写，スキャン，デジタルデータ化など）は，「私的使用のための複製」など著作権法上の限られた例外を除き禁じられています．大学，病院，診療所，企業などにおいて，業務上使用する目的（診療，研究活動を含む）で上記の行為を行うことは，その使用範囲が内部的であっても，私的使用には該当せず，違法です．また私的使用に該当する場合であっても，代行業者等の第三者に依頼して上記の行為を行うことは違法となります．

JCOPY 〈出版者著作権管理機構　委託出版物〉

本書の無断複製は著作権法上での例外を除き禁じられています．複製される場合は，そのつど事前に，出版者著作権管理機構（電話 03-3513-6969，FAX 03-3513-6979，info@jcopy.or.jp）の許諾を得てください．

監訳の序

まさに実践ガイドである。

原題は "Optimizing Cognitive Rehabilitation"。認知リハビリテーションの最適化を目指す著者の思いがこめられたタイトルだ。最適化の成果物は，現代で最も信頼できる実践ガイドになった。そしてわが国の認知リハビリテーション研究会（http://reha.cognition.jp/）で活躍する臨床家の翻訳によって，日本の現場で直ちに活用できる実践ガイドとなった。それが本書『認知リハビリテーション実践ガイド』である。

キーワードは PIE。著者らの豊富な臨床経験とエビデンスの精密な検討に基づき最適化された認知リハビリテーションの結晶が PIE［計画（P：Plan），実行（I：Implementation），評価（E：Evaluation）］である（図）。

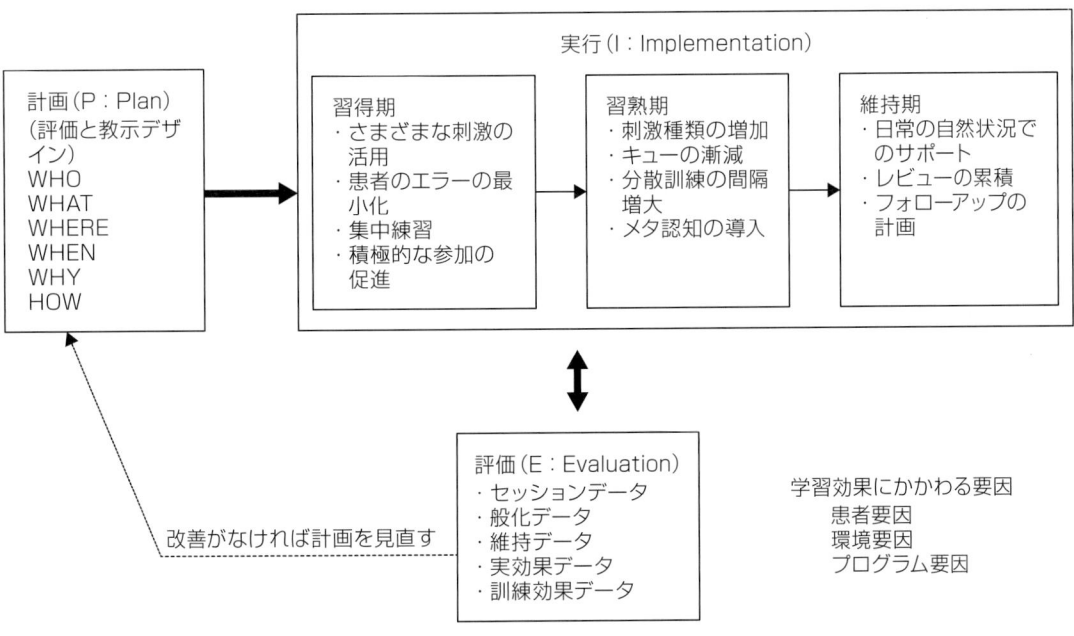

最適化が成し遂げられた背景には，基礎と実践がある。基礎編である第Ⅰ部には，PIEの根拠が膨大な文献とともに示されている。この確固たる基礎の上に築かれているのが第Ⅱ部 実践編である。そこには認知リハビリテーションの手法が，事実と概念の記憶訓練・多段階タスクの訓練・外的エイド使用の訓練・メタ認知的方略の訓練，社会生活技能訓練（SST）の各々について，文字どおり具体的に記されている。どの手法もPIEという枠組みで整理されているからわかりやすい。臨床例の訓練の実際は，ワークシートに生き生きと記載されている。そのワークシートは，本書の付表をコピーして，あるいは医学書院のウェブサイトからダウンロードして，すぐにも実地で使用可能である。原書には "Effective Instructional Methods" と副題がつけられている。「効果的な教示法」。著者らの自信がこめられた副題だ。その自信には基礎と実践の両方からの裏づけがある。

　まさに実践ガイドである。

2015年5月

村松太郎

著者紹介

　McKay Moore Sohlberg, PhD, CCC-SLP はオレゴン大学教授で，Communication Disorders and Sciences の大学院の主幹も務めている。認知リハビリテーションの第一人者として高名で，多数の論文の著者として，またエビデンスに基づいた訓練プログラムの開発者として知られている。特に，注意障害，記憶障害，遂行機能障害のリハビリテーション技法の開発と評価を熱心に研究している。認知リハビリテーションについての競争的研究資金も多数獲得し，エビデンスに基づく米国のガイドライン開発の主要メンバーでもある。

　Lyn S. Turkstra はウィスコンシン大学准教授で，Communication and Cognition Laboratory を主宰している。Academy of Neurologic Communication Disorders and Sciences の理事も務めている。脳損傷者の認知機能障害・コミュニケーション機能障害の研究者として世界的に知られており，膨大な論文を発表しており，エビデンスに基づく国のガイドラインの筆頭著者でもある。認知リハビリテーションとその学際領域のガイドライン開発にもかかわっている。

推薦のことば──待望の実践ガイド

　今こそ認知リハビリテーションの時代だ．まさに文字どおり日進月歩が実現している．たとえば，脳損傷からの回復についての計算機モデルがある．認知機能障害の新しい評価法がある．情動障害の新しい評価法もある．認知機能・情動機能・心理社会的機能治療の新しい方略がある．脳損傷の症状理解のための新しい論理的モデルがある．障害を代償する新しいIT機器がある．そして，認知リハビリテーションの有効性の新しい評価法への期待が高まっている．だが，これまで欠けていたものがあった．それは，**教示技法**である．理論と実地臨床を結ぶ詳細な教示技法である．脳損傷者に効率的な学習を可能にする教示法である．このギャップを解消したのが本書だ．現代における認知リハビリテーションの最も著名な実践者であるMcKay Moore SohlbergとLyn S. Turkstraが，理論と実地臨床を結びつけた．本書は秀逸な実地ガイドブックである．認知リハビリテーションの領域のすべてが，実践的かつ詳細に記されている．脳損傷者に対し，どのように教示することが有効かを教えてくれる一冊である．

　本書の骨格を表すキーワードはPIE〔計画（P：Plan），実行（I：Implementation），評価（E：Evaluation）〕である．認知リハビリテーションは**計画**（P）が不適切であれば効果は出ない．適切な**実行**（I）のためには有効で持続的な学習，そして**評価**（E）が必要である．評価は訓練場面と訓練以外の場面の両方でなされることが必要で，訓練の効果を把握し，将来の方針を決定するために不可欠である．著者らは雄弁に主張する．訓練プログラム全体を通して臨床データを取ることを怠ってはならないと．そのデータがあってはじめて，エビデンスに基づいた決定が可能になるのだ．そしてその決定は訓練の成否を左右する．PIEに加えて重要なのは次の6つの問いであるという．WHO：患者の特性，WHAT：ターゲットタスク（何を教えれば生活が改善するのか），WHERE：ターゲット環境（どこでターゲットタスクが使われるのか），WHEN：ターゲットタスク実行のタイミング，WHY：ゴールの設定，HOW：患者個別計画のデザイン．

　本書の第Ⅱ部 実践編は，PIEおよびこれら6つの問いを中心に進められる．すなわち事実と概念の記憶訓練（第5章），多段階タスクの訓練（第6章），外的エイド使用の訓練（第7章），メタ認知的方略の訓練（第8章），社会生活技能訓練（第9章）である．

　本書の真価を高めている要因の1つは，掲載されている系統的教示技法が，特別支援教育・神経心理学・認知心理学のデータに基づいているという点である．

　認知リハビリテーションは幅広い理論を要する技法だ．単一の理論やモデルに拘泥することは，よい結果をもたらさない．認知リハビリテーションのプロセスは複雑で，対象とする患者は多種多様で

ある。ニーズはそれぞれ異なる。家族のニーズもある。治療者はこれらに対応するため，多様な領域，理論，モデル，アプローチに精通している必要があるのだ。

　私が個人的に嬉しく思っているのは，本書で特別支援教育に言及されていることである。私の臨床家としてのスタートは重篤な学習障害の小児の治療であった。当時の私の職場での基本理念は，「小児が学習できなければ，それは治療者が正しい教え方を発見できていないからだ」というものであった。つまり，小児の学習「障害」の原因は治療者にある。あとになって私は神経心理学に進んだ。その分野では，患者が学習できなければ，それはたとえば「前頭葉損傷」によるものであり，「海馬損傷」によるものであった。つまり，患者の学習「障害」の原因は患者自身にあるのであって，治療者にあるのではなかった。もちろん神経心理学に携わるすべての人々がそのような考えをもっているわけではなかったし，現在では治療者が免責されているなどと考える人はいない。患者の「障害」の原因は治療者にあるのだ。この理念を私に植えつけてくれた先輩方に，私は感謝している。私が脳損傷者のリハビリテーションに手を染めてから 30 年以上が過ぎた現在でも，私は患者に学習させるのは治療者の責任だという固い信念を持ち続けている。

　そして今，McKay Moore Sohlberg と Lyn S. Turkstra が私たちに授けてくれた本書は，認知機能障害をもつ患者の学習方法が記された貴重な道しるべである。私は本書が必読書であり，治療者，言語聴覚士，神経心理学者など，認知リハビリテーションの分野にかかわるすべての人々の必読書であることを疑わない。

Barbara A. Wilson, PhD
Oliver Zangwill Centre
For Neuropsychological Rehabilitation
Ely, Cambridgeshire
United Kingdom

謝辞

Mckay Moore Sohlberg

　私は，リハビリテーション，教育，コンピュータサイエンスの研究者たちに深く感謝している。ごく短時間の接点しかなかった人や，さらには実際にはお会いしたことのない人にも感謝している。そうした人々の論文や研究も，私の活動の礎となっている。直接に恩恵を受けた先生として，特にBarbara A. Wilson先生，故Mark Ylvisaker先生の名を挙げたい。Katy Mateer先生は私にとっての永遠の師である。近年ではコンピュータサイエンスの領域からも大いに刺激を受けている。特に，Steve Fickas先生とJason Prideaux先生が開発されたツールの認知機能障害者への貢献は傑出している。

　私は患者当事者とご家族にも感謝している。認知機能障害を改善し，自立を促す研究プロジェクトに参加していただいたことによって，最終的には臨床における最高のインストラクターとして，そしてメンターとして，認知リハビリテーションの技法の開発を指導してくださることになった。だが何より感謝しているのは，回復というプロセスにおける人間関係のもつパワーを見せてくださったことに対してである。人は苦しみから何を学ぶか，それを私は仕事を通して真に理解させていただいた。

　私は学生たちにも感謝している。教えたことより教わったことのほうが多いと私は確信している。特に博士課程の学生の，エネルギーと，アイディアと，サポートがあってはじめて，私は仕事を続けることができた。認知リハビリテーションの哲学を身につけた彼らが，これから臨床現場で活躍するのを見守っていきたい。

　最後に，私は両親と兄弟に感謝している。彼らは私という人間を形成してくれた。苦しいときに励ましてくれた。私の今があるのは彼らのお蔭である。そして何より，私は夫と娘たちに感謝している。夫のOlofが私にくれたものは無限である。奇跡のような娘たち，Ericka, Tatum, Emmaにも同じことがいえる。一人ひとりが私に，インスピレーションと，喜びと，励ましを与えてくれたことで，私は仕事を続けることができた。本当にありがとう。

Lyn S. Turkstra

　Mckayと同じように私は，Barbara A. Wilson先生のような認知リハビリテーションの先駆者たちに心から感謝している。特に感謝したいのは，臨床家としての私の「両親」であるAudrey Holland先生と故Mark Ylvisaker先生に対してである。二人が私に教えてくださったのは，終生学び続けること，

患者の擁護者であること，多彩な学識をもつこと，そして何より，患者に最高の貢献をするために全力を尽くすのを惜しまないこと，である。また私は，非常に優秀な学生の指導をする機会にも恵まれてきた。彼らは Audrey Holland 先生と故 Mark Ylvisaker 先生の薫陶を受け継ぎ，これからの認知リハビリテーションに新たな貢献をしてくれるであろう。

　私は脳損傷の患者とご家族にも感謝している。彼らとの共有体験が，本書の基礎となった。私が常に最高の臨床を目指すことができたのは彼らのお蔭である。本書の読者である臨床家の方々から，患者の皆様にお伝えいただきたい。本書は皆様と同じ患者のご協力によって生まれた本であることを。

　私の家族からの助けも特に大きかった。開発中の検査の被験者になってもらい，私の講演や論文にサンプルとして登場してもらった（ということを家族は知らなかったと思うが）。特に母には感謝したい。幼少時には私を教育し，のちには私の話を熱心に聴いてくれた。その結果現在の母は，右半球損傷によるコミュニケーション障害と失語症の鑑別診断のプロになっている。家族全員のサポートがなかったら，私は本書のどの1行も執筆できなかったというのが正直な思いである。

　私たち著者二人は，Guilford Press のスタッフに感謝している。特に，温かくも厳しい担当編集者の Rochelle Serwator 氏。そして Louise Farkas 氏の編集力。スタッフ一人ひとりの細やかなサポート。本書の草稿に有意義なコメントをくださった Dana Longstreth 氏をはじめとする人々にも感謝している。

目次

第Ⅰ部 基礎編 ——————————————————— 1

第1章 はじめに （村松太郎　訳） ——————————————— 3
第2章 エビデンス （高畑圭介　訳） —————————————— 13
第3章 訓練効果を左右する要因（教科書には書かれていないポイント） （藤永直美　訳） ———— 58
第4章 認知リハビリテーションの骨格 PIE：計画（Plan），実行（Implementation），評価（Evaluation） （藤永直美　訳） ————————————— 73

第Ⅱ部 実践編 ——————————————————— 89

第5章 事実と概念の記憶訓練 （穴水幸子　訳） ——————————— 91
第6章 多段階タスクの訓練 （小口芳世　訳） ———————————— 111
第7章 外的エイド使用の訓練 （小西海香　訳） ——————————— 143
第8章 メタ認知的方略の訓練 （斎藤文恵　訳） ——————————— 183
第9章 社会生活技能訓練（SST） （野崎昭子　訳） —————————— 211
第10章 結び ― 明日からの臨床へ （野崎昭子　訳） ————————— 227

付表 ワークシート （野崎昭子　訳） ————————————————— 229
　　ワークシート4.1　訓練計画ワークシート　　231
　　ワークシート5.1　SR訓練ワークシート（Ⅰ）　　232
　　ワークシート5.2　SR訓練ワークシート（Ⅱ）　　233
　　ワークシート5.3　事実と概念教示計画ワークシート　　234
　　ワークシート6.1　多段階タスク教示計画ワークシート　　235

ワークシート 6.2　　多段階タスク初期評価ワークシート　　237
　　ワークシート 6.3　　多段階タスク進捗モニタリングフォーム　　239
　　ワークシート 6.4　　多段階タスクセッションデータフォーム　　240
　　ワークシート 7.2　　外的エイド教示計画ワークシート　　241
　　ワークシート 7.3　　外的エイド初期評価ワークシート　　243
　　ワークシート 7.4　　外的エイド進捗モニタリングフォーム　　245
　　ワークシート 7.5　　外的エイドセッションデータフォーム　　246
　　ワークシート 7.6　　維持データフォローアップフォーム　　247
　　ワークシート 8.1　　方略教示計画ワークシート　　248
　　ワークシート 8.2　　方略知識判定データシート　　250
　　ワークシート 8.3　　方略進捗モニタリングフォーム　　251
　　ワークシート 9.1　　ICF ワークシート　　252
　　ワークシート 9.2　　社会生活技能訓練計画ワークシート　　253

文献 255
索引 269

Web 付録「ワークシート」について
「付表ワークシート」のPDFを医学書院ウェブサイト（http://www.igaku-shoin.co.jp/prd/02145）に掲載しています。

第Ⅰ部 基礎編

第1章 はじめに ･･･ 3
第2章 エビデンス ･･ 13
第3章 訓練効果を左右する要因（教科書には書かれていないポイント）･････････ 58
　　　　共著　Rik Lemoncello, Eva van Leer
第4章 認知リハビリテーションの骨格
　　　　PIE：計画（Plan），実行（Implementation），評価（Evaluation） ･････････････ 73

第1章

はじめに

認知リハビリテーションにおける教示とは

　リハビリテーション（rehabilitation）の語源は，ラテン語の re（再び）と -habilitare（適合させる）である。リハビリテーションの定義はまさにこの語源の中にある。行動や情報を患者に教示することにより患者の生活への適合力を高める。それがリハビリテーションである。**教示**する内容は，事実や，概念や，スキルや，方略である。理学療法士は，四肢の動かし方や補助具の安全な使用法などを教える。作業療法士は，日常生活をスムーズに送る方法を教える。たとえば，グルーミングや調理など，ステップを踏んで行う活動を効率的に行う方法である。言語聴覚士は，記憶障害を代償する方略や，安全な嚥下の方法などを教える。看護師は服薬管理などを教える。心理士はストレスマネジメントを教えたり，脳損傷についての疾病教育を行う。

　認知リハビリテーションに特有の問題として，学習する能力そのものが損なわれている患者を対象とする場合があることが挙げられる。脳神経系の損傷や疾患のなかには，ある程度の回復が期待できるものもあれば（外傷性脳損傷，脳血管障害，無酸素脳症など），進行性で持続的に悪化するものもあり（認知症，多発性硬化症やパーキンソン病などの進行性疾患），注意機能，記憶機能，気づき，遂行機能などの認知機能に障害をもたらす（Sohlberg & Mateer, 2001b）。これらの認知機能は，リハビリテーションにおける重要なプロセスである習得，習熟，維持，般化において重要な要素である。したがって，実効あるリハビリテーションを認知機能障害患者に行うためには，専門的な教示方法が強く求められるのである。

　このように，教示こそがリハビリテーションの中心となる技術なのであるが，リハビリテーション専門職の多くは，教示法についての訓練をほとんど受けていない。全米で臨床に携わる専門家を対象に行ったある調査によれば，系統的な教示法に従って認知リハビリテーションを実践しているのは1/3にすぎず，約半数は直感と経験だけに基づいて臨床を行っていた（Lemoncello & Sohlberg, 2005）。本書の目的はこの状況からの脱皮である。本書は認知リハビリテーションの PIE〔P：計画（plan），I：実行（implementation），E：評価（evaluation）〕について，エビデンスに基づいた方法を提示するものである。

系統的教示：教示理論は効果的なリハビリの生命線

　教示とは教育と学習の両方を含む概念である。英語には同義語として，training, coaching, mentoring, guiding, co-learning などがある。リハビリテーション場面においては，医療者が指導者であり，患者が生徒である。本書ではリハビリテーション（＝構造的学習の計画と実施）する専門家を治療者と呼ぶ。リハビリテーションを受けるクライアントを患者と呼ぶ。ただし，実際には患者の生活をサポートする人が訓練の成功の鍵を握っていることがあり，こうした人が教示を受けるクライアントになることもあれば，時には治療者の役割を担うこともある。患者をサポートするのは，家族であったり，友人であったり，介護者であったりする。人ではなく，社会資源のこともある。効果的なリハビリテーションのためには，医療者は，これらの人々の役割を十分に理解することが必要である。

　専門的なマニュアルに記載されている手法は，エビデンスが存在する場合はそれに基づいたものであるべきであり，エビデンスが存在しない場合には，少なくとも確固たる理論に基づき，合理的な意思決定の原則に沿っているべきである（Ylvisaker, 2002）。本書に記載されているのは，**系統的教示**と呼ばれる手法である（Ehlhardt, Sohlberg, et al., 2008）。系統的教示の根底にあるのは，学習することに問題のある患者にとって最も効果的な方法は，構造化した訓練であるという理論である。この訓練は，明示されたモデルを有し，最初の習得段階で患者のエラーを最小にし（エラーを学習してしまうことを防止するためである），患者本人の関与を促進するものでなければならない。また，習熟と維持と般化を促進するために精密な訓練構造を有していなければならない。系統的教示の鍵は，患者自身が個々の技法を意識して使用することである。その技法とは，情報が学習され記憶に貯蔵される可能性を高めるものである。本書では，これらの技法を，認知機能障害を有する患者のリハビリテーションに適用する方法を示していく。

　系統的な教示と対極にあるのは，患者が試行錯誤により学習していくという方法である。このような試行錯誤法の例としては発見学習（すなわち，探索的な学習）（Hammer, 1997）がある。この学習法では，治療者の役割は，患者自身が試行錯誤できるような環境を提供し，患者のエラーを観察し，それを患者にフィードバックする。基本理念はモンテソーリメソッド（Montessori & George, 1912）と共通している。この学習法が前提としているのは，生徒には自己のエラーを通して学習する能力が備わっているというものである。試行錯誤法はリハビリテーション全体のなかでは最も一般的な方法であるが，一定以上の認知機能障害を有する患者にとっては，最適な方法ではないことが多く，系統的教示のほうが優ることがエビデンスにより証明されている。これについては本書第2章に示す。

　本書記載の系統的教示の技法は，特別支援教育，神経心理学，認知心理学の分野から得られたものである。以下にこれらの分野からの知見の概略を示す。

■特別支援教育からの影響

　特別支援教育の分野では，教示についてかなりの量の研究がなされた結果，系統的教示の有効性が示されている。特別支援教育の2つの潮流，すなわち**直接教示**と**方略教示**が，認知リハビリテーションに最も強い影響を及ぼしている（Ehlhardt et al., 2008, and Sohlberg & Ehlhardt, 2005 の詳細な総説がある）。

直接教示

実証的研究が最も精密になされてきた教示方法が直接教示である。これは Engelmann and Carnine (1991) が最初に開発した包括的かつ明示的な教示方法で，広い範囲に及ぶ学習課題を，さまざまな患者，特に学習能力に障害のある患者に教示するうえで有効な方法であることが示されている (Engelmann & Carnine, 1991；Stein, Carnine, & Dixon, 1998)。直接教示は教示を系統的にデザインし，患者に提供する。さまざまなタスクの効率的な習得と般化の促進のためである。さまざまなタスクとは，事実，概念，多段階タスク，スキル，方略などを指す。直接教示のポイントは次のとおりである (Engelman & Carnine, 1991；Marchand-Martella & Slocum, 2004；Stein et al., 1998)。

- 教示内容の分析と整理（例：タスク分析）
- 多彩な実例の訓練
- シンプルで一貫した教示の文言
- 高い習熟基準の確立
- モデルの提示と，キューの慎重な除去
- 正しい手順を集中的に訓練し，その後に分散型の訓練を行う。
- 復習を繰り返す。

直接教示は前向性健忘を有する患者に新しい事実や技能を教えるうえで効果的であるため，脳損傷者のリハビリテーションにおける活用頻度はますます高まっている (Glang, Singer, Cooley, & Tish, 1992)。

方略教示

方略教示とは，患者に自分の思考をモニターする方法を教えることで，直接教示と並んで特別支援教育の分野で多くの実証的研究が行われており (Englert, Raphael, Anderson, Anthony, & Stevens, 1991；Graham, MacArthur, & Schwartz, 1995)，直接教示と統合することも可能な手法である。方略教示の別名として，手続き促進法，骨格教示，認知方略教示，メタ認知的方略教示 (Baker, Gersten, & Scanlon, 2002；Dunlosky, Hertzog, Kennedy, & Thiede, 2005；Englert et al., 1991；Harris & Pressley, 1991；Stein et al., 1998) などがある。

方略教示のポイントは次のとおりである (Baker et al., 2002；Kim, Vaughn, Wanzek, & Wei, 2004；Swanson, 2001)。

- 学習の文脈を確立する（患者が「訓練内容の全体像」を把握できるようにする）。そのために，ビジュアル教材や重要テーマの要約を活用する。
- 患者の自己評価を促進する問いやヒントを活用する。
- リハビリの内容を要約・洗練するための自己評価項目を教示する（例：「私は自分の仕事をチェックしたでしょうか」など）。

方略訓練の原則はリハビリテーションであればどの手法にも共通しているが，最も直接的な適用は，本書第8章の「メタ認知的方略の訓練」の中に見ることができる (Kennedy, Krause, & Turkstra, 2008)。

最適な教示法を探求すべく，特別支援教育の文献についてのメタアナリシスも多数なされている（Adamas & Engelmann, 2006；Kavale & Forness, 2000；Mastropieri, Scruggs, Bakken, & Whedon, 1996；Swanson, 1999, 2001；Swanson, Carson, & Sachse-Lee, 1996；Swanson & Hoskyn, 1998）。特筆すべきは Swanson ら（1996-2001）による一連のメタアナリシスで，900 以上の論文から 180 の論文を選択し（選択基準として，たとえば，対照群を有する，エフェクトサイズを算出できるだけの十分なデータがある，など），有効性を綿密に解析した結果，直接教示と方略教示の両方を組み合わせて実施することが最大のエフェクトサイズをもたらすという結論が得られている。方略教示単独，直接教示単独，間接教示，無方略教示は，いずれもより小さいエフェクトサイズしか得られなかった。より最近のメタアナリシスである Graham と Harris（2003）の研究も，自己調整方略の有効性を示している。これは障害なしから障害ありまでのさまざまな学生に対して有効であった。これらのメタアナリシスをはじめとして，特別支援教育の分野には膨大な実証研究があり，それらが共通して示しているのは，学習能力に障害がある対象者における，明示的，系統的な教示テクニックの有効性である（Sohlberg et al., 2005）。

■神経心理学からの影響

神経心理学の分野では，脳損傷による記憶障害患者に特化した教示手法が開発されており，これに関する文献は本書第 2 章に紹介されている。第 2 章では，認知リハビリテーション分野の臨床家のための，エビデンスに基づくガイドラインの紹介と分析を行っている（Ehlhardt et al., 2008）。本書はこれらの研究を総合し，認知リハビリテーションの最も有効な指針を示したものである。それは系統的教示という名で包括される技法で，具体的内容は，誤りなし学習，分散訓練，方略教示などである。

以上，教育心理学と神経心理学の研究はいずれも，直接教示と方略教示を組み合わせたアプローチの有効性を示している。この組み合わせアプローチが特に評価されているのは，学習障害の学生や，認知機能障害を有する成人に対してである。

■認知心理学からの影響

認知機能障害を有する患者のリハビリテーションにあたっては，人間の記憶機能についての基本的な知識をもつことが必要である。この記憶機能の研究こそが，認知心理学がリハビリテーションに最も貢献してきた分野である。本セクションでは，記憶機能の要点を簡潔に紹介し，本書記載の技法の理解と実施の一助とする。これは，運動，日常生活など，あらゆる種類のリハビリテーション手技に関連している。いずれにおいても，患者に残された記憶能力を最大限に活用して，患者の学習をサポートすることが基本となる。

記憶は単一の機能ではなく，複数のシステムの相互作用から成り立っている。それぞれのシステムには，それぞれに対応する脳の部位がある。ここでは認知リハビリテーションにおいて重要な意味をもつ，記憶のタイプと学習メカニズムの 2 点について述べる。

記憶のタイプのなかで臨床的に非常に重要なのは，**長期記憶**と**短期記憶**である。この二分法は主に，(1) 記憶貯蔵の持続時間，(2) 記憶貯蔵の容量，に基づいている。長期記憶では，情報は永続的な「貯蔵庫」に入っており，容量は無限大である。短期記憶は，ある一時点において意識にのぼってい

表1-1 長期記憶の種類

長期記憶の種類	説明
陳述記憶	顕在記憶。意識にのぼる記憶内容
エピソード記憶	時間と場所のタグが付いた貯蔵
意味記憶	事実と概念の貯蔵
メタ記憶	自分の記憶機能についての自覚
展望記憶	未来の予定についての記憶
非陳述記憶	潜在記憶。意識的な学習を要しない。
手続き記憶	規則，手順，運動スキルなど
情動連合	人や出来事に連合（付随）する感覚
プライミング	前に行った反応によって，次の反応が促進されること

る内容であり，いわば「心の作業場」に置かれている情報である（Baddeley, Eysenck, & Anderson, 2009）。短期記憶は人が意識のなかに保持できる記憶であり（外部からの干渉が入ると保持できなくなる），したがって持続時間は短く，容量は限られている（おおよそ7項目が限度である）。現代では短期記憶は**ワーキングメモリー**という語にまとめられている。ワーキングメモリーとは，情報の短期貯蔵であると同時に，貯蔵や取り出しのために情報を能動的に取り扱うプロセスを意味している（Baddeley et al., 2009）。ワーキングメモリーは，一時的に情報を意識に保持し，学習の方略（たとえば，長期記憶から必要な内容を取り出すための方略）に活用するために必要な機能である（Markowitsch, 1998）。

ワーキングメモリーは脳損傷の結果障害されていることが多いので，認知リハビリテーションの実践では忘れてはならない概念である。合理的な推論や学習や全体理解のような複雑な活動を可能にするのもワーキングメモリーである。遂行機能のための心の作業場にもなる。遂行機能とは，目標を指向した活動の認知過程である。メタ認知のためにも必須である。メタ認知とは，自分の思考について思考し，それに従って修正していく認知過程である。ワーキングメモリーに障害があると，見かけ上は遂行機能に障害があるように見える。計画，組織，順序立てのために必要な情報を脳に保持できないことが，結果としては遂行機能の障害として現れるからである。メタ認知の障害（自分の障害に気づかない）も，ワーキングメモリー障害の結果として現れることがある。これは，そのときそのときのタスクを行うことに，ワーキングメモリーが消費されてしまい，メタ認知のキャパシティがなくなることに起因する（Kennedy et l., 2008）。

長期記憶は表1-1に示すように分類できる。分類根拠は，貯蔵する情報の種類や，その情報の獲得・取り出しの方法である。最も基本的な分類は，**明示的（陳述）記憶**と**暗示的（非陳述）記憶**の二分法である。陳述記憶とは人間の知識のベースとなっている記憶で，本人に意識されている記憶であり，さらに**意味記憶**と**エピソード記憶**に分類される。意味記憶とは脳内の百科事典のようなもので，いわゆる知識にあたる。エピソード記憶は，いわば時間と場所のタグが付けられた記憶で，自伝的記憶もこれに含まれる。これらそれぞれの記憶のシステムは別々であるが，記憶のコード化においても取り出しにおいても互いに密接な関係をもっている。たとえば，意味記憶は新たなエピソード記憶の学習に影響し，これは健常者でも脳損傷者でも同様である（Greenberg & Verfaellie, 2010）。

陳述記憶を用いる学習は意識的な方略によって強化される。方略とはたとえば，精緻化，試行錯誤，発見的方法などである。陳述記憶を用いる学習は，学習の際の文脈に依存しないので，般化され

やすい．すなわち，場面が変わっても学習内容を活用できる．たとえば，子どものときの家族旅行は，その場に行くことなく容易に思い出すことができるであろう．陳述記憶の想起は意味的ヒントがあれば容易になる．長期記憶の内容の探索努力も同様に有効である（たとえば，家族旅行に同行した人物のことを考えたり，家族からヒントをもらえば想起は強まる）．陳述記憶を用いた学習は常に意識してなされるものであるから，コード化と想起のためにはワーキングメモリーの活用が必須である．したがって，ワーキングメモリーに障害があると見かけ上は陳述記憶に障害があるように見える．ワーキングメモリーに障害がある患者の陳述記憶を評価するためには，情報の分割や単純化などを行うことが必要である．

　非陳述記憶は，学習していることを意識せずに得られる記憶で，確率的な学習であるということができる．すなわち，非陳述記憶は繰り返しによって自然に成立するもので，内容の重要性には関係しない．換言すれば，「習うより慣れよ」である．非陳述記憶の障害では，意識的な想起は役に立たない．ヒントやキューや努力などは，陳述記憶では重要だが，非陳述記憶ではあまり効果的でない．

　陳述記憶とのもう1つの違いは，非陳述記憶は文脈依存性が高いことである．子どもの頃の家族との思い出の1ページを，意識して思い出すことはできるであろう．しかし，その日に用いた社会的スキル（＝非陳述記憶），たとえば食事のときのフォークの使い方などをどうやって学んだかは思い出せないのが普通である．このように非陳述記憶は文脈依存性が高いので，一部の例外を除くと自動的に般化されることはまずなく，リハビリテーションでは障壁となる．治療場面での学習が，生活に般化されないことの大きな原因がこれである．非陳述記憶を般化するための方略は，本書のあとの章で論ずる．また，学習と記憶の用語については章末の**付表1.1**も参照されたい．

　記憶障害といっても，すべての種類の記憶機能が障害されていることはなく，保持されている記憶機能があるものである．したがって，リハビリテーションの担当者は，記憶の分類についてよく理解していることが非常に重要である．一般的には，健忘の患者においても非陳述記憶は保持されている（Squire, 1992）．本書で紹介している技法のうちのいくつか，たとえば間隔伸張想起法（SR：spaced retrieval）や誤りなし学習（errorless learning）などは，保持されている非陳述記憶を活用するものである．

　記憶障害の理解，およびリハビリを受ける患者の記憶障害のパターンを理解することは認知リハビリテーションにおいて有用である．代表的な記憶障害である**前向性健忘**は，脳損傷後の学習の障害である．本書に紹介する技法の大部分は前向性健忘のリハビリテーションのためのものである．**逆向性健忘**と呼ばれる脳損傷前の陳述記憶内容が想起できなくなる障害もあるが，脳外傷後健忘は，前向健忘，すなわち脳損傷後の時期のことを想起できないのが普通である．この時期には，新たな陳述記憶の強化ができないのである．

認知リハビリテーションの風景

　認知リハビリテーションは伝統的に2つに分類されてきた．第一は「機能回復」で，認知機能の障害そのものを回復させる技法である．第二は「機能代償」で，残された機能を最大化する技法で，ここでは認知機能そのものの改善の有無は問わない．第一の技法の例としては，直接注意力訓練が挙げられる（Sohlberg, McLaughlin, Pavese, & Posner, 2005）．これは，ドリルを用いて段階的な訓練を行うことで注意の容量を増加するものである．第二の技法の例としては，外的な記憶補助手段の教示が挙げられる（Emslie, Wilson, Quirk, Evans, & Watson, 2007）．ただし，多くの認知リハビリテーション

は，機能回復・機能代償の両方の要素をもっている。たとえば，代償的方略を教示すれば，認知機能の改善が伴ってくるものである。方略を用いることで，思考を促進し，認知機能を高めることが多いからである。メタ認知方略によって遂行機能が高められたことを示す研究がある（Ylvisaker & Feeney, 2000）。他方，機能回復を目指す技法によって改善が得られたとしても，それは患者の認知機能そのものが回復した結果ではなく，状況へのアプローチ方法を患者が変えたことによるものにすぎないという可能性が否定できない。したがって，どの技法を用いた場合でも，改善のメカニズムを決定することは必ずしも可能ではないのである。

　近年になって，第三のカテゴリーが認知リハビリテーションに加えられた。メタ認知をターゲットとする治療で（Kennedy et al., 2008），これは方略教示の1つに分類されている。メタ認知（metacognition）とは，「知ることを知る」が文字どおりの意味であり，自分自身の知識やスキルを参照し，自分の思考をモニターすることと，その情報を自分の行動の修正に活用する能力のことの両方を指している。メタ認知障害は，神経心理学的には，病態失認の基礎にある障害である。病態失認は脳損傷の症状の1つで，自分の障害への気づきが失われることを指す。病態失認はしばしば脳損傷早期にみられ，損傷部位とは相関しないことが多い。メタ認知障害は，リハビリテーションと社会復帰への障壁となるので，訓練のターゲットの1つになる。メタ認知的アプローチの例としては，患者がタスクを行う際のスピードと正確さをモニターすることを補助するという訓練がある（Levine et al., 2000）。

　これら3つのアプローチは，それぞれ別の理論モデルに依拠しており，実践の技法も異なっているが，どれもなんらかの構造化された環境で患者にスキルを学ばせ，維持させ，実生活に適用させるものである。意図的に構造化したインプットをしつつ，復習の機会を繰り返し提供することが，系統的教示の骨子である。このことは，障害された認知プロセスの繰り返しのインプットにも，特定の機能のステップの訓練にも，新しい文脈での方略の練習にも共通している。

　認知リハビリテーションには熱い進歩が生まれつつある。ニューロサイエンスの影響によるものである。訓練として脳に与えられる系統的なインプットと繰り返しに反応して脳の構造と機能の変化が生ずることが，ニューロサイエンスによって示されることで（Kleim & Jones, 2008），系統的教示という認知リハビリテーションの原理の正しさが裏づけられてきたのである。こうした脳の変化は**神経可塑性**という言葉に集約できる。神経可塑性は，健常な脳が経験をコードしたり新しい行動を学習する場合にも用いられる用語でもある。損傷された脳が，失われた行動を再学習したり，代償的な行動を学習する際にも用いられる。神経細胞は一生にわたって構造・連結・機能を修正していく驚くべき力を有している（Turkstra, Holland, & Bays, 2003）。ニューロサイエンス研究の大きなテーマの1つは，こうした変化のメカニズムの解明であり，より有効な認知リハビリテーションの開発への適用が期待できる。

　KleimとJones（2008）はここ数十年のニューロサイエンスの論文をレビューし，神経可塑性にかかわる研究のなかから脳損傷者の認知リハビリテーションに特に関連すると思われる論文を抽出した。これらは主として運動機能に焦点を当てたものであるが，その後，この結果を失語症のリハビリテーションに応用した論文が出ており（Raymer et al., 2008），将来のリハビリテーション研究の指標となっている。表1-2はKleimとJones（2008）のレビューの要約で，認知リハビリテーションと教示方法の参考になるものである。

　表1-2から読み取れることは，支持的なリハビリテーション環境が，実生活で有効なスキルの集中的な繰り返し訓練を可能にするということである。これは脳損傷の慢性期を過ぎてからのスキルの

表 1-2　神経可塑性の要因

要因	説明	教示の原則
〈認知リハビリテーションの計画段階における留意点〉		
特異性	訓練の性質が可塑性を直接的に規定する。	初期習得段階の訓練において，刺激と文脈を可能なかぎりターゲットタスクに近いものにする。
干渉	得られた可塑性は，他のタスクの獲得に干渉する。	初期習得段階の訓練において，同時に複数のターゲットを目指す事態を避ける。
印象強度	患者にとってその訓練の印象が強いことが神経可塑性を促進する。	患者にとって実用的なターゲットタスクを選択する。
時期	得られる可塑性は時期ごとに異なる。頻回の訓練は，急性期には脳を損傷するが，慢性期には有効である。	訓練の効果を綿密に評価する。自然回復の終結後でも有意な回復は得られる。
年齢	訓練効果は年齢ごとに異なる。1歳未満の脳は全方向的な可塑性を有している。65歳を超えると，可塑性は減ずる。	若い脳は機能を習得しやすいが，学習内容を支える神経経路が少ない。どの年齢でもリハビリテーションの効果は期待できるが，可塑性の現れ方は年齢ごとに異なる。
〈認知リハビリテーションの実行における留意点〉		
使用せねば喪失	使用しない機能は喪失に向かう。	習得した機能は，維持の努力をしなければ失われる。維持の計画が必須である。
使用すれば強化	使用している機能は強化される。	ターゲットタスクを使用する。
反復	可塑性獲得のためには十分な反復が必要	訓練を数多く反復する。
強度	可塑性獲得のためには十分な強度が必要	初期の獲得段階において，強度の訓練（集中的な訓練など）を行う。
転移	ある訓練で獲得された可塑性は，他の類似のタスク獲得を促進する。	類似のタスクへの般化を積極的に目指す。

維持にまでつながる。ここでいう環境とは，患者の年齢も考慮したものである必要がある（現時点では，高齢者の認知リハビリテーションについての実証研究が少ないことが大きな問題となってきている）。また，患者がこれまでの人生で習得してきたスキルや知識を最大限に活用するものである必要がある。その結果，患者にとって無理のない学習の機会が提供されることになる。余計な刺激の干渉も最小限にすることができる。

　神経可塑性の研究によって示されているのは，脳の変化とは，内的なインプット（例：ニューロンの活動に影響する薬）と外的なインプット（例：訓練や教示）の両方に応じて生ずるということである。本書では，リハビリテーションの効果を改善するために外的なインプットが有効であるというエビデンスに基づいた技法を紹介していく。その背景には，効果的な教示が神経可塑性を促進するという事実がある。表1-2に示した要因の多くはそのまま本書で論ずる教示の基礎となっている。たとえば，教示を有効なものとするために必要なものとして挙げられるのは，般化を可能にする要因の慎重な検討（例：特異性と干渉），個人的要因（例：時期），環境の文脈的要因（例：印象強度）などで，これらは学習の促進因子になる（反復と強度を増す）。同様に，効果的な教示は神経可塑性を促進する。教示が効果的であれば，リハビリテーションの目標が明確化され，練習の回数や熱心さが増すからである（使用せねば喪失）。このように，効果的な教示と可塑性の促進は大きくオーバーラップしている。

　神経系の回復メカニズムと刺激に対する応答についての知見は急速に拡大している。この拡大に特に貢献しているのは，機能的脳画像研究による脳の経時的変化の分析である（Strangman et al., 2005）。

ニューロサイエンスの進歩はリハビリテーション技法に直接関係し，訓練の方法や頻度，さらには効果の判定にも影響するのである。

本書が対象とする読者

本書は，系統的教示の実践の基礎となる研究を紹介するとともに，その系統的教示のPIE〔P：計画（Plan）；I：実行（Implementation）；E：評価（Evaluation）〕の方法を述べる。対象とする読者は，リハビリテーションを行う治療者と，リハビリテーションを受ける患者の両方である。

■治療者

リハビリテーションの実践にかかわるあらゆる職種の読者に読んでいただくことが，著者らの願いである。医師，看護師，セラピスト，ソーシャルワーカー，栄養士，心理士，すべての職種の方々が系統的教示の原理を活用することによって，患者の学習能力を，そしてアウトカムを，大きく高めることができるのだ。

■患者

第2章と第3章で説明するように，さまざまな種類の認知機能障害が，本書に記した系統的教示の技法によって改善することが期待できる。注意機能，記憶機能，遂行機能，メタ認知機能などのそれぞれの障害に応じた方法がある。複数の認知機能障害に応じた方法もある。軽症，重症のそれぞれに応じた方法がある。現在までに蓄積されてきたエビデンスと著者ら自身の臨床経験はいずれも，系統的教示は，患者の機能障害が進行性であれ非進行性であれ，急性・亜急性・慢性であれ，有効であることを示している。

本書の構成

本書は理論編・実践編の2部からなっている。第I部の理論編を構成するのは第1（本章）～4章である。第2章は脳損傷者に特化した教示についての文献のレビューである。第3章は，神経可塑性を高める学習・実践に影響する因子について記してある。第4章は，効果的な教示のPIE〔P：計画（Plan）；I：実行（Implementation）；E：評価（Evaluation）〕についての章で，第I部と第II部を橋渡しする章にもなっている。

実践編である第II部（第5～9章）は認知リハビリテーションの具体的なガイドラインである。その内容はリハビリテーションのPIE（計画，実行，評価）のすべてに及び，すべての機能に及んでいる。教示のターゲットは事実と概念（第5章），多段階タスク（第6章），外的エイド（第7章），方略（第8章），社会生活技能（第9章）である。各章末には実践的な応用問題も掲載した。どの章にも臨床例を提示することによって，教示のデザイン（計画），実行，データ収集，モニターの実際を示してある。また，巻末付表のワークシートと医学書院ウェブサイト（http://www.igaku-shoin.co.jp/prd/02145）掲載のそのPDF版も認知リハビリテーション臨床の実践に大いに役立つものである。

付表 1.1　用語集

前向性健忘（anterograde amnesia）：発症（例：脳外傷）後の陳述記憶障害。コード化，貯蔵，想起のいずれかの障害による。

強化（consolidation）：記憶内容を，習得からの時間経過とともに安定させていく過程。

陳述記憶（declarative memory）：意識的，意図的に習得されるエピソード記憶・意味記憶。同義語として**顕在記憶**（explicit memory）がある。

分配訓練（distributed practice）：短い複数のセッションに分割した訓練。セッション間のインターバルを徐々に延長していく形で施行されることが多い。

精緻化（elaboration）：単純な練習より深いレベルの過程。視覚的イメージの活用や，ターゲット情報の中の特定の一部の想起努力などが精緻化の実例である。

エピソード記憶（episodic memory）：時間，場所，文脈的知識にかかわる記憶で，顕在化できる（言葉で表現できる）もの。エピソード記憶と意味記憶を合わせたものが陳述記憶である。

誤りなし学習（errorless learning）：ターゲット刺激の呈示に際し，患者の反応の誤りを最小にする学習法。

顕在記憶（explicit memory）：意識的，意図的に習得されるエピソード記憶・意味記憶。同義語として**陳述記憶**（declarative memory）がある。

潜在記憶（implicit memory）：長期記憶の1つ。想起が，意識的ではなく，タスクの反復によってなされるもの。**非陳述記憶**（nondeclarative memory）とも呼ばれる。プライミングは潜在記憶の一例，手続き記憶は潜在記憶の一型に位置づけられる。脳内において潜在記憶は，顕在記憶（陳述記憶）とは別の記憶システムが用いられる。

長期記憶（long-term memory）：長期にわたり脳内に貯蔵される記憶。短期記憶は反復と連合により長期記憶に変化する。

維持（maintenance）：記憶やスキルを長期的に保つこと。

メタ認知（metacognition）：自己の認知機能についての認知。または，自己の認知機能をコントロールする能力。想起のために方略を用いるのはメタ認知活用の一例である。

非陳述記憶（nondeclarative memory）：長期記憶の1つで，想起が，意識的ではなく，タスクの反復によってなされるもの。**潜在記憶**（implicit memory）とも呼ばれる。脳内において非陳述記憶は，陳述記憶（顕在記憶）とは別の記憶システムが用いられる。

外傷後健忘［posttraumatic amnesia（PTA）］：外傷性脳損傷後に，新たな陳述記憶が成立しなくなること。通常は一過性の症状である。

手続き記憶（procedural memory）：潜在記憶（非陳述記憶）の一型で，自転車に乗る，靴紐を結ぶなど，意識的な想起なしになされる行為の記憶。

プライミング（priming）：先行刺激（プライマー）の呈示により，後続刺激の処理が影響されること。

展望記憶（prospective memory）：未来における意図的な行為を開始することについての記憶。

想起（retrieval）：記憶していた内容を意識にのぼらせること。通常はキューの使用による。

逆向性健忘（retrograde amnesia）：発症（例：脳外傷）前の出来事についての陳述記憶障害。

意味記憶（semantic memory）：いわゆる「知識」（概念の蓄積に基づく）にあたる記憶。意味記憶とエピソード記憶を合わせたものが陳述記憶である。

ワーキングメモリー（working memory）：情報を短期記憶に保持するための過程。「心の黒板」とも呼ばれ，陳述記憶を一時的に意識上に取り出し，操作するために必要な過程を指す。

第2章

エビデンス

　本章では学習障害や記憶障害に対して行われるさまざまな教示技法についてのエビデンスをまとめた。前半部分では，著者らが2008年に発表した「臨床ガイドライン[1]」の中から本書の内容に関連する文献を取り上げ，過去20年間に報告された脳損傷に対する教示法の効果検証を目的とした神経心理学的介入研究についての分析検討を行った。文献の概要は章末に付表として収録したが，大多数の臨床家にとっては過剰なリストといえるかもしれない。それでもわれわれが掲載をいとわなかったのは，本書で取り上げたさまざまな教示技法の有効性を支持するエビデンスをより強固なものとし，その内容について分析する必要があると考えているからである。何よりも重要なことは，すべての臨床家がエビデンスに基づいたリハビリテーションを実践することである。そのためにはエビデンスを示す文献とともに，そのエビデンスに基づいた実践的ガイドラインが不可欠である。第5〜9章に示した教示法は，どれも本章の文献に示されたエビデンスに基づくものである。

　また，本章の後半部分では，2008年のガイドライン発表後に掲載された最新文献をレビューし，ガイドラインとの比較対照を行った。各研究で得られた臨床的ポイントについては，各セクションの「文献の要旨」と「結論」で述べた。

エビデンスに基づく記憶障害患者に対する教示の実践ガイドライン：われわれは過去20年間で何を学んだのか

　このセクションでは，エビデンスによって効果が証明された教示技法にはどのようなものがあり，またそれらが具体的にどのようなエビデンスに基づいているのかについて解説する。本書で取り上げた資料や文献の一部は，Academy of Neurologic Communication Disorders and Sciencesが作成した『エビデンスに基づく外傷性脳損傷（traumatic brain injury；TBI）治療ガイドライン』から抜粋した（http://www.ancds.org/index.php/practice-guidelines-9#TBI を参照）。学習や記憶障害を引き起こす疾患は外傷性脳損傷以外にも多岐にわたることから，非外傷性脳損傷（脳卒中，低酸素血症，脳腫瘍，感染症）や進行性の神経疾患（認知症など）も文献レビューの対象に含めた（Ylvisaker et al., 2002）。さらに，統合

---

[1] Ehlhardt et al., (2008) より改変し，抜粋。出版社（Psychology Press. Copyright 2008 by Taylor & Francis Group）より許可を得て掲載。

失調症と脳損傷における学習障害や記憶障害の間に一定の類似性が存在することを示唆するエビデンス（McKenna, Clare, & Baddeley, 1995）が蓄積していることから，統合失調症に関する文献もレビューの対象とした。

■介入研究の同定方法・収集方法・選択基準について

1986〜2006年までの20年間に掲載された文献をレビューの対象とした。Academic Search Premier, Education Research Complete, ERIC, Medline, Psychology and Behavioral Sciences Collection, PsycINFO®などのデータベースにて文献検索を行った結果，2,155件の文献がヒットした。われわれはこのうちの857件の文献をレビューし，最終的に51件の文献をエビデンスとして採用した。検索語や文献の選択基準など，より詳細な文献検索方法については原著論文を参照されたい（Ehlhardt et al., 2008）。

なお，間隔伸張想起法（SR：spaced retrieval）と呼ばれる記憶障害に対する技法については，Hopperら（2005）により過去に詳細なレビューが行われていることから，同文献で取り上げられた研究は今回のレビューに含めなかった。一方で，外傷性脳損傷に対するSRの効果を検証した研究や，Hopperらの調査に含まれなかった認知症に対する文献はレビューの対象に含めた。

■文献のレビューおよびコード化について

エビデンスの評価に関連する項目の特性に基づき，各エビデンスを4つの大項目（サンプル，介入方法，研究デザイン，アウトカム）に分けた。さらに，大項目の下に小項目を設け，エビデンスを体系的に整理した。多くの研究が異なる手法および指標を使っているため，各文献をそのまま比較検討することは困難である。そこでわれわれは，次の3つの方法で小項目のコード化を行った。(1) 研究内容に関する小項目は簡潔に記述し，(2) ある小項目が文献で示されているか否かは，それぞれ数字の「1」または「0」を，(3) アウトカム（リハビリテーションの効果）の有効・無効については，それぞれ「＋」または「－」の記号を当てた。これらのコード化により，各文献のサンプル，介入方法，デザイン，アウトカムなどの内容を容易に比較検討できるようにした。先に述べたように，本章で取り上げた全文献は，章末に付表として掲載した。サンプルの特徴は**付表2.1**に，介入方法の概要は**付表2.2**に，研究のデザインとアウトカムの概要は**付表2.3**に掲載した。レビューの対象となった51件の文献のうち，脳損傷に関するものは38件，認知症に関するものは7件，統合失調症（統合失調感情障害を含む）に関するものは6件である。グループごとの解析を容易にするため，付表では疾患別に掲載した。

エビデンスのコード化は，次のような手順で行った。まず，第一評価者が51件すべての介入研究のコード化を行った。次に，信頼性を検証するため，第二評価者が26件（全体の51％）の研究に対して教示とアウトカムに関する項目（短期のアウトカム，環境適合性，般化および効果の維持）を除いた小項目のコード化を行い，第三評価者が，全51件の文献で第二評価者が除外した5項目のコード化を行った。評価者間の信頼性は90％であり，すべての小項目で良好な結果が得られた。また，評価者間でコード化に不一致がみられた箇所については，慎重な議論を行い，意見の統一を図った。

■コード化の結果について

このセクションでは，3つの疾患群におけるサンプルの特徴をまとめた。詳細については，付表2.1を参照されたい。

被験者数，年齢，性別，病因，損傷部位，発症後の経過時間

脳損傷

451人の記憶障害患者，42人の他の認知障害をもつ対照被験者，および163人の健常対照被験者が計38件の研究に参加した。被験者の年齢分布は18〜78歳であり，2件の研究は8〜11歳の小児も含んでいた。研究に参加した被験者の男女比は約2対1であった。記憶障害の病因は多岐にわたり，外傷性脳損傷，脳動脈瘤（前および後交通動脈），脳炎，脳腫瘍，コルサコフ症候群，低酸素脳症，脳膿瘍，パーキンソン病，中毒，脳症，中枢神経感染症などがあった。38件中17件（45％）の研究で，損傷部位と画像所見の一方または両方が記載されていた。発症後の経過時間は，38件中31件（82％）に記載があり，大多数の患者は発症後1年から数年が経過しており，発症後1年以内の患者を対象としていたのは3件のみであった（Dou, Man, Ou, Sheng & Tam, 2006；Glisky & Delaney, 1996；Wilson, Baddeley, Evans & Shiel, 1994）。

認知症

計7件の研究に55人の患者被験者と8人の健常被験者が参加した。年齢分布は65〜89歳であった。被験者は男性が多く，病因としてはアルツハイマー病が最多で，脳血管性認知症がその次に多く含まれていた。画像所見の記載が確認できたのは，7件中3件（37％）である。発症時期は7件中2件（29％）で特定されており，その分布は18か月から5年であった（Clare et al., 2000；Haslam, Gilroy, Black & Beesley, 2006）

統合失調症/統合失調感情障害

統合失調症/統合失調感情障害を対象とする研究は合計で6件あり，203人の統合失調症または統合失調感情障害患者が参加し，対照被験者として記憶障害のない21人の統合失調症患者および88人の健常被験者が参加した。被験者は男性のほうが女性よりも多く，年齢分布は18〜55歳であり，その中でも30〜40歳の被験者が最多であった。統合失調症/統合失調感情障害を対象とした研究では，損傷部位は明記されていなかった。発症時期は初回入院日から研究の開始日までの期間に基づいて算出しており，およそ1か月から34.7年であった。

神経心理学的検査，病前IQ，発症時の重症度，記憶障害の重症度，複数診断および併発症，組み入れ基準

脳損傷

38件すべての文献で神経心理学的検査の内容が記載されていたが，検査の内容には大きなばらつきがみられた。病前のIQについて記載があったものは，38件中10件（26％）である。発症時の重症度（昏睡の持続時間と外傷後健忘の一方または両方）は，38件中12件（87％）で記載されていたが，コルサコフ症候群など一部の疾患を対象とした研究では記載されていなかった。記憶障害の重症度の

記載があったものは，38件中33件（87％）であり，そのうち18件（55％）の研究では，「重度」「顕著」「著明」「相当」「慢性的に続き，日常生活に支障をきたしている」のいずれかの記載がなされていた。しかし，記憶障害の病型に関する記載のある研究はごく少数であり，多くは「前向性健忘」もしくは「エピソード記憶障害」などの記載にとどまっていた（Andrews & Gielewski, 1999；Komatsu, Mimura, Kato, Wakamatsu & Kashima, 2000）。

　複数診断または合併症に関する情報は38件中17件（45％）で記載されていた。主な合併症は，遂行機能障害，記憶障害，見当識障害，失名辞，動作緩慢，糖尿病，てんかんなどである（Glang et al., 1992；Glisky, Schacter & Tulving, 1986）。21件の研究（55％）では，複数診断や併発疾患をもつものが研究から除外されていた（著者注：非常に少数だが，被験者が視覚，聴覚あるいは運動機能の障害を合併していた研究も存在する）。組み入れ基準についての記載があったものは，38件中16件（42％）である。

認知症

　神経心理学的検査の内容は7件すべての文献で記載されていた。病前のIQに関する記載があったものは7件中5件（71％）である。7件中2件の研究は軽度の認知症患者のみを対象としており（Clare, Roth, Wilson, Carter, Hodges, 2002；Clare et al., 2000），残りの研究は，認知症の重症度に関係なく研究対象としたか，中等度から重度の患者を対象としていた（Metzler-Baddeley & Snowden, 2005；Ruis & Kessels, 2005）。重症度に関する記述は6件（86％）の文献で確認でき，主として「重度」「顕著」な記憶障害などと記載されていた。複数診断または合併症に関する情報は7件中3件（43％）の研究でみられ，これらの患者は記憶障害に加え，知的能力の全般的低下，集中困難，見当識障害，喚語困難などの症状を示していた（Haslam et al., 2006；Metzler-Baddeley & Snowden, 2005；Winter & Hunkin, 1999）。組み入れ基準についての記載があったものは7件中6件（86％）である。

統合失調症/統合失調感情障害

　神経心理学的検査の内容は6件すべての研究で記載されていたが，研究で用いられた評価指標の数は限定的であり，詳細な記述が困難な例もみられた。病前のIQに関する情報はみられなかった。記憶障害の重症度は2件（33％）の研究でのみ記載されており，それらは標準化されたカットオフ値に基づいていた（Kern et al., 2005；O'Carroll, Russel, Lawrie & Johnstone, 1999）。組み入れ基準に関する記載は6件中すべての研究で確認された。

治療歴，服薬内容，教育歴，職歴，生活状況

脳損傷

　治療歴に関する記述は38件中9件（24％）の文献で確認された。服薬内容に関する記述があった文献は38件中2件（5％）のみである（Andrews & Gielwski, 1999；Parkin, Huntin & Squires, 1998）。教育歴について記述がある文献は38件中21件（55％）であった。大多数の成人被験者は高校卒業以上であり，たいていの被験者は大学を卒業していた。職歴に関する情報は38件中13件（34％）の研究で確認することができ，介入後の就業状況について報告した研究もみられた（Andrews & Gielewski, 19999；Hillary et al., 2003）。脳損傷後の生活状況について報告した研究は38件中18件（47％）であり，その主な内容は家庭または地域における生活状況，福祉施設の使用状況，長期療養施設への入居などであった。

認知症

　治療歴に関する記述は，どの文献でも確認することができなかったが，研究参加時の服薬内容は7件中3件（43％）で記載されていた（Clare et al., 2002；Dunn & Clare, 2007；Metzler-Baddeley & Snowden, 2005）。教育歴は，7件中2件（29％）の研究で記載があり（Haslam et al., 2006；Ruis & Kessels, 2005），被験者の教育歴は10年以内であった。職歴について記載されていたのは7件中4件（57％）であり（Clare et al., 2000；Metzler-Baddeley & Snowden, 2005），被験者が従事していた職業はさまざまであった（経営者，事務職，エンジニアなど）。生活状況に関する情報は7件中6件（86％）の文献で確認でき，大多数は家族と同居していた。

統合失調症/統合失調感情障害

　治療歴に関する情報はどの文献においても確認することができなかったが，研究参加時の服薬内容については全6件の研究で記載がなされており，抗精神病薬の投与が確認できた。教育歴に関する記述は6件すべての文献で確認することができ，大多数の患者は最低でも高校卒業レベルの教育歴を有していた。職歴に関する情報は，6件中1件（17％）の研究でのみ記載されていた（Kern et al., 2005）。たいていの文献は被験者の生活状況に関する情報も含んでいたが，こうした情報は主に被験者の治療環境（入院治療，外来通院，地域における居住状況）に基づいている。

　以上を要約すると，3つの疾患群ごとにサンプルの特徴は異なっており，同じ疾患群の中でも研究ごとに大きなばらつきがみられた。たいていの文献で被験者の基本的特徴を最低限記述するのに十分な情報が提供されてはいるものの，文献ごとに顕著な差異が存在することは否めない。たとえば，多くの研究が神経心理学的検査の結果について報告しているが，検査成績と記憶障害の病型や重症度との明確な関係があることを示した研究はほとんどみられなかった。こうした傾向は，治療歴や服薬状況に関する情報が比較的欠如していることとも相まって，エビデンスの客観的価値を損なっているといわざるを得ない。したがって，これらの研究から得られた結論を一般化する際には注意を要する。

■介入方法

　このセクションでは，51本の研究で用いられた教示技法に関する情報と，訓練を構成する諸要素について述べる。また，訓練対象，訓練用量，訓練環境設定，訓練提供者およびアウトカムの評価法についても述べる（詳細は付表2.2を参照）。
　※本セクションで使用する略語：EL（Errorless Learning：誤りなし学習），EF（Errorful Learning：エラー喚起型学習），MVC（Method of Vanishing Cues：キュー漸減法），SR（Spaced Retrieval：間隔伸張想起法）。

教示技法

　文献のレビューを通じて，教示の技法に大きく分けて2つのカテゴリーが存在することを再確認した。すなわち，**系統的教示法**と**従来型教示法**である。陳述記憶に障害をもつ患者は，主として古典的条件づけを通じて学習を行う。古典的条件づけが成立するためには，学習過程におけるエラー反応（誤り）を最小にする必要があり，こうした要請から考案された手法が系統的教示法である。ある教示法が，「系統的」であるとは，教示の方法や学習のステップが，患者の特性に基づいて計画され，

単純な学習から複雑な学習に至るまで系統的に組み立てられていることを意味する。この技法は次の点で従来型教示法と異なる。すなわち，従来型教示法では，教示に用いる素材は学習者の好みによって選択されるか，あくまで学習時のエラーに基づいてそのつど決められるかのどちらかである。つまり，「試行錯誤」あるいは「試行と修正」が，従来型教示法に共通する特徴であるといえる。換言すれば，従来型教示法では，患者に与えるフィードバックはあくまで患者のエラーに基づいて決定されるのである。

　認知リハビリテーションの分野におけるエラー統制型教示法に関する研究が前向性健忘の患者を対象に行われるようになったのは，1980年代である（Glisky et al., 1986a, 1986b）。そもそも，前向性健忘の患者であっても，十分な回数の試行が行われれば，新たな情報や手続きを学習できることは以前から知られていた。しかし，患者自身は学習したことに対する気づきを欠いており，新たな情報やスキルを習得したことを自分では否定することが少なくない。そのため，エラー統制型教示法が導入されるようになったのである。エラー統制型の教示法では，患者の反応に先立って，あらかじめ正しい反応モデルを教示者が患者に提示することにより，学習過程で習得段階のエラーを最小限に抑制するとともに，患者が憶測で反応しないように統制する（Baddeley and Wilson, 1994）。エラー統制型教示法のうち最も基本的なタイプは，「最大から最小モデル」に従って手がかりを調整する。すなわち，想起のためのキューは訓練開始初期に最大限与え，その後に少しずつ調節される。これに対して，従来型の教示技法は，「最小から最大モデル」に基づいている。患者は対象となるターゲットを学習する過程で試行錯誤しながら情報やスキルを習得していくが，患者が失敗を重ねるたびに，教示者は徐々にキューを増やしていく。患者が正しい反応を行えるようになるまでこれが続けられる。従来型の教示技法は，初期においては主に運動スキルに対して行われ，その後に，より入り組んだ動作やメタ認知的方略などの複雑な概念に対しても行われている。

　脳損傷患者に対して行われた研究の結果，系統的教示法，すなわちエラー統制型教示法の分野で2つの重要な技法が確立された。それは，**キュー漸減法**（the Method of Vanishing Cues；MVC）と**間隔伸張想起法**（Spaced Retrieval；SR）である。MVCは，ターゲットとなる情報や動作スキルを想起させるために，キューの強度を段階的に強めたり，逆に弱めたりする技法である（Glisky et al., 1986a, 1986b）。単語学習の場合，初期のMVCでは，まず患者に対してターゲット全体を与え，次に部分的なキューを与え，1文字ずつキューを増やしていくという方法をとっていた。実例として，ある女性の写真とMarilynという名前の連合学習を考えてみよう。まず，患者は教示者からMarilynという名を告げられる。次に，Mariという名前の一部分を使ったキューを与えられ，アルファベットを補って名前を回答するよう求められる。エラー反応がみられるたびに，1文字ずつキューとなるアルファベットが追加され，患者が正しい回答に到達するまで続けられる（Maril→Marily→Marilyn）。患者が正答すると，次の試行では，直前の試行で与えたキューから1文字分を削った刺激が提示される（Mar）。このようにMVCの原型では，まず患者に部分的なキュー刺激が与えられ，正答に達するまでに4回のエラーが許容されているので，必ずしも誤りなし学習とはいえない。しかし，キューを漸増し，推測させ，その後に漸減させるMVCの初期モデルとは異なり，最近のMVCはエラー統制法を用いるようになっている。典型的にはまずターゲット刺激をそのまま提示し（上記の例でいえばMarilyn），その後徐々にキューを漸減させるという方法をとっている（Haslam, Moss & Hodder, 2010）。

　SRは，エラーの生成を最小限に抑制するという点でMVCと類似しているが，対象想起の時間間隔を調整するという点が最大の特徴である。SRは，一定の時間間隔を経たあとの正答を導くという

点で，分散訓練の1つに分類されている（McKitrick, Camp & Black, 1992）。具体的には，次のような手順で行われる。最初に，患者は正しい反応を提示され，直後にこれを反復するよう指示される。その後，患者はキューなしで反復するよう求められるが，正答するたびに時間間隔は徐々に延ばされる。もし，患者が誤答した場合には，直ちに正答が提示され，これをすぐに復唱するように求められる。そして，次の試行では，想起までの時間間隔は直前に患者が成功した時間に戻される。先のMVCと同じ実例でより具体的な方法を示そう。まず患者に次のように説明をする。「この人物の名前は，Marilynです。私が，『この女性の名前は何ですか』と質問したら，Marilynと答えてください。では，この女性の名前は何ですか」。ここで患者が正答できた場合には，次回の試行までの時間間隔を30秒に延ばす。さらに正答した場合には，時間間隔を2倍の60秒に延ばす。この段階で誤答した場合には，直前に成功した時間間隔（すなわち，30秒）に戻す。患者が最短の時間間隔でも正答できない場合は，SRとMVCを組み合わせて行うこともある（Brush & Camp, 1998）。

　MVCやSRは，エラー排除型の教示技法と紹介されることもあるが，より正確には「エラー統制型」と表現したほうが適切である。MVCとSRは，前者がターゲット刺激の想起に焦点を当てているのに対して，後者がターゲット刺激の想起を長期間維持することを主眼としている点で異なっているが，両者ともエラー反応を制御するために明示的なモデルや促進刺激を与え，その刺激強度を慎重に弱めていくというポイントが共通しているからである。一方，MVCやSRと異なり，エラー喚起型教示法や試行錯誤型学習では，反応モデルや促進刺激は患者に対して事前に与えられることはない。それらは，あくまで治療者が，エラーが生じた場合にフィードバックとして与えられるのである。先ほどと同じ例で考えてみよう。まず，治療者は患者に「この人物の名前は？」と尋ねる。教示者から明示的なヒントが与えられるのは，あくまで患者が誤答した場合のみである。患者が正答できなかった場合には，治療者により，「Mで始まる名前です」「女優のEvan Rachel Woodと婚約した，ハードロック歌手のファーストネームと同じ」などといったキューが与えられ，患者は再度回答を求められるのである。

　系統的教示法におけるその他の重要な要素として，患者をより深いレベルの認知プロセスに導くための「方略」を提供し，記憶の固定および想起を促進する技法がある。たとえば，より積極的にタスクに取り組ませることにより，学習対象をすでに保有している情報と関連づけるように誘導する方法や，学習を入念に行わせることによって対象概念をより際立たせる方法などである。こうした工夫により，学習の効果は促進され，記憶は長期にわたって保持されるようになるのである。患者に提供する方略の例としては，「視覚化」や，注意促進法を含む「精緻化」などの技法が挙げられる。ただし，ここで注意しなければならないのは，系統的教示法では，これらのメタ認知的な方略と，先に述べたエラー最小化とが衝突する可能性があることである。たとえば，方略の1つである「奨励法」は，より多くのエラーを誘発する可能性がある。実際には，方略を用いずにSRやMVCのようにエラー統制に重点を置いた技法を用いる場合もあれば，初期の段階でターゲット刺激を習得するために励ましや視覚化などの方略を用い，次の段階でSRを行うというように，複数の教示技法を取り入れた多段階学習法もある。いずれにせよ，系統的教示法は，「記憶の保持を最大化させるために，患者への教示を慎重かつ明示的に行う技法」と定義することができよう。

　今回レビューを行った系統的教示法には，複数の教示技法が含まれている。そこで，われわれは，文献を6つのグループに分類した。

1. 誤りなし学習（Errorless Learning；EL）：誤りなし学習のみを対象とした研究。他の技法との比

較は行っていない。
　2．誤りなし学習（EL）vs エラー喚起型学習（EF）：EL を，EF，対照群，あるいは初期の EL 技法と比較検証した研究
　3．キュー漸減法（Method of Vanishing Cues；MVC）：キュー漸減法のみを対象とした研究。他の技法との比較は行っていない。
　4．キュー漸減法（MVC）vs 誤りなし学習（EL）またはエラー喚起型学習（EF）：MVC を，誤りなし学習やエラー喚起型学習などの他の技法と比較した研究
　5．間隔伸張想起法（Spaced Retrieval；SR）または間隔伸張提示法（spaced presentation）：間隔伸張想起法または間隔伸張提示法のみを対象とした研究。他の技法との比較は行っていない。
　6．複合型系統的教示法（systematic instructional packages）：複数の系統的教示法を組み合わせた研究。すなわち，複数の教示法を統合し，多段階学習法（例として，phase 1 では対象の習得を行い，phase 2 ではそれを応用させる）を行った場合の効果を単独で検証したか，他の技法と比較した研究が含まれている。

　1〜6 までのグループを疾患別に見ると，次のとおりである。

脳損傷
　多くの文献は EL と EF を比較した研究（11 件）か，複合型系統的教示法の効果を単独で検証した研究（13 件）のどちらかに分類可能であった。後者には，EL の効果を比較対照群なしで単独で検証した研究が 1 件（Parkin et al., 1998），MVC の効果を単独で検証したものが 5 件，MVC の効果を対照群と比較検証した研究が 5 件，SR 単独を検証した研究が 3 件あった。

認知症
　EL と EF を比較検証した研究が 3 件（Haslam et al., 2006；, Metzler-Baddeley & Snowden, 2005；Ruis & Kessels, 2005），複合型系統的教示法を検証した研究が 3 件（Clare et al., 2000, 2002；Dunn & Clare, 2007），EL を単独で検証した研究が 1 件（Winter & Hunkin, 1999）であった。前にも述べたが，本書では過去に Hopper, Drefs, Bayles, Tomoeda, Dinu（2008）によって作成された認知症に対する実践的介入のガイドラインで取り上げられた研究を除外していることに注意されたい。

統合失調症／統合失調感情障害
　EL と EF を比較検証した研究が 5 件，2 種類の複合型系統的教示法を比較検証した研究が 1 件あった。各教示技法で用いられている訓練の手法は多岐にわたるが，再検証が可能なほど詳細な情報が記載された文献が複数あったことは注目に値する（Andrews & Gielewski, 1999；Glisky & Schacter, 1989；Hunkin, Squires, Aldrich & Parkin, 1998）。

その他の教示技法
　研究者の仮説に基づき，患者のターゲット刺激に対する処理や手続きをより能動的なプロセスへと促進するための補足的手法を採用したことを強調している文献も複数みられた。補足的手法は，前述の方略（言語的精緻化，想像，予測と内省，自己評価的質問法，自己生成型反応など）と，刺激統制

（ターゲットの学習に多様な教材を使用する，患者の取り組みを促進させるための刺激を事前に与えるなど）とに分類できる。

脳損傷

方略に重点を置いた研究が8件（Evans et al., 2000；Tailby & Haslam, 2003 など），刺激統制に重点を置いた研究が12件（Glisky & Schacter, 1987；Stark, Stark & Gordon, 2006 など）あった。

認知症

約半分の研究（7件中3件）は方略に重点を置いており（Clare et al., 2000；Metzler-Baddeley & Snowden, 2005），刺激統制に重点を置いた研究はみられなかった。

統合失調症/統合失調感情障害

6件中1件（17％）の研究は方略（Young, Zakzanis, Campbell, Freyslinger & Meichenbaum, 2002）に重点を置き，5件の研究は刺激統制に重点を置いていた（Kern, Libermann, Kopelowicz, Mintz & Green, 2002；Kern et al., 2005 など）。

教示のターゲット

教示のターゲットは，情報（information）と手順（procedure）という2種のグループに大別される。前者には，顔-名前の連合学習や，語句リスト，物品の名称，事実，定義，概念，教科（算数や音読など）などが含まれ，後者には，カードファイルの整理，ワープロ入力，データ入力，電子機器のプログラミング，外的エイドの活用，経路探索など，複数のステップを要する多種多様なタスクが含まれている。被験者にとってこれらの情報や手順が既知のものであるか否かは研究によって異なっていた。

脳損傷

情報に対する訓練を行った研究が大半を占めていた（24/38）。手順をターゲットとしたものは7件（7/38）であり，両方をターゲットとしたものは7件（7/38）であった。

認知症

情報をターゲットとした研究が多いが（6/7），情報と手順の両方をターゲットとした研究が1件のみあった（Clare et al., 2000）。

統合失調症/統合失調感情障害

情報を教示のターゲットとした研究が3件，手順をターゲットとした研究が3件であった。

訓練用量の設定

認知リハビリテーションの分野における訓練用量（dosage）とは，訓練セッションの頻度および期間を指し，被験者が訓練に対して費やした時間および回数の観点から評価される指標である。訓練用量および強度は，訓練の頻度（一定期間内に行われたセッション数）と期間（訓練に費やした総時間）によって決定される。第1章で取り上げた神経可塑性に関する研究によれば，亜急性期および慢性期で

は，用量設定の高い訓練が最も効果的であることが明らかにされている。

脳損傷
　訓練の頻度に関する報告は，1回だけのセッションから毎日行われるセッションまであり，幅広い。訓練時間は30分から2時間にまで及んでいた。訓練期間は，1週から数か月までであった。

認知症
　訓練頻度は，1回のセッションを2条件で行った研究（計2回）から，合計16セッションを行った研究まであり，幅広い。訓練期間は1〜4週であった。

統合失調症/統合失調感情障害
　訓練頻度は1〜6回であり，期間は最大で4週であった。

訓練環境と訓練提供者

脳損傷
　約半数の研究（19/38）に訓練環境についての記載があった。研究室，訓練室，患者の職場，電話を介した自宅（Melton & Bourgeois, 2005）などさまざまである。訓練提供者に関する記載がみられた文献は，38件中20件（53％）であった。リハスタッフが訓練提供者となるだけでなく，家族が訓練提供者となったり，コンピュータによる訓練が行われた研究もみられた（Glisky et al., 1986, 1987, 1988, 1989, 1995）。

認知症
　訓練環境および訓練提供者に関する情報は，1件のみで記載されていた（14％）（Metzler-Baddeley & Snowden, 2005）。この研究では，訓練は訓練室と自宅の双方で行われ，研究者と配偶者が訓練提供者であった。

統合失調症/統合失調感情障害
　訓練環境と訓練提供者に関する情報は，6件中5件の研究（83％）で記載されていた。訓練環境は大部分が病院やクリニックであった。訓練提供者は，研究者本人，スーパーバイザー，助手であった。

効果判定基準

　3つの疾患群を見渡してみると，学習の効果を評価判定基準は実に多様で，ほとんどの研究では，複数の基準が使用されていた。最も頻繁に使用されていたのはターゲット刺激を正しく想起することができた回数や割合で，脳損傷研究の74％，認知症研究の100％，統合失調症/統合失調感情障害研究の50％で用いられていた。
　ほかに使用された判定基準として，エラー反応の記述（Glisky & Schacter, 1987；Komatsu et al., 2000；Leng, Copello & Sayegh, 1991など），タスクの施行数（Glisky, 1995；Glisky & Schafter, 1987；Leng et al., 1991など），自立の度合（Andrews & Gielewski, 1999），特定の基準に基づいてカウントした試行数またはセッション数（Ehlhardt, Sohlberg, Glang & Albin, 2005；Glisky & Schacter, 1988；Turkstra

& Bourgeois, 2005など），行動学的チェックリストおよび質問票（Hunkin, Squires, Aldrich et al., 1998；Ownsworth & McFarland, 1999；Squires, Hunkin & Parkin, 1996など），標準化されたテストの成績（Dou et al., 2006；Schmitter-Edgecombe, Fahy, Whelan & Long, 1995；Winter & Hunkin, 1999など）などが挙げられる。これらの判定基準が適切であるか否かという質的検討は，評価が試行された時期（治療直後もしくは数日後であったか），対象想起は「キューあり」または「キューなし」か，想起課題だけでなく再認課題も行われたか，などの観点から判定する。こうした質的検討は，パフォーマンスの向上に貢献した記憶システムの同定を目的とする研究（例：顕在記憶か潜在記憶か）において特に重要である（Hunkin, Squires, Parkin & Tidy, 1998）。なお，多くの研究では，訓練内容や実施条件に対する情報が評価者に伏せられていたかどうかは明記されていない。したがって，大多数の研究では，訓練提供者が同時に評価者の役割も兼ねていたものと推測される。

　以上の内容は，次のように要約することができる。研究で用いられた教示法の種類は，各疾患グループ内でも，疾患グループ間でも異なっていたものの，概してELあるいは系統的教示法を行った研究が多数を占めていた。研究で得られた結果を臨床で役立つエビデンスにするためには，再現性の検討が重要である。しかし，訓練の手順や訓練用量に関する記述は研究ごとに大きく異なっており，再現可能性も研究によってまちまちであった。学習課題に関しては，多くの研究が単語想起課題を用いていたが，顔-名前連合の想起，コンピュータ課題の遂行，外的エイドなどを用いた研究もみられた。指標としては，正答数と誤答数を比較したものが最多であったが，訓練のターゲットに焦点を絞った指標も用いられていた（例：多段階の手続きを要する研究におけるタスク遂行に要した時間など）。評価がブラインドで行われたか否か，つまり評価者が訓練内容や条件を知っていたか否かを明示していない研究が多いことは，内的妥当性の観点から大きな問題だといえる。研究のデザインも内的妥当性に対して多大な影響を与える重要な要素である。詳細は次のセクションで解説する。

■研究のデザイン

　次に，エビデンスのクラス，研究のデザイン，統計的手法，信頼性と妥当性について各疾患別に解説する（本章末の**付表2.3**を参照）。

デザイン，統計，信頼性と妥当性

　このセクションでは，研究手法に関連する項目（エビデンスのクラス，研究デザイン，コントロール条件，統計，信頼性，妥当性など）のコード化の結果について各疾患別に解説する。なお，環境適合性は統計学的というよりも，心理社会的な観点から評価される項目であるため，上記の要素とは分けて検討を行った。具体的には，訓練が患者の日常生活に直接的な利益をもたらした場合に環境適合性を有すると判断した（例：外的エイドの使用が患者の職場適応に貢献した場合など）。

脳損傷

　38件中26件（68％）の研究でコントロールが設定されていた。これらのうち，3件は無作為割付けによる群間比較デザインの形式をとっていた。比較対照として用いられていたのは，訓練前におけるベースラインのパフォーマンス（Ownsworth & McFarland, 19999），治療を行わない条件（Schmitter-Edgecombe et al., 1995），別の訓練技法による効果（Dou et al., 2006）などである。また，被験者内での比較を行った研究は 12 件みられた。これらの中には，EL vs EF あるいは EL vs MVC というように，異なる教示手法を比較した研究（Baddeley & Wilson, 1994；Evans et al., 2005 など），異なる訓練あるいは提示法を比較した研究（Glisky et al., 1986a；Komatsu et al., 2000 など），訓練前のベースライン水準と比較した研究（Ehlhardt et al., 2005）などがあった。また，被験者間比較と被験者内比較とを組み合わせた研究は 8 件であった。このうち，研究のデザインに沿うように訓練内容にカウンターバランスを導入した研究も複数みられた。さらに，3 件の研究は，被験者間比較と被験者内比較に加えて症例検討を組み合わせていた（Glang et al., 1992；Glisky & Delaney, 1996；Squires et al., 1996）。コントロールが設定されていない症例研究は合計で 12 件あり，これらは訓練前後の比較を行っているものと，そうでないものとがあった。

　統計学的有意水準は，38 件中 29 件（76％）で記載されていた。主な統計手法としては，t 検定，分散分析（ANOVA），一般線形モデル，ノンパラメトリック統計解析法などが用いられていた。統計的手法ではなく，目視によって訓練効果を検証した被験者内比較研究もあった（Ehlhardt et al., 2005；Glang et al., 1992 など）。評価指標に関する信頼性または妥当性について報告した研究は 4 件（11％）にすぎなかった（Ehlhardt et al., 2005；Melton & Bourgeois, 2005 など）。38 件中 12 件（32％）の研究に，環境適合性についての記載がみられた。

認知症

　被験者内比較を行った研究は 7 件中 4 件で，そのうち 3 件は EL 対 EF の比較を行っており（Clare et al., 2000；Metzler-Baddeley & Snowden, 2005；Ruis & Kessels, 2005），残る 1 件はコントロール刺激を使った条件との比較を行っていた（Clare et al., 2002）。Haslam ら（2006）は，被験者間比較と被験者内比較を組み合わせ，EL vs EF vs 非治療条件で比較検証を行っている。Clare ら（2000）のように，実験的手法，被験者内比較（ベースラインの安定した状態を対照条件とした），症例検討を組み合わせた研究もみられた。Winter と Hunkin（1999）は，EL を用いて訓練前後での比較を行っているが，実験的手法は採用していない。統計学的有意水準は，6 件中 5 件（83％）で報告されており，主な統計的手法は，t 検定，分散分析，相関解析，時系列分析などであった。信頼性と妥当性について報告した研究は皆無であった。環境適合性が認められたものは，1 件（14％）のみであり，現実生活に近い環境で顔と名前の想起に改善が認められた。

統合失調症/統合失調感情障害

　6 件中 4 件（67％）が群間比較のデザインを採用しており，内訳は EL 対 EF の比較を行ったものが 2 件（対照群のある研究が 1 件，対照群のない研究が 1 件），EL と精神科的一般治療を比較した研究が 2 件（Kern et al., 2002, 2005）であった。残る 2 件の研究は被験者間比較を行った研究と被験者内比較を行った研究が 1 件ずつであった（Pope & Kern, 2006；Young et al., 2002）。このうち，Young ら（2002）によって行われた研究は，骨格教示法と直接教示法という 2 つの教示技法を比較しており，対照被験者との比較も行われていた。無作為割付けを行った研究は 6 件中 4 件（67％）であった（Kern, Wallace, Hellman, Womack & Green, 1996；Kern et al., 2002, 2005；Young et al., 2002）。統計学的有意水準は 6 件すべての文献で記載されており，主な統計手法は，t 検定，分散分析，多変量分散分析（MANOVA），相関解析，ノンパラメトリック検定などであった。信頼性と妥当性は 6 件中 3 件（50％）

の研究で言及されており，治療技法が忠実に行われているかを評価した研究も1件あった（Kern et al., 2005）。環境適合性に関する記述がみられたのは，6件中1件のみであった（Kern et al., 2005）

　以上を要約すると，次のようになる。3つの疾患グループで使用された研究のデザインは，多くの場合，群間比較か被験者内比較のどちらかである。多様な研究デザインが用いられている点は，外的妥当性および内的妥当性の観点からも望ましい。残念ながら，実験の手順に関する信頼性および妥当性について報告した研究は皆無で，従属変数の変化が訓練技法によって生じたと結論づけるには不十分である。

訓練によるアウトカム

　このセクションでは，短期的なアウトカム，効果の般化，効果の持続性について述べる（付表2.3参照）。

　短期的アウトカムには，次の3つのコードを割り当てた。まず，使用された教示技法が，対照条件の教示技法と比較してより強い訓練効果がみられた場合や，従属変数に学習効果がみられた場合には，「ポジティブ」（付表2.3で+と表記），教示技法によって生じた従属変数の変化が一定でない場合には「限定的」（付表2.3では，/と表記），教示技法による効果が限定的である場合や，利点が確認できなかった場合には「ネガティブ」（付表2.3では－と表記）とした。

　1980〜1990年代にかけて，系統的教示法が他の教示技法よりも有効かどうかという点に焦点を絞った研究が多数行われようになり（MVC：Glisky et al., 1986a, 1986b；EL vs EF：Baddeley & Wilson, 1994），ELの有用性が認められるようになった。近年は，ターゲット刺激に対する事前曝露のある条件とない条件とで比較した研究（Kalla, Downes & van den Broeck, 2001）や，自己生成反応のあるELとないELとで比較した研究（Tailby & Haslam, 2003）など，改変版ELの研究も行われている。つまり，最近の研究では，訓練技法そのものによる効果があるか否かという観点だけでなく，技法の改変によってさらなる促進効果が得られたかどうかという観点からもアウトカム評価がなされているのである。

短期的アウトカム

　系統的教示法による治療効果の全体的傾向を把握するため，3群の疾患グループ全体で解析を行い，短期的アウトカムの評価が行われている。その結果，系統的教示法の有効性を示す強力なエビデンスが得られた。全体で見ると，51件中41件（80%）が，EL（MVCとSRを含む）および複合型系統的教示法に関して良好なアウトカムを報告している。ただし，その率は認知症では最少であった。脳損傷患者では38件中34件（89%）の研究で良好なアウトカムが得られ，4件では良好とはいえないまでもポジティブなアウトカムであった。小児を対象患者に含めた1件の研究ではネガティブなアウトカムであったが（Landis et al., 2006），Glangら（1992）が小児を含めて行った研究ではポジティブなアウトカムが得られている。これら2つの研究は，被験者数，重症度，系統的教示法の種類および研究デザインの点で相違点が多くみられた。認知症では，7件中2件（29%）の研究で良好なアウトカムが得られており（Clare et al., 2000；Winter & Hunkin, 1999），4件は良好とはいえないまでもポジティブなアウトカム，残りの1件はネガティブであった（Dun & Clare, 2007）。統合失調症では，Kernら（2002）が良好とはいえないまでもポジティブなアウトカムを報告しており，残りの5件（83%）は良好なアウトカムであった（Kern et al., 2005；Pope & Kern, 2006）。

採用された教示方法とアウトカム判定基準は研究によりさまざまであった。ELを単独で検証した研究は2件あり，良好なアウトカムが得られたと報告されている（Parkin et al., 1998；Winter & Hunkin, 1999）。ELとEFまたはELとコントロール条件とを比較した研究は20件あり，14件（56％）は良好なアウトカム（Squires, Hunkin & Parkin, 1997；Van der Linden, Meulemans & Lorrain, 1994；Young et al., 2002など），5件は良好とはいえないまでもポジティブなアウトカム（Evans et al., 2000；Metzler-Baddeley & Snowden, 2005；O'Caroll et al., 1999など），1件はネガティブなアウトカムを報告していた（Landis et al., 2006）。MVCを用いた5件すべての研究は良好なアウトカムが得られたと報告していた（Baddeley & Wilson, 1994；Glisky & Schacter, 1988；Glisky et al., 1986）。MVCと他の技法を比較した研究は5件あり，そのうち3件が良好なアウトカムが得られたと報告しており（Glang et al., 1992；Glisky et al., 1986a；Riley, Soririous & Jaspal, 2004），残りの2件は良好とはいえないまでもポジティブなアウトカムを報告していた（Hunkin & Parkin, 1995；Thoene & Glisky, 1995）。SRを検証した3つの研究すべてが良好なアウトカムが得られたと報告していた（Hillary et al., 2003；Melton & Bourgeois, 2005；Turkstra & Bourgeois, 2005）。複合型系統的教示法の効果を検証した17件の研究のうち16件が，良好なアウトカムが得られたと報告していた（Andrews & Gielewski, 1999；Schmitter-Edgecombe et al., 1995；Winter & Hunkin, 1999など）。

般化

学習によって習得した動作や反応が，学習した環境とは異なる環境でも適用される現象を般化（generalization）と呼ぶ。今回のレビューでは，訓練の対象となった刺激から訓練対象外の刺激に効果が波及した場合に般化が生じたと判断した。付表2.3では，般化の程度にかかわらず，般化が認められた場合には＋，認められなかった場合には－をコードした。

脳損傷

般化に関する記述があるものは，38件中19件（50％）である。このうち，15件（79％）で部分的または包括的な般化が報告されている。Ehlhardtら（2005）らが行った研究では，電子メールの手順を学習した結果，すべての患者がより複雑な手順をこなすことができるようになったというエビデンスが得られている。他の研究では，実験環境からより自然な環境への般化が報告されている。自然な環境で訓練を行うことで般化が促進されることを示した研究もみられた（Andrews & Gielewski, 1999；Glisky & Schacter, 1987など）。

認知症

般化が認められたのは，7件中1件のみであった。Clareら（2000）は，6人の患者のうち2人で，実験環境における顔と名前の想起がより現実的な状況でのパフォーマンス改善につながり，1人は新規の状況でも学習した記憶方略を用いることができたと報告している。

統合失調症/統合失調感情障害

6件中2件（33％）が般化に関する指標を採用していた。Kernら（2005）は，社会的問題解決技能の訓練が新たな状況における問題解決能力の改善へと般化したと報告している。Youngら（2002）らは，骨格教示法を行ったグループで，般化に関連する指標に改善がみられたと報告している（物品の分類

課題など)。

効果の持続性

　教示効果の持続性の有無については，訓練終了して一定時間が経過したあとに行われた再評価の結果に基づいている。最低でも効果は1日以上持続することが必要であり，したがって，評価間隔を最低でも1日以上空けた場合に「持続性あり」とコード化した。

脳損傷

　38件中24件（63％）が，治療効果の持続性に関する検討を行っており，これらすべての研究で，効果の部分的または完全な持続が報告されていた。検査間隔は，数日から9か月であった（Andrews & Gielewski, 1999；Thoene & Glisky, 1995）。

認知症

　7件中2件が，治療効果の持続に関する検討を行っており（Clare et al., 2002, 2000），概して良好な結果が報告されている。介入後から6か月を経て治療効果が維持された例もみられた。

統合失調症／統合失調感情障害

　6件中4件（67％）が，治療効果の持続性に関する検討を行っていたが，結果にはばらつきがみられた。ELと従来型教示法の2条件で比較を行ったKernら（2002）の研究では，2群の双方で業務関連課題のパフォーマンスが3か月後には低下していたが，その後の研究（Kern et al., 2005）では，社会的問題解決のスキルは介入後3か月経過した時点でも維持されていた。これら同じグループによる2つの研究は，前者が45〜60分のセッションのみを行い，訓練後に練習する機会を与えなかったのに対して，後者は6時間の訓練を2日間行い，訓練後も練習する機会を与えた点で異なっている。

　以上をまとめると，次のようになる。系統的教示法によって習得されたスキルや記憶は一定期間にわたって維持されうる。また，学習効果の般化を検討した研究結果から，「堅い」スキルや知識の習得，効果の持続性，現実生活への般化，個々人の生活背景に適した応用を促す訓練が重要であると考えられる。

■文献の総括

　過去20年間の研究を通じて蓄積されたエビデンスは，系統的教示法の有効性を強く支持している。しかしながら，文献の多くはそこで用いられた訓練技法を再現するために必要な情報を欠いている。また，学習効果の現実生活への般化に関するエビデンスは限られており，まだまだ多くのなすべき仕事が残されているのが現状である。とはいえこれらの成果から，患者のパフォーマンスに応じて行う教示法のデザイン，効果の評価，調整に関する一般的な原則を導くことが可能である。

訓練にかかわる変数

特異性 vs 般化

　この分野における研究の主要なテーマとして，訓練効果の過剰な対象特異性を減らすこと（たとえば，同じターゲット刺激に対するキューに多様性をもたせる；Stark et al., 2005），柔軟な学習と般化を促進させるために患者自身の努力を促すことなどが挙げられる。たいていの患者では陳述記憶が部分的に保たれており，明示的な方略が効果的であるケースが多い。こうした方略には，精緻化（例：「スポットはイヌです」という簡潔な反応から，「スポットは隣の家が飼っているイヌで，寒い日には足を引きずり，昨年は私の靴を食べてしまった」という情報量豊かな反応を引き出す）や自己生成反応（例：「スポットに関することであなたの興味を引き，スポットという名前を覚えるのに役立ちそうな情報は？」と尋ねる）などの技法がある。こうした方略を利用することにより，患者の努力はさらに引き出され，結果として注意，情報の取り込み，習得レベルなどが向上し，さらには明示的な想起も促される（Riley & Heaton, 2000；Riley et al., 2004）。一方で，先にも述べたが，これらの方略にはエラー反応を誘発しやすいという欠点がある。したがって，潜在学習や手続き学習のようなタイプの学習を行う場合には適していない。訓練計画を立てる際に決定的に重要なのは，一方でエラー反応を抑制し，他方で患者の努力を引き出すという，相反する要求に応えるべくバランスを保つことである（Komatsu et al., 2000；Tailby & Haslam, 2003）。エラーの統制と患者の努力という2つの要素のバランスは，患者の記憶障害のタイプや重症度によって変わってくる。エラー反応が最も影響しやすいのは，潜在的な心理プロセスによる学習（意識的でない学習）を行わせる場合である。したがって，重度の陳述記憶障害をもつ患者は，エラー反応を抑制することが学習の効果を高めるものと期待される。(Anderson & Craik, 2006)。逆に，陳述記憶の障害がそれほど重篤ではない患者は，意識的に努力をさせることによってより大きな効果が得られる可能性がある。陳述記憶障害をもつ患者では，情報の取り込みの段階で意識的，明示的な戦略をとることが望ましいが，習得した情報を訓練という限られた状況から現実的な生活環境に般化させるには，しばしば困難を伴う（Oberg & Turkstra, 1998）。これは，合併する遂行機能障害などに起因することが多い。

方略

　方略は学習効果を高めるために意図的に行う心理的操作である。訓練の過程で複数の学習対象を用いた研究（Glisky & Schacter, 1987；Stark et al., 2005 など），複数の方法で学習を促進した研究（例：刺激先行提示など；Kalla et al., 2001）は，補足的技法の項目を「刺激優先」とコードした。一方，言語による精緻化，想像，自己生成反応などの技法を使用した研究（Clare et al., 2000；Tailby & Haslam, 2003 など）は「方略優先」とコードした（付表2.2を参照）。51件の研究のうち，少なくとも16件が多様な刺激を用いた訓練を行っており，そのうち15件（94％）が良好な結果を報告していた。また，51件のうち，方略優先の訓練を行っていたのは12件であり，9件（75％）が良好な結果を報告していた。残りの3件は部分的ではあるが良好な結果が得られたと報告していた。興味深いことに，そのうちの2件（Evans et al., 2000；Thoene & Glisky, 1995）は，言語による精緻化や想像などの訓練を行うことによって対象の想起が向上していた。これは，ELやMVCを単独で行う場合と比べて，これら2つの技法を併用することにより，患者の努力が引き出されることを示唆している。

実践

　十分な実践を行うことも，訓練の重要な要素である。今回，われわれが多数の文献をレビューした結果，より多くの試行を行うことにより，より良好な結果が得られることが明らかとなった。たとえば，多段階の学習ステップ（例：データ入力や，外的エイドの使用など）を採用した16件の研究のうち14件が良好なアウトカムを報告していたが，このうち1件を除く13件が，6回から30回以上のセッションを行っており，訓練用量を高めに設定していた（Andrews & Gielewski, 1999；Hunkin, Squires, Aldrich & Parkin, 1998b など）。これに対して，16件のうち良好な結果が得られなかった2件の研究では，セッション数は4回以下であった（Evans et al., 2000；Kern et al., 2002）。

　訓練の時間間隔を広げる技法（SRなど）や学習機会の分散化もまた，訓練を構成する重要な要素である。こうした技法の有効性は，健常者（Donovan & Radosevich, 1999）や認知症患者（Hopper et al., 2005）を対象とする研究によって示されている。Hopperら（2005）も，学習の際にSRを採用した15件の研究をレビューしている。本書で取り上げた研究のうち，3件の研究が外傷性脳損傷患者に対してSRまたは分散訓練を用いていたが，3件とも良好なアウトカムが得られたと報告している（Hillary et al., 2003；Melton & Bourgeois, 2005；Turkstra & Bourgeois, 2005）。さらに，ELや複合型系統的教示法で部分的にSRや分散訓練を用いた複数の研究も行われており，やはり良好なアウトカムが得られたと報告している（Clare et al., 2000；Ehlhardt et al., 2005）。ただし，SRの効果はタスクの種類によって異なることに注意しなければならない。SRによる効果は，主に手続き記憶を対象としたタスクなど，認知的負荷の少ないタスクで最も得られやすく，認知的負荷の大きい複雑なタスクでは多数の試行が必要となることが知られている（Donovan & Radosevich, 1999）。

　どのような頻度と間隔で訓練を実行するかは，ターゲットとなるスキルや情報に習熟するうえで重要な要素である。習熟の基準は，正確性，自立度，所要時間などに基づいて，訓練の開始前に設定される。たとえば，データ入力課題を行う場合，データ入力の正確性が3回連続で100％に達することをスキルに対する習熟の基準として設定するなどである。しかしながら，本書で取り上げた多くの文献は，習熟の基準を明確に示していない。51件の文献のうち，習熟の基準に関する記載があるものは13件のみである。習熟の基準が明記されていないのは，多くの研究の目的が，訓練技法の有効性の立証か，他の技法に比べて優れていることの証明であることに起因するのであろう。結局のところ，これらの研究は習熟を第一の目標としているのではないのである。習熟の基準を示した13件中11件（85％）が良好な結果を報告しており，それらの多くの研究は訓練用量を高めに設定するとともに，分散学習などの方法を採用していた（Ehlhardt et al., 2005；Glisky & Shacter, 1989）。

タスクの特性

　多くの研究で，訓練の計画にあたってタスクの特性について十分に考慮することの必要性が指摘されている。たとえば，1986〜1989年にかけてGliskyらがMVCの有効性を検証するために行った一連の研究では，複雑な手続きについては，対象となる手続きを複数の単純要素に分割し，各要素を個別に学習することによって習得されやすくなることが示されている。また，Evansら（2000）の研究では，潜在記憶による学習を行うタスク（例：名前の最初の1文字をヒントに，名前を想起する）ではターゲットの学習がELによって促進されるが，顕在的想起を要するタスク（例：機器への情報インプット）ではELによる恩恵が確認できなかったと報告されている[2]。

　顔-名前連合の学習は他の学習とは異なる性質をもつタスクであることがいくつかの研究で示され

ている (Thoene & Glisky, 1995；第5章も参照)。Thoene と Glisky (1995) が12人の中等度から重度の記憶障害をもつ患者12人を対象に行った研究では，顔-名前連合の学習において，MVC は精緻化ほど有効ではなかったことが示されている。被験者らは，対象人物の自伝的情報を与えられたほうが（これが精緻化である），そうでない場合よりも習得までの試行数が少なかったのである。また，精緻化による効果は，即時再生で強く，遅延再生ではやや弱まる。3〜4日後の時点で，精緻化を行った対象は行わなかった対象よりも想起されやすかったものの，両者の差は即時再生に比べると少なかったことが示されている。この知見は注目に値する。なぜなら，この研究では対象が陳述記憶に障害をもつ患者であったのにもかかわらず，陳述記憶に依存する精緻化によって想起が改善されたからである。他の対象への般化と関連して，この研究から2つの重要な結論が導かれる。第一に，著者らが述べているように，顔と名前の連合は難易度が高い課題である。なぜなら，両者の組み合わせは常に恣意的であるからである。実際，MVC を使った条件では，名前は記憶していたものの，それを誤った顔と結びつけてしまうエラーが多数みられた。第二に，研究で使用される刺激は，通常は研究者が作成したものであるという点である。顔と名前は通常は，その人物に関連するさまざまな意味的背景を含んだものであり，実験で習得された顔-名前連合の学習が実生活における顔と名前の記憶に役立つかどうかについてはさらなる検証が必要である。

環境適合性

　訓練内容が患者の実際の生活環境においても有効であるかは常に関心が高い問題であろう。前述のように，ある教示法が環境に適合するのは，患者の実生活で使用可能なスキルや情報を習得できた場合である。51件の研究のうち，14件 (27%) の研究が環境に適応したタスクを用いていた。これらの研究において教示の対象となったのは，顔と名前の連合，外的エイドを使用する訓練，コンピュータタスクの学習，専門的なスキルなどであり，100%の研究で良好な結果が得られている。このような良好な結果は，モチベーションや情動的価値が高いほど記憶は保持されやすくなるという Bradeley, Kapur, Evan (2003) らの主張とも一致する。実際，多数の研究を通じて，タスクや情報が患者自身のニーズと関連している場合に学習が促進されやすいというエビデンスが蓄積している。臨床研究で得られたこれらの見解は，動物実験における，学習すべき情報がその動物の生態環境と関連すればするほど学習のスピードが早まり，効果が持続しやすくなるという知見とも矛盾しない (Kilgard & Merzenich, 1998)。これとは別に興味深い傾向として，環境適合性の高い研究のすべてが訓練用量を高めに設定していた点（最低でも6回以上のセッション）や，訓練の目的を患者に明確に理解させる手法をとっていた点が挙げられる。

患者の特性

　記憶障害の原因疾患と，教示法への反応性との間には明確な関連性は認められなかった。言い換えると，どのような疾患であれ，記憶障害をもつ患者には，系統的教示法による効果が認められたのである。このような傾向は，種々の教示法の効果を検証する場合，対象を必ずしも1つの神経疾患に限定する必要がないことを示唆している。例外は認知症で，系統的教示法による効果は限定的であっ

---

[2]他の研究では，手続きの習得は，顕在記憶よりも潜在記憶によってなされていることが示唆されている (Baddeley & Wilson, 1994；Page et al., 2006；Wilson et al., 1994 など)。

た。原因疾患にかかわらず効果が不十分という結果が出された研究の多くでは，記憶障害の重症度に応じて効果にばらつきがみられていた。この点については Riley と Heaton による研究（2000）が参考となる。この研究では，陳述記憶を使った学習能力の障害が強い患者ではキューをゆっくり減らしていったほうが有効であったのに対して，陳述記憶の障害が軽度である患者ではキューを急速に減らしたほうが有効であったことが報告されている。しかしながら，EL は記憶障害の重症度によらず効果が得られるという報告（Page, Wilson, Shiel, Carter & Norris, 2006；Tailby & Haslam など）もあり，個々の教示法と記憶障害の重症度との関連性はあまり明確とはいえない。

　記憶障害以外の認知障害（注意機能，遂行機能，気づきなど）が学習効果にどのような影響を与えるかという問題についても明確な答えは得られていない。前頭葉損傷による障害をもつ患者では，前頭葉損傷のない患者に比較して，MVC や EL などの教示法による効果が得られにくいという報告がなされている（Clare et al., 2002；Leng et al., 1991 など）。この問題に関しては Andrews と Gielewski ら（1999）の研究が参考となる。この研究では，ヘルペス脳炎によって重度の健忘に陥った患者に音声訓練を行った結果，良好なアウトカムが得られたと報告されている。著者らはこの結果について詳しく解説しており，上記の問題についても触れている。著者らによると，遂行機能や意味記憶が比較的維持されていたこと，病前の知的水準が高かったことなどが訓練による効果を高め，就業につながったと考察している。以上から，個々の患者の症候学的特徴に適した教示法を選択しなければならないという結論が導かれる。さらに，その効果を常に検証しつつ，現在行っている教示法を微調整していく必要がある。しかし，個々の患者に最適な教示法を選択する方法はいまだ確立されておらず，将来の重要な研究テーマとして残されている。

アップデート：最新の知見から

　現在，記憶障害に対する教示法にはさまざまな種類があり，その効果を検証した臨床研究は年々増加の一途をたどっている。そこでわれわれは，2008 年の「ANCDS ガイドライン」（Ehlhardt et al., 2008）のあとに発表された重要な文献と，同ガイドラインで扱われなかった文献を集めて追加レビューを行った。文献検索はこの分野の主要な研究者名に基づいて行った。過去の研究で得られたエビデンスや臨床的示唆がその後の研究で支持されているかどうかを調査し，認知障害をもつ患者に対する新たな知見を得ることがこのレビューの目的である。

　レビューの結果，最近の研究により，患者に学習の対象となる手順や情報を与える手順を構造化することの重要性が再確認されていることが明らかとなった。また，訓練プログラムの綿密な計画の必要性も強く示唆されている。以下に詳しい内容を述べる。

■訓練の特性

誤りなし学習

　多数のエビデンスにより，初期の習得段階でエラー反応を抑制することの重要性が示されており，特に陳述記憶に中等度から重度の障害をもつ患者，複雑な手順が要求されるタスクにおいて有用性が顕著である。重度の記憶障害を対象とした研究として，Todd と Barrow（2008）らによる研究が挙げら

れる。この研究では，重度の記憶障害をもつ 2 人の患者に対して，コンピュータソフトウェアと個人指導を併用する形でタイピングスキルの習得訓練が行われた。短いセッションから構成された分散訓練と EL を併用することにより，どちらの患者もタイピングのスピードと正確性に改善がみられ，最終的に記憶障害をもたない被験者とほぼ同一の水準に達していた。また，別の研究では，20 名の脳損傷患者を対象とし，EL と試行錯誤型学習による道順想起への効果を比較検証しているが，EL を用いたほうがより正確に道順を想起可能であった（Lloyd, Riley & Powell, 2009）。このほかに，重度の記憶障害をもつ患者を対象に EL を行い，患者の実生活で記憶障害の改善がみられるかどうかを検証した研究が行われており，良好な結果が報告されている（Campbell, Wilson, McCann, Kernahan & Rogers, 2007）。

　誤りなし学習の効果を検証した別の研究として，脳損傷に起因する記憶障害をもつ患者を対象に，EL によって電子機器の使用を目的とした訓練を行い，日常生活の自立度が改善するかどうかを調べた研究が挙げられる（Boman, Lindberg, Hemmingsson & Bartfai, 2010）。この研究では，患者に多段階のステップを繰り返し行わせるだけでなく，明確な教示を与えることによりエラー反応の発生を抑制し，患者のタスク成績に応じて学習補助の調整を行った。居住環境における 5 日間の訓練の結果，14 名中 3 名が電子機器の操作を独力で行えるようになり，8 名の患者では改善がみられたものの，なお補助が必要であった。残りの 3 名は，電子機器の操作方法を最後まで習得できず，著者らはより強力かつ個人に適合した訓練が必要であると結論づけている。この研究はエラー反応の抑制が有効であることを示している。

　誤りなし学習と SR を組み合わせた場合の効果も検証されている。Bourgeois, Lenius, Turkstra, Camp（2007）は，28 名の外傷性脳損傷患者を対象とする単盲検無作為割付け研究を行っている。患者は，SR と精緻化や連合などを含む従来型の教示方法のどちらかに無作為に割り付けられ，それぞれ同じ時間の訓練を行った。ゴール設定は，個々の患者のパフォーマンスと介護者の意見に基づいて個別に設定された。この結果，SR を受けた患者群は，従来型の教示法を受けた患者よりも，訓練の終了時点で対象の想起が約 2 倍正確であり，1 か月後の時点では約 3 倍も正確であった。この研究で得られたいくつかの知見は本書とも関連が深い。(1) まず，コントロール群（従来型教示法）のほうが，脱落者が多く，多くの被験者がこの訓練は役に立たないと述べている点，(2) 第二に，目標の達成までに要した時間は，30 分間のセッションが 11 回と比較的長かった点（例外として，従来型の手がかり刺激では単純な事実を記憶するのに 6 か月を要した患者が，6 回のセッションで目標に到達したというケースもあった），(3) 第三に，EL を受けた患者の介護者からの報告によれば，実生活に明らかな変化がみられなかった点，である。この点については，EL が対象に特化した訓練であることと矛盾はしないが，SR の有効性を考えると考慮すべき結果である。総じてみれば，これらの結果は，訓練が順調に進んだケースほど，訓練を忠実に行ったことを示している。また，この研究は，記憶障害をもつ患者では EL を行ったほうが時間の節約になることも示している。しかし，上述のような EL の対象特異性の問題については検討が必要である。

　最新の文献レビューを行った結果，誤りなし学習による効果の優越性を支持しない研究も 3 件見出された（Bier et al., 2008；Dunn & Clare, 2007；Simard et al., 2009）。このうち 2 件の研究は，初期認知症の患者を対象に顔-名前連合の学習を行ったものだが，EL による効果がみられなかったことは，裏返してみれば，初期認知症の患者は系統的な訓練によって学習を行うことができるものの，エラー反応の抑制による恩恵を受けにくい傾向をもつことを示唆している。3 番目の研究（Simard et al., 2009）

は，22人の健忘型の軽度認知障害（amnestic Mild Cognitive Impairment；aMCI）の患者を対象に10週間の訓練を行った無作為割付け比較試験である。MCIと診断するのは，個人の年齢や教育水準から予測される以上の認知機能低下を示した場合だが，MCIと診断されたとしても必ずしも日常生活に大きな支障をきたすわけではない。MCIのなかでも，認知機能の低下が記憶（特に陳述記憶）において顕著な場合はaMCIと呼ばれ（Gauthier, 2006），aMCIの患者を対象とした研究は，他の記憶障害における知見とも関連性が深い。

このSimardら（2009）による研究では，被験者は，ELとSRを行う実験群（$n=11$）と，EF（$n=11$）を行うコントロール群とに無作為に割り付けられ，顔-名前連合の記憶課題を行った。神経心理学的検査によるスクリーニングとベースラインの認知機能評価を行ったのち，被験者らは6回のセッションからなる3週間の訓練を受けた。訓練が終了してから1週後と4週後に，研究内容を一切知らされていない助手によって効果測定が行われた。その結果，どちらの群も顔-名前連合記憶の成績が向上しており，両群に差はみられなかった。また，日常生活における満足感も増し，訓練で学んだ認知戦略を実際に使用していることが，被験者自身による報告を通じて明らかとなった。2つの被験者群で差がみられなかった一因として，実験群では被験者の認知機能にばらつきが大きかったことなどが挙げられる。MCIに対してELやSRがEFよりも有効であることを示すためには，さらなるエビデンスが必要である。

方略使用のモチベーション促進

患者に対して訓練中に取り組みを励ますだけでも学習効率が高まることが，近年の研究によって示されている。ある研究（Zlotowitz et al., 2010）では，頭部外傷患者に動作訓練を行い，モデリング（modeling：患者に治療者の動作を積極的に模倣させる技法）とモールディング（molding：治療者が患者の手を取り正しい動作が行われるように誘導する受動的な技法）という2つの教示技法の効果が比較された。その結果，モデリングを行った条件，すなわち患者が学習に対して積極的に取り組んだほうが記憶の長期維持にとって有効であった。この結果について著者らは，重度の頭部外傷をもつ患者では，学習中に積極的な反応を行わせることによって，潜在記憶がより効率的に利用されるのではないかと推測している。同様の結果は，頭部外傷患者に対して仮想的居住環境を利用して記憶補助用の電子機器を利用する訓練を行った研究でも報告されている（Bowman et al., 2010）。この研究では，電子機器の積極的な使用が必要な場合（夜間にドアが閉まっているかどうかコントロールパネルで確認するなど）と，エラーが生じた際にのみ電子機器を操作する訓練を受けた場合（オーブンがつけっ放しの場合にアラームが鳴るなど）とを比較しているが，前者でより高い学習効果が得られたことが確認されている。

患者の積極性に加えて，自己生成の要素を加味することで，訓練効果が増すことを示した研究もいくつかある。たとえば，aMCIをもつ被験者に対して2条件（EL vs EX）×2条件（自己生成 vs 研究者誘導）の計4条件で語句リストの学習成績の比較を行ったところ，キューによる想起課題と再認課題においては，ELと自己生成を組み合わせた群で最も良好な成績が得られたことが報告されている（Lubinsky, Rich & Anderson, 2009）。しかしこの研究では，自由想起課題においてはELを単独で行った群で最も成績が高かった。これとは別に，DunnとClare（2007）は，初期認知症の患者を対象とし，自由想起，キューによる想起，既知または新規の連合刺激再認課題を行わせ，必要な努力水準が異なる4つの教示法で誤答の数を比較した。その結果，すべての教示法によって，既知および新規の連合

刺激に対する再認が改善したが，新規連合刺激においては，高い努力水準を要する条件のほうが，努力水準が低い課題よりも，キューに基づく想起の改善が優れていた。著者らは，初期認知症患者が新規の連合刺激を記憶する状況では，ELそのものよりも患者の努力を後押しするほうが効果的であると考察している。

　上記の2つの研究を支持する結果は，アルツハイマー病患者を対象とした研究でも報告されている（Kinsella, Ong, Storey, Wallace & Hester, 2007）。この研究では，SR単独条件とSRと精緻化を組み合わせて学習を行った複合条件とで自由想起の正確さを比較しており，後者のほうでより高い成績が得られた。前述したように，精緻化などの技法が有効に作用するのは，遂行機能や注意機能が比較的保たれた患者であり，実際にこの研究でも対象となったのは記憶障害が比較的軽度の患者である。一方，重度の記憶障害をもつ患者では，精緻化や積極的関与（意識的，または陳述記憶を用いるアプローチ）などの技法による恩恵は小さくなると予想される。同じ研究グループは，補助的な学習戦略の有効性を52名のaMCIの患者を対象に検証しており，日常生活における物忘れに起因する問題が減少したことを報告している（Kinsella et al., 2009）

分散訓練

　学習したスキルは習得後も実践し続けることが重要であることが，近年の研究でも強く支持されている。特に分散訓練の有効性は確立した知見である。ある無作為割付け比較研究では，aMCIの患者を対象に，分散訓練の有効性を検証している（Troyer, Murphy, Anderson, Moscovitch & Craik, 2008）。この研究では，44人の患者が訓練群と待機群とに割り付けられた。結果は，訓練群では記憶の有効利用に関する知識と実際の活用が増加し，その効果は3か月経過した時点でも維持されていた。非訓練群（待機群）では知識とその活用頻度が減少していた。したがって，訓練群でそれらが維持されていたことは分散訓練の効果である。さらに，訓練を行った結果，患者は新しい名前を記憶する際にもSRを使用することができた。このほか，記憶障害をもつ患者に短時間のセッションからなる分散学習を行いブラインドタッチの習得を図った研究でも，分散訓練の有効性が示されている（Todd & Barrow, 2008）。

　想起間隔の変化率を柔軟に調整した場合と固定した場合とで効果を比較検討した研究もある（Hawley, Cherry, Boudreaux & Jackson, 2008）。この研究ではアルツハイマー病患者を対象とし，想起間隔の変化率を柔軟に調整したSR（調節型SR）を行う群と，固定した群（固定型SR）とに分け，顔-名前連合学習の成績を比較している。調節型SRでは，患者が正答すると想起間隔を延長し，誤答すると直前の試行と同じ想起間隔に戻すという形で柔軟に調節し，固定型SRでは，想起間隔をセッションごとにあらかじめ固定した（セッション1では10秒，セッション2では25秒という形で想起間隔を固定）。その結果，調節型SR群は固定型SR群よりも正しく想起できた割合が高く，さらに実在人物の記憶に対する波及効果もみられた。この研究は，想起間隔の調節が有効であることを示した点で重要である。過去に認知症患者を対象に行われたSR研究の多くが調節型SRを用いていたものの，間隔固定型想起法にも一定の利点があることが指摘されており，調節型SRの必要性について結論は出ていなかったからである。同じグループによるフォローアップ研究（Cherry, Hawley, Jackson & Boudreaux, 2009）では，効果の維持を強めるためにセッション終了後6，12，18週にSRを行ったところ，顔-名前連合記憶保持で良好な結果が得られたと報告されている。これらの研究結果から，SRの有効性は単に間隔を空けて想起させることによるものではなく，むしろその間隔を徐々に伸ば

すことによるといえよう。

■タスクの特性

環境適合性

　患者にとって意味のある訓練を提供することの重要性は，過去の研究結果だけでなく最近の文献からも明らかである。最近の研究で使用されたタスク内容を調査した結果，実際に有効性が示され，環境適合性が高いと判断されたタスクとして，カレンダーの使用，余暇の過ごし方（ラジオで音楽を聴くなど；Bier et al., 2008），居住環境における自立性を向上させるための電子機器の使用（Bowman et al., 2010），メモ帳の使用やイスの散歩（Campbell et al., 2007），ブラインドタッチの練習（Todd & Barrow, 2008），メタ記憶の活用（Troyer et al., 2008）などが挙げられる。Bourgeois ら（2007）は，外傷性脳損傷患者を対象とする無作為割付け試験で，患者が自身の生活で実際に必要としているタスクをターゲットとする訓練を行っている。実際に行われたタスクには，顔-名前連合の学習，約束時間の想起，場所の想起，持ち物の想起，記憶補助具の使用，家事の遂行，カードゲーム，電話をかけ直す，規則正しく服薬するなどがあった。こうしたタスクに共通する特徴として，事実の想起，多段階からなる動作の記憶，内的な認知戦略の活用などの複数の要素が含まれている点が挙げられる。

　最近の文献をレビューした結果，患者にとって環境適合性のないタスクを行った研究も3件確認された。これらの研究で使用されたのは，被験者が見たことない顔の白黒写真を用いて顔-名前連合学習を行ったタスク（Bier et al., 2008；Dunn & Clare et al., 2007）や，語句リストの学習タスクなどである（Lubinsky et al., 2009）。こうした研究は，学習のメカニズムを明らかにするという観点から重要であり，臨床介入研究でも検証されるべきである。

■患者の特性

原因疾患

　先に述べたように，軽度の記憶障害，特に初期の認知症やaMCIに対して系統的教示法が有効であるかどうかという問題に対して，明確な結論は得られていない。現状としては，こうした患者にELが有効であるという文献もあれば，EFが同等あるいはそれ以上の効果をもつという文献も存在する（Dunn & Clare, 2007）。SRなどの追加技法を行い，新たな動作や情報を習得するなど良好な結果が得られたとしても（Hawley et al., 2008 など），訓練による成果が実生活に般化するとはかぎらない（Bier et al., 2008）。認知症のように軽度から重度へと進行する疾患で学習プロセスに影響を及ぼす因子を明らかにするためには，今後さらに慎重な研究を続ける必要がある。

他の認知機能障害の合併

　他の認知機能障害の合併が学習プロセスにどのような影響を与えるかという点も，いまだ解決していない重要な問題である。近年の研究により，遂行機能障害や注意障害をもつ患者は，教示法を用いた訓練に比較的反応しにくい傾向が報告されている（Kinsella et al., 2007；Stapleton et al., 2007）。しか

し，この問題に結論を出すには，非常に精密にデザインされた研究が必要である．現在のところ，そのような研究はまだ行われていない．

■訓練提供モデル

　近年の医療費削減を背景に，従来の治療法に比べて時間および医療費の節約につながるような新たな介入モデルが求められている．具体的なモデルとして，(1) 介護者が治療者となる介入，(2) 集団レベルでの介入，(3) 電話やインターネットを介した遠隔医療，などが挙げられる．(1) に関連するところでは，Campbell ら (2007) によって行われた研究が参考となる．彼らは，介護者が外傷性脳損傷患者に対して EL を行うことによって，記憶障害に起因する日常生活の問題を減らせるかどうかの検討を行った．介護者への教育の結果，実際に介護者は患者に EL を行えるようになり，その結果，患者の物忘れの頻度に有意な減少がみられた．また，その効果は 3 か月後も持続していた．この研究は，自己生成キューを使用することにより，介護者が患者の言語的反応を引き出そうとしている点でも興味深い．

　介入の効率性を高めるためには，集団での訓練も有効である．文献レビューで触れたように，構造化されたカリキュラムを使った集団レベルの介入は，記憶障害をもつ患者に対して有効である (Troyer et al., 2008)．効率性を高める別の方法としては，遠隔医療が挙げられる．ある研究では，PDA (携帯端末) などの個人用電子機器を患者が利用することで記憶障害などの認知機能障害に対してどのような効果があるかが検討されている (Gentry, Wallace, Kvarfordt & Lynch, 2008)．この研究では，患者が治療者から直接に教示を受けたのは訓練開始時期のごく少数回であり，その後の 8 週間の訓練では，治療者とのコンタクトはメールや電話のみで行われた．この結果，遠隔からの簡潔な教示によって電子機器の使用頻度が増え，自己評価でも記憶のパフォーマンスに改善がみられた．

　インターネットを使った訓練提供も介入の効率性を高める手段の 1 つとして考えられている．ある研究では，外傷性脳損傷の患者に対して，インターネットの掲示板を使用してカレンダーの使用について積極的なサポートを受けるセッションと，積極的なサポートを受けないセッションとを比較した (Bergquist et al., 2009)．その結果，インターネットを通じて積極的なサポートを受けた群のほうが，記憶障害に対する代償方略を高頻度に使用する傾向がみられることが明らかとなった．また，この研究では，なんらかの代償方略をあらかじめもっていたほうが，インターネットによる介入が効果的になることも示されている．

　米国では，退役軍人保健局などの保健部門が，精神医療やリハビリテーションの分野で遠隔医療の可能性について積極的に検討を行っている．遠隔医療の発展は，地方に居住し，自身で医療機関まで運転することができない外傷性脳損傷患者や認知症患者にとってきわめて大きな恩恵をもたらすと期待される．また，遠隔医療は EL や SR などの訓練を行ううえでも大きな利点をもつ．なぜならば，インターネットや電子機器を操作するという訓練環境自体が訓練の目的にも含まれており，環境適合性の高い訓練であるからである．おそらくそう遠くない未来に，「遠隔リハビリテーション」が普及するものと期待される．

結論

　最新の文献レビューを行った結果，2008 年のガイドラインの内容の大部分が支持された．特に EL

の有効性，患者の積極性，環境適合性の高いタスクの選択などが重要であることがあらためて確認された。一方で，疾患やタスクが異なると，得られる効果に差がみられた。認知症やaMCIでは訓練効果が得られにくいという傾向は，初期の研究から繰り返し指摘されてきたとおりである。また，構造化された教示法が個人のみならず集団的介入でも有用であること，遠隔医療の効果が期待されることは，多数の研究によって強く支持されている。

要約

本章では，教示技法の有効性に関するエビデンスを検証するために，比較的古い文献から最新の文献まで幅広くレビューを行った。患者やゴールに特化した最適な教示技法の選択については，まだまだ未解決の問題が残されている。しかしながら，構造化された系統的な教示技法が総合的に見れば有効であることを示すエビデンスは確実に蓄積してきている。患者にとって意味のあるタスクを綿密に選択し，訓練プログラムを精密に計画することも，有効なアウトカムを得るためには重要である。次章以降で紹介する訓練技法はすべて，本章で紹介した有効性が証明された研究から導かれたものである。すべての認知リハビリテーションがエビデンスに基づいて実践されるようになることが，本書の目指すところである。

付表 2.1 母集団の概要

著者・掲載年	患者数	年齢（歳）	性別(M：男性, F：女性, 比はM：F)	疾患	損傷部位 (0, 1)	発症後の経過時間	神経心理学的検査 (0, 1)	病前IQ (0, 1)	初期の重症度	記銘力障害の重症度	併疾患/合併症	選択基準 (0, 1)	治療歴 (0, 1)	処方 (0, 1)	教育歴 (0, 1)	職歴 (0, 1)	生活状況 (0, 1)
					脳損傷												
Glisky et al. (1986a)	Exp＝4 CG＝4	Exp：M＝27.4 (24～32) CG：M＝32 (24～47)	1：3	Ss 1, 2, & 4 CHI Ss 3 VE	0	損傷後2年経過	1	0		Ss1：重度の健忘 Ss2：軽度の健忘 Ss3および4：中等度から重度の健忘	失名辞、注意障害、動作緩慢	1	0	0	1	1	1
Glisky et al. (1986b)	Exp＝4 CG＝4*	Exp M＝26 CG＝35.3		CHI	1	2～5年	1	0		Ss1：重度の健忘 Ss2：軽症から中等度の健忘 Ss3：軽症から中等度の健忘 Ss4：中等度の健忘	注意と視空間認知の障害、動作緩慢	1	0	0	1	0	0
Glisky & Schacter (1987)	1	32	F	HSE	0	1980年に診断	1	0		重度の健忘	失名辞	0	1	0	1	1	1
Glisky & Schacter (1988)	Exp＝8 CG＝6*	Exp：M＝33.6 CG：M＝30.8		Exp：CHI＝4 (enceph、低酸素血症、TLA、脳動脈瘤が1人ずつ) CG：3 of 6 with CHI (MIはなし)	0	CHIを発症後2～5年経過	1	0		軽度から重度の記銘力障害	注意と視空間認知の障害、失名辞、IQの低下、動作緩慢	1	0	0	1	1	1
Leng et al. (1991)	1	18	M	重度TBI	1	1988年に受傷	1	1	LOCの記録なし；PTAはすくなくとも3日	「記銘力の障害」（記憶指数＝81）		0	1	0	0	0	0
Glang et al. (1992)	3	Ss1：8 Ss2：6 Ss3：10	Ss1：M Ss2：F Ss3：M	重度TBI	1	Ss1：15か月 Ss2：12か月 Ss3：19か月	1	0	Ss1：LOC3週 Ss2：LOC数か月 Ss3：LOC3か月		注意障害、言語障害、構音障害、視覚運動の障害、失行	0	1	0	1	0	0
Glisky (1992)	Exp＝10 CG＝5	Exp＝36.8 CG＝31.2		CHI, ACA, enceph, hypoxia	1	平均5.9年	1	0		軽度から重度の記銘力障害	平均IQの低下、右優位の筋力減弱、運動障害、前頭葉機能障害	0	0	0	0	1	0
Butters, Glisky & Schacter (1993)	Exp＝6 CG＝6	Exp＝40 CG＝42		CHI, enceph, 脳動静脈瘤	0		1	0		軽度から重度の記銘力障害		0	0	0	1	0	0

著者・掲載年	患者数	年齢(歳)	性別(M：男性，F：女性，比はM：F)	疾患	損傷部位 (0, 1)	発症後の経過時間	神経心理学的検査 (0, 1)	病前IQ (0, 1)	初期の重症度	記銘力障害の重症度	併発疾患/合併症	選択基準 (0, 1)	治療歴 (0, 1)	処方 (0, 1)	教育歴 (0, 1)	職歴 (0, 1)	生活状況 (0, 1)
Baddeley & Wilson (1994)	ABI=16 YCG=16 OCG=16	M=44.18 (20-69) (ABI) M=35.56 (20-58) (YCG) M=67 (61-79) (OCG)	11：5, 10：6, 8：8	enceph, TBI, ACA, PCA, CVA (視床), KS, toxicity, HSE	0		1	0		重度の記銘力障害		0	0	0	0	0	0
van der Linden et al. (1994)	Exp=2 CG=2	Exp=49 (both Ss)	F	KS	0	Ss 1：1986年に診断 Ss 2：1988年に診断	1	0		Ss 1：著明な健忘 Ss 2：重度の健忘		0	0	0	1	1	1
Wilson et al. (1994)	5	31-68	M	HE：KS；CVA(視床), HI：ACA (右)	0	Ss 1：損傷後11年 Ss 4：損傷後数か月	1	0	Ss 4：LOC 86日； PTA＝251日	重度の記銘力障害	視覚失認, 失読症, 遂行機能障害, 重度の失算, 痙性四肢麻痺	0	0	0	0	0	0
Glisky & Shacter (1989)	1	32	F	HSE	0	1980年に診断	1	0		著明な記銘力障害		0	1	0	0	1	1
Glisky (1995)	1	29	M	ACA	1		1	1		重度の記銘力障害	遂行機能障害, 失語, 運動障害	0	1	0	1	0	1
Hunkin & Parkin (1995)	Study 1=8：CG=8 Study 2=16 (CG)	Study 1：Ss with MI：M=33 CG Ss：M=41.9 Study：M=34.4	Study 1：6：2 4：4 (CG群) Study 2：13：3	Study 1：CHI=6, VE=2 Study 2：CHI=13, VE=3	1	Study 1：10か月～11年 Study 2：1か月～1年	1	1		中等度から重度の記銘力障害	軽度の失読, 痙性四肢麻痺, 視野欠損	1	0	0	0	0	0
Schmitter-Edgecombe et al. (1995)	Exp=4 CG=4*	Exp：M=29.9 CG：M=26.8		CHI	0	平均77.7か月 CG：平均86.6か月	1	0	LOC Exp：平均39.7日 CG：平均37.5日	「日常生活における記銘力障害」		0	0	0	1	0	0
Thoene & Glisky (1995)	12	M=45.6	6：6	CHI=3 AD=1；ACA=2 HE=1 AH(左)=2 toxicity=1 tumor=2	0	平均7.38年(6か月～18年)	1	0		記銘力障害が主徴		0	0	0	0	0	0

(つづく)

付表 2.1 母集団の概要（つづき）

著者・掲載年	患者数	年齢（歳）	性別（M：男性、F：女性、比はM：F）	疾患	損傷部位 (0, 1)	発症後の経過時間	神経心理学的検査 (0, 1)	病前 IQ (0, 1)	初期の重症度	記銘力障害の重症度	併発疾患/合併症	選択基準 (0, 1)	治療歴 (0, 1)	処方 (0, 1)	教育歴 (0, 1)	職歴 (0, 1)	生活状況 (0, 1)
Glisky & Delaney (1996)	Study 1：8 with PTA：CG=8 Study 2：4 with PTA：CG=4	Study 1：M= 30.9／29.1 Study 2：M= 31.5／30		CHI	0		1	0	Study 1：LOC平均10日 PTA平均53日 Study 2：LOC平均7日 PTA平均70日	重度のエピソード記憶障害		1	0	0	1	0	0
Squires et al. (1996)	1	70	M	CVA	1	少なくとも1年経過	1	0		重度の前向性健忘	中等度から重度のびまん性脳萎縮	0	0	0	0	0	1
Squires et al. (1997)	Study 1=16 Study 2=16	Study 1 M=44.5 Study 2 M=46.1	Study 1：15：1 Study 2：14：2	CHI=11/10 CVA=5/4 enceph=3/2	1		1	1				0	0	0	0	0	1
Hunkin et al. (1998a)	8	M=34.75（25〜70）	6：2	CHI=5, VE=1, CVA=1, hypoxia=1	1	平均6.13年（1〜12年）	1	0		中等度から重度の記銘力障害		1	0	0	0	0	0
Hunkin et al. (1998b)	1	33	M	VE	1	8年	1	1		重度の記銘力障害	けいれん	0	0	0	0	0	1
Parkin et al. (1998)	1	63	M	HSE	0		1	1		顕著な記銘力障害	失名辞	0	0	1	1	1	0
Andrews & Gielewski (1999)	1	28	F	HSE	1	1年	1	0		健忘	てんかん、インスリン抵抗性糖尿病、うつ病	0	1	1	1	1	1
Ownsworth & McFarland (1999)	Exp=20 CG=31	Exp：M=43.1 (23〜65) CG：28.1 (20〜40)	Exp：19：1 CG：13：19	TBI=15: tumour, CVA, infection=5	1	平均15年（4〜37年）	1	0	PTAの推定持続期間（0日から8週超）	記銘力の低下 (RBMT)		0	0	0	1	0	1
Evans et al. (2000)	Study 1=18 Study 2=21 Study 3=34	Study 1：M=43.3 Study 2：M=41.4 Study 3：M=36.4		Study 1：CVA=6; hypoxia=5; HI=3; enceph=2; ETOH=2 Study 2：CVA=4; hypoxia=4 HI=5; enceph=1; ETOH=2 Study 3：CVA=7; hypoxia=11; HI=11; enceph=3; tumor=1; MD+CA=1	0	Study 1：平均22か月* Study 2：平均66.45か月* Study 3：平均21.2〜67.7か月 *アルコール依存症の患者を除く	1	0		RBMTに基づく記銘力障害の重症度	片側空間無視、言語障害、注意障害、遂行機能障害	1	0	0	0	0	0

著者・掲載年	患者数	年齢(歳)	性別(M:男性,F:女性,比はM:F)	疾患	損傷部位(0, 1)	発症後の経過時間	神経心理学的検査(0, 1)	病前IQ(0, 1)	初期の重症度	記銘力障害の重症度	併発疾患/合併症	選択基準(0, 1)	治療歴(0, 1)	処方(0, 1)	教育歴(0, 1)	職歴(0, 1)	生活状況(0, 1)
Komatsu et al. (2000)	Study 1＝8 Study 2＝4	Study 1 M＝61 Study 2 M＝58		KS	0	1年以上	1	0		重度の前向性健忘、さまざまな重症度の逆行性健忘	失見当、遂行機能障害	0	0	0	0	0	0
Riley & Heaton (2000)	12	M＝44 (19～61)	9：3	HI	0	平均11年	1	1		さまざまな重症度の記銘力障害		1	0	0	1	0	1
Kalla et al. (2001)	12	M＝41	10：2	重度 TBI＝11 CVA＝1	1	少なくとも損傷後12か月	1	1				1	0	0	0	0	1
Hillary et al. (2003)	20	M＝41.5 (18～55)	16：4	中等度から重度のTBI	1	少なくとも1年(平均4.1年)		0	24時間以上のLOC、または脳画像所見に基づく			1	0	0	1	0	1
Tailby & Haslam (2003)	24	群1(重度MI)：M＝43 群2(中等度MI)：M＝43.8 群3(軽度MI)：M＝37.5	群1 1：1 群2 3：1 群3 7：1	HI＝12：CVA＝6；hypoxia＝3；認知症＝1、HSE＝1；パーキンソン病＝1	0		1	1		軽度から重度の記銘力障害		1	0	0	0	0	0
Riley et al. (2004)	Study 1＝12 Study 2＝12 Study 3 および4 CG＝20/24	Study 1：M＝34 (19～54) Study 2：M＝56 (38～66) Studies 3 および4：NP		Study 1：CHI Study 2：CHI＝4；CVA＝8(Study 1 と2に重複なし) Study 3：NA Study 4：NA	0	Study 1 平均3.8年 Study 2 平均2.6年 Study 3：NA Study 4：NA	1	1	Study 1 および2：GCS 8点以下またはかつ24時間以上のPTA	中等度の記銘力障害		1	1	0	0	0	0
Ehlhardt et al. (2005)	4	M＝47.25 (36～58)	2：2	TBI	0	平均23.25	1	0	LOCに関する記述	顕著な記銘力障害	運動障害、視覚障害	1	0	0	0	1	1
Melton & Bourgeois (2005)	7	35～56	3：4	TBI	0	2～30年		0	LOC：0～10週	日常生活における慢性的な記銘力障害		0	1	0	1	1	1
Stark et al. (2005)	1；CG＝3	Exp：68 CG：M＝67 (63～72)	Exp：M CG：M	hypoxia	1	2年	1	0		目立った前向性健忘と逆向性健忘		0	0	0	1	1	1
Turkstra & Bourgeois (2005)	1		M	TBI	1	7年	1	0	入院時の昏睡	重度の前向性健忘、軽度の逆向性健忘	軽度の構音失調	0	1	0	1	1	1

(つづく)

付表 2.1 母集団の概要（つづき）

著者・掲載年	患者数	年齢（歳）	性別 (M：男性、F：女性、比はM：F)	疾患	損傷部位 (0, 1)	発症後の経過時間	神経心理学的検査 (0, 1)	病前 IQ (0, 1)	初期の重症度	記銘力障害の重症度	併発疾患/合併症	選択基準 (0, 1)	治療歴 (0, 1)	処方 (0, 1)	教育歴 (0, 1)	職歴 (0, 1)	生活状況 (0, 1)
Dou et al. (2006)	CAMG=13 TAMG=11 CG=13*	M=38.067 (21〜55)	27：10	TBI	1	CAMG平均270.15日 TAMG平均161.27日 CG平均226.77日	1	0				1	0	0	0	0	0
Landis et al. (2006)	33 total 軽度 TBI=8 中等度 TBI=9 重度 TBI=16	軽度：M=10.4 中等度：M=11.5 重度：M=11.3	男性の割合 軽度：87.5% 中等度：77.8% 重度：93.8%	軽度から重度 TBI	0	損傷後経過時間：軽度：平均2.9年；中等度：平均2.6年；重度：平均3年	1	0	軽度、中等度または重度のTBI (GCS)	記銘力障害の基準到達		1	0	0	1	0	0
Page et al. (2006)	Study 1：CG=20 Study 2=20	Study 1：M=46 (26〜69) Study 2：M=43 (21〜80)	Study 1：16：7 Study 2：18：2	Study 1：TBI=9；CVA=4；hypoxia=2；KS=1；IE=1；CR=1；CH=1 Study 2 TBI=8；CVA=5；KS=2；hypoxia=2；enceph=1；SAH=2	0	Study 1 およそ2：少なくとも1年	1	0		軽度から重度の記銘力障害		0	0	0	0	0	0
認知症
Winter & Hunkin (1999)	1	66	F	AD	1		1	1		重度の記銘力障害、学習能力の障害	言語流暢性の低下	0	0	0	0	0	1
Clare et al. (2000)	6	M=69.33 (69〜75)	3：3	最重症-軽症 AD	0	研究の18か月〜5年前に記銘力障害を指摘された	1	1		重度の記銘力障害		1	0	0	0	0	1
Clare et al. (2002)	12	M=71 (57〜83)	9：3	最重症-軽症 AD	1		1	1		顕著な記銘力障害		1	1	1	0	1	1
Metzler-Baddeley & Snowden (2005)	4	65〜72	3：1	AD (重症度は様々)	0		1	1		すべての患者が記銘力障害をもち、そのうち2名は顕著な健忘と重度の遠隔記憶障害	軽度の失名辞	1	0	0	0	1	1
Ruis & Kessels (2005)	10	73〜89	5：5	中等度から重度 AD	0		1	1				1	0	0	1	0	0

著者・掲載年	患者数	年齢（歳）	性別（M：男性，F：女性，比はM：F）	疾患	損傷部位 (0, 1)	発症後の経過時間	神経心理学的検査 (0, 1)	病前 IQ (0, 1)	初期の重症度	記銘力障害の重症度	併発疾患/合併症	選択基準 (0, 1)	治療歴 (0, 1)	処方 (0, 1)	教育歴 (0, 1)	職歴 (0, 1)	生活状況 (0, 1)
Haslam et al. (2006)	Study 1：Exp＝3；OCGs＝8 Study 2：Exp＝2 Study 3：Exp＝7	Study 1：Exp＝81-89 OCGs M＝77.5 Study 2：84およぴ78 Study 3：67-87	Study 1：OCG＝1：3 F：OCG＝1：7 Study 2：1：1 Study 3：NP	Study 1および2：AD Study 3：AD＝2；VD＝5	1	Study 1：症状の発現から2年 Study 2およぴ3：NP	1	0		Study 1おょぴ2：記銘力障害を主徴とする全般性認知機能低下 Study 3：重度の記銘力障害	知的レベルの低下，換語困難，失見当，集中困難	1	0	0	1	1	1
Dunn & Clare (2007)	Exp＝10	M＝80.9（76～86）	5：5	初期 AD，VD，混合型（AD＋VD）	0		1	0		記銘力障害が主徴		1	0	1	1	0	1
				統合失調症													
Kern et al. (1996)	23（IE 群＝11；非 IE 群＝12）	IE M＝33.2 NIE M＝30.1		統合失調症/SD：IE 9；NIE 7 残りの7名の内訳：BD＝1，うつ病＝1，OPD＝2，特定不能＝3	0		1	0				1	0	1	1	0	1
O'Carroll et al. (1999)	群 1＝20 統合失調症 w/ MI 群 2＝21 統合失調症 w/o MI 群 3＝20（9CG）	群 1 M＝35.6 群 2 M＝36 群 3 M＝33	群 1＝11：9 群 2＝15：6 群 3＝12：8	統合失調症	0		1	0		記銘力障害群（RBMT で 10 点中 8 点以下）		1	0	1	1	0	1
Kern et al. (2002)	65	EL M＝32 CG M＝33	26：6 22：11	統合失調症：SD	0	入院時年齢：IE 群平均17.6年 非IE 群平均32.2 年	1	0				1	0	1	1	1	0
Young et al. (2002)	SI＝15 DI＝15 CG＝15	Overall M＝40～41 SI M＝40.6 DI M＝40.1 CG M＝41.2	32：13	統合失調症	0	慢性度（最初の入院日時からの時間）平均 10 年（1か月～34.7年）	1	0				1	0	1	1	0	1
Kern et al. (2005)	Exp＝29 CG＝31	Exp：M＝44.6 CG：M＝42.6	Exp：20：9 CG：23：8	統合失調症：SD	0	初回入院からの年数：Exp 平均15.3年 CG 平均17.5年 初発エピソードの年齢 SI 平均19.9歳 DI 平均18.9歳 CG 平均23.1歳 初回入院の年数：Exp：17.9年 CG：15.7年	1	0		CVLT の最初の 3 試行に基づく記銘力障害の重症度		1	0	1	1	0	1

（つづく）

付表 2.1 母集団の概要（つづき）

著者・掲載年	患者数	年齢（歳）	性別（M：男性，F：女性，比はM：F）	疾患	損傷部位 (0, 1)	発症後の経過時間	神経心理学的検査 (0, 1)	病前IQ (0, 1)	初期の重症度	記銘力障害の重症度	併発疾患／合併症	選択基準 (0, 1)	治療歴 (0, 1)	処方 (0, 1)	教育歴 (0, 1)	職歴 (0, 1)	生活状況 (0, 1)
Pope & Kern (2006)	Exp=36 CG=22	Exp M=42.4 CG=40.6	Exp群：63.9% M CG群：68.2% M	統合失調症：SD	0	Exp群：初回入院からの年数平均 17.4年	1	0				1	0	1	1	0	0

略語

－：ネガティブなアウトカム，／：限定的なアウトカム，＋：ポジティブなアウトカム，ABI：脳損傷，ACA：前交通動脈瘤破裂，AD：アルツハイマー病，AH：辺縁系扁桃体切除，BD：双極性障害，CA：大脳皮質萎縮，CAMG：コンピュータ補助による記銘力訓練を受けた群，CG：健常コントロール群，CG*：コントロール群（他の認知機能障害），CH：慢性水頭症，CHI：閉鎖性頭部損傷，CR：嚢胞切除中，CVA：脳卒中，CVLT：California Verbal Learning Test，DI：直接教示法，DO：日記のみ，DST：自記と自記教示式トレーニング，EF：エラー喚起型学習，EL：誤りのない学習，ELWF：手かがり漸減のない誤り学習，EMQ：everyday memory questionnaire，enceph：脳炎，ETOH：慢性アルコール依存症，exp：実験群，f/u：フォローアップ，GCS：グラスゴーコーマスケール，HE：ヘルペス脳炎，HI：頭部外傷，HSE：単純型ヘルペス脳炎，hypoxia：低酸素脳症，I：情報，IE：特発性てんかん（による障害），infection：感染症，JOL：学習における判断，KS：コルサコフ症候群，LOC：意識消失，M：平均，MCI：軽度認知機能障害，MD：筋ジストロフィー，MI：記銘力障害，MOV：キュー漸減法，MTL：中側頭回，MVC：キューエラー反応，OCG：高齢コントロール群，OPD：器質性人格障害，P：手順，PCA：後大脳動脈瘤破裂，Pxs：画像，PTA：外傷後健忘，RBMT：リバーミードガ行動記憶検査，SA：標準手順，SAH：くも膜下出血，SD：統合失調感情障害，SI：骨格教示法，SP：間隔伸張型提示法，SIP：器質性認知症，SR：間隔伸張想起法，Ss：被験者，TAMG：治療者による記銘力訓練を受けた群，TBI：外傷性脳損傷，TLA：側頭葉腫瘍，toxicity：中毒，tumor：脳腫瘍，VD：血管性認知症，VE：ウイルス性脳炎，WCST：ウィスコンシンカード分類検査，WMS-R：改訂版ウェクスラー記憶検査，YCG：若年コントロール群

付表 2.2 介入

著者・掲載年	教示手法	補足技法の使用（刺激、方略）	訓練ターゲット（P：手続き、I：情報）	訓練用量	訓練設定 (0, 1)	訓練提供者 (0, 1)	評価指標
				脳損傷			
Glisky et al. (1986a)	MVC vs. EF		I（コンピュータ用語や定義）	8セッションを2〜3日間隔で行い、6週後に補足的学習セッションを行う。各セッションで両方の条件を施行した。	0	1	文字の手がかりなしに正確に提示できた数・定義に一致して認識することができた用語の数、定義を与えられ、語句を完成させるのに要した文字数
Glisky et al. (1986b)	MVC		IおよびP（例：作文、編集、句読点をつける）	約2時間のセッションを2回/週で、計3セッション；長期保持のためのレッスンを1〜3か月後に施行した。	1	1	ヒントの数、総試行数
Glisky & Schacter (1987)	SIP	刺激（刺激の多様化）	I（コンピュータ用語や定義）、P（コンピュータを用いたデータ入力）	Phase 1：8セッション：2回/週（最初の6セッションで初期習得レベルに到達） Phase 2：15回のセッションを2〜3日の間隔で Phase 3：8回のセッション Phase 4：毎月の勤務中セッション	1	1	ヒントの数、平均所要時間、カード枚数
Glisky & Schacter (1988)	MVC		I（コンピュータ用語や定義）、P（例：簡単なプログラム入力）	2時間の訓練セッションを2回/週、習得基準に達するまで	1	1	基準到達までの試行数、1試行当たりのヒントの数
Glisky & Schacter (1989)	SIP	方略（難しい問題のための問題整理箱）、刺激（刺激の多様化）	P（データ入力）	Phase 1：2回/週：18レッスン（最後のセッションの前に5か月空白期間あり） Phase 2：2回/週から毎日（3か月間）に移行 Phase 3：9セッション（新しい例を使用） Phase 4：セッション（毎日）を5週	1	1	ヒントの数、1試行当たりの平均所要時間、該当した書類数の平均および総計、1時間当たりの書類数、1書類当たりの時間、基準到達までの試行数、誤答数
Leng et al. (1991)	MVC vs. EF		I（コンピュータ用語や定義）	1時間のセッションをセッションごとに条件を交代。総セッション数は習得基準に達する期間によって決まる：計10セッション	0	1	正答数
Glang et al. (1992)	SIP	Ss 3（自己管理）方略（刺激の多様化）	I Ss 1および2（計算、読書）	2〜3回のセッション/週、6週間	1	1	正答率、1分当たりの正答数、正しく読み上げることができた語句数、正しく反復することができた語句の割合、修正フィードバックによって時間内に終えられた試行の割合
Glisky (1992)	SIP	刺激（刺激の多様化）	I（コンピュータ用語や定義）、P（データ入力）	知識：2.2時間のセッションを基準に達するまで毎週 技能：2.2時間セッション/毎週	1	1	基準到達までの試行数、試行ごとの手がかりの数、1試行当たりの入力を行うのに要する時間、1つの入力にかかる時間

（つづく）

付表 2.2 介入（つづき）

著者・掲載年	教示手法	補足技法の使用（刺激，方略）	訓練ターゲット（P：手続き，I：情報）	訓練用量	訓練設定 (0, 1)	訓練提供者 (0, 1)	評価指標
Butters, Glisky & Schacter (1993)	MVC		I（ビジネス用語と定義）	2時間の，週2回のセッション。以下の3つの基準に達するまで（学習不足-50%正答-100%正答：学習-100%正答＋10試行）	1	1	基準到達までの試行数
Baddeley & Wilson (1994)	EL vs. EF		I（語句）	1セッション	0	1	正答した語句の数
van der Linden et al. (1994)	SIP	刺激（刺激の多様化）	I（概念）	毎週2〜4回のセッション。時間は30〜60分（Stage 1，訓練は習得基準に達するまで継続）	0	0	正しく同定することができた概念の数，正しく分類することができた概念の総数，新しい事例に対して応用することができた総数
Wilson et al. (1994)	EL vs. EF		I（名前，物品）P（記憶補助具の使用）	Ss #1〜3：1セッション Ss #4：2回毎日セッション9日以上 Ss #5：訓練セッション9日以上	0	0	氏名または物品名を正しく想起することができた回数，外的エイドを使用するために要した想起のステップ数
Glisky (1995)	MVC		I（定義）P（ワープロ入力）	2回／週，2時間／回，62週間	1	1	総反応数，基準到達までの週数と試行数，1セッション当たりのヒントの数，質問に対する反応
Hunkin & Parkin (1995)	MVC vs. EF		I（コンピュータ用語と定義）	Exp 1：1週間当たり2〜3セッション；1回のセッションにつき1技法を施行し，訓練は基準に達するまで継続し，最大で20セッションまで。6週後に2回の補足的訓練セッションを行う。1技法当たり1回。 Exp 2：2セッション／週：各セッションで両方の技法を学習，訓練は基準に達するまで継続，最大で12セッション。6週後に1回の補足的訓練セッション。	0	1	正しく答えることができた項目数（正しい反応の比率）
Schmitter-Edgecombe et al. (1995)	SIP	刺激（刺激の多様化）	P（外補助装置の使用）	2回の60分のセッションを8週（計16セッション）	0	1	laboratory-based recall（例）：WMS-R）laboratory-based everyday memory（例）：RBMT：EMQ）
Thoene & Glisky (1995)	MVC vs. video	方略（記憶法）	I（顔-名前連合学習）	4試行からなるセッションを1日2回，週2日。基準に到達するか平衡に達するまで行う。	1	0	基準到達までの試行数，正しく想起することができた顔-名前のペア数
Glisky & Delaney (1996)	MVC		I（語句）	Exp 1：3セッション（最低2時間空ける） Exp 2：セッション数は8まで（range 6〜20）	0	0	正しく想起した数
Squires et al. (1996)	SIP	刺激（刺激の多様化）	P（外的エイドの使用）	Stage 1：10回訓練セッションを16日 Stage 2：毎日ノートへの記入を配偶者が促す；8クリニックでの（?）セッションを4週	0	0	外的エイドを使って正しく結びつけることができた項目数，配偶者によるチェックリスト評価

著者・掲載年	教示手法	補足技法の使用（刺激，方略）	訓練ターゲット（P：手続き，I：情報）	訓練用量	訓練設定 (0, 1)	訓練提供者 (0, 1)	評価指標
Squires et al. (1997)	EL vs. EF		I（語句）	Exp 1 および 2：2 セッション；1 セッション当たり 1 条件；各セッションは，7 日間空ける	1	0	正しく想起した数
Hunkin et al. (1998a)	EL vs. EF		I（語句）	Exp 1：4 セッション；2 回訓練条件 Exp 2：2 セッション；1 週空ける，訓練条件当たり 1 セッション	0	0	正しく想起することができた語句の割合
Hunkin et al. (1998b)	SIP		P（ワープロスキル）	セッション総数＝30，平均 2 セッション/週	0	0	タスク遂行時間，時間制限のある運動課題（マウスの使用，タイピング）：自由回答質問，学習した素材の数
Parkin et al. (1998)	EL		I（顔-名前連合学習）	Exp 1：3 段階：ベースライン＝2 回，訓練 6 回（基準に達するためには 6 回の訓練が必要：期間は 2 週） Exp 2：ベースラインを 4 セッション，訓練を 5 セッション，訓練後 3 セッション（習得基準なし），5 回の連続セッション	0	0	顔と名前が一致した割合
Andrews & Gielewski (1999)	SIP	刺激（刺激の多様化）	I（例：顔-名前連合学習） P（例：ファイリング）	就労前訓練を 1 年間 就労支援施設訓練：25 セッションを 4 か月	1	1	正しく名前を想起することができた数，遂行タスク数，自立度
Ownsworth & McFarland (1999)	SIP	方略（自己教示）	P（外的エイド）	初回は電話によるセッション： DO グループ：2 週間のベースセッション＋4 週の訓練セッション DSIT グループ：6 週のベースライン＋4 週の治療セッション	1	0	日記入数の平均問題数，記憶問題のスコア，苦痛の度合い，方略の使用度，希望および気分状態の評価スコア
Evans et al. (2000)	EL vs. EF	Study 3：方略（空洞）	I（顔-名前連合学習） P（適順，電子機器の使用）	1 セッション当たり 1 種類の学習条件：計 3 セッション：各セッションは 1 週間空ける	1	0	正しく名前を想起することができた数，またはステップ数
Komatsu et al. (2000)	SIP	刺激（initial letter, MVC 条件）	I（顔-名前連合学習）	Exp 1：4 回の訓練セッション/条件（2 回/週のセッションを 2 週間）：各条件は 2 週空ける：期間は 11 週 Exp 2：平均 5 か月の休養を経て，5 回の追加訓練セッションを 2 週で行う	0	1	正答と誤答の比率
Riley & Heaton (2000)	SIP		I（事実）	合計 3 セッション（最初の 2 セッションでは，1 セッション当たり 3 条件）：各セッションは 1 週間空ける	0	0	正答数
Kalla et al. (2001)	EL vs. EF	刺激（事前曝露） 方略評価的質問法	I（顔-名前連合学習）	4 つの実験条件は同じセッションで行われた。セッションの所要時間は約 1.5 時間（条件ごとに 10 分間の休憩あり），各条件は学習ステップとテストステップからなる	1	0	ファーストネームまたはラストネームの正答数，基準到達までの試行数

（つづく）

付表 2.2 介入（つづき）

著者・掲載年	教示手法	補足技法の使用（刺激、方略）	訓練ターゲット（P：手続き、I：情報）	訓練用量	訓練設定 (0, 1)	訓練提供者 (0, 1)	評価指標
Hillary et al. (2003)	SR/SP		I（語句）	1セッション	1	0	正答した語句の数
Tailby & Haslam (2003)	EL vs. EF	方略（自己生成反応）	I（語句）	2セッション、1週空ける：各セッション当たり2条件、20分間の休憩あり	0	0	正答した語句の数、記憶方略尺度
Riley et al. (2004)	MVC vs. EL		I（語句）	Study 1：1セッションのみ Study 2：2セッション、1週空ける Study 3：およそ4：1セッションのみ	0	0	正答した語句の数
Ehlhardt et al. (2005)	SIP	方略（予測と反省）刺激（刺激の多様化）	P（e-メール）	持続期間はまちまち：4～5セッション/週；習得基準に達するまでには7～15セッション	1	1	e-メールに関連して正しく遂行できたステップの数
Melton & Bourgeois (2005)	SR		I（方略の想起）	最大で30分/セッション：訓練3つの目標すべてを達成するまで毎日行う。1日目標当たり平均5.3セッション	1	1	goal questionに対する正しい反応の数、習得までのセッション数、般化に関する自己報告
Stark et al. (2005)	EL vs. EF	刺激（刺激の多様化 vs 非多様化）	I（文章）	31セッション（対照患者2セッション）	0	1	視覚的または聴覚的想起における正しい文章の割合、確信度
Turkstra & Bourgeois (2005)	SR		I（goal questions）	週4回の、30分の電話によるセッションを基準に達するまで行う。	1	1	
Dou et al. (2006)		方略（記憶法）	I（記憶課題）	1か月の間に、20セッション（週6日：45分/回）を行う。1か月のf/u	0	1	神経心理学的検査
Landis et al. (2006)	EL vs. EF		I（事実）	週に2回、1時間のセッションを、7週間；7週間のうち3週間は陳述記憶に当てられ、残りの半分の項目はELにより、半分は試行錯誤により学習：別の3週は手続き記憶に当てられた	1	1	正しく想起した事実の数
Page et al. (2006)	EL vs. EF		I（語句）	Exp 1およびExp 2：2セッション（間隔は1週間）	0	0	正答した語句の数、認識課題、情報源記憶課題

認知症

Winter & Hunkin (1999)	EL		I（顔-名前連合学習）	4セッション	0	0	正答した名前の数
Clare et al. (2000)	SIP	方略（記憶法）	I（顔-名前連合学習、事実）P（外的エイド）	患者によって異なる	0	0	正しく想起した顔または物品の割合、質問繰り返しの数、神経心理学的検査、介入前後の行動および気分状態のレーティング
Clare et al. (2002)	SIP	方略（記憶法）	I（顔-名前連合学習）	1名当たり6セッション：1セッションで1組を学習、介入期間および介入後1か月は自宅での練習を推奨	0	0	正答した名前の数

著者・掲載年	教示手法	補足技法の使用（刺激，方略）	訓練ターゲット(P：手続き，I：情報)	訓練用量	訓練設定 (0, 1)	訓練提供者 (0, 1)	評価指標
Metzler-Baddeley & Snowden (2005)	EL vs. EF	方略（記憶法）	I（物品，顔-名前連合学習）	8回の連続訓練セッションを2条件の学習素材を用いて3人の患者で行う。条件は新しい素材(novel / familiar)を用いて3人の患者で行う。1名は新しい素材を学習するのに4週間：双方の学習条件で，学習素材を毎日3回繰り返した。novelとfamiliarの2条件の間隔8日間。	1	1	正答数に基づくスコアリングシステム
Ruis & Kessels (2005)	EL vs. EF		I（顔-名前連合学習）	1条件当たり1セッション，各セッション間の間隔は1週	0	0	正答した名前の数
Haslam et al. (2006)	EL vs. EF		I（高情報量 対 低情報量：顔-名前連合学習）	1対1の記憶訓練を2セッション，セッションは2週空ける：各セッションで2つの条件を行う。	0	0	正答した名前の数（正答率と偽陽性の比で表させる）
Dunn & Clare (2007)	SIP		I（顔-名前連合学習）	6回の1時間のセッションを2回／週を3週	0	0	自由想起，キューに基づく想起，再認課題における正答数
統合失調症
Kern et al. (1996)	EL vs. EF (initial errors)	刺激（刺激の多様化）	P（WCST）	1, 2時間の訓練（休憩あり）。各ステップで基準あり	1	1	達成カテゴリー数，概念レベル回答数，保続反応数，カード分類ミスの数
O'Carroll et al. (1999)	EL vs. EF	刺激（刺激の多様化）	I（語句）	1セッションのみ（事前3回の学習試行を行い，その後9回テスト試行を3ブロックで行う）	0	1	正答した語句の割合
Kern et al. (2002)	EL vs. EF	刺激（刺激の多様化）	P（名刺ファイリング課題，化粧室整理課題）	2回のセッション(45〜60分，スキル習得による)	1	1	正確性，速さ，全体的な生産性，タスクパフォーマンス，患者の満足度
Young et al. (2002)	SIP	SI群：系統的教示法　DI群：キャリブレートされた系統的教示法	P（WCST）	4週間の異なる日に6セッションを行う（事前セッション1回：治療セッション2回：中間テストセッション：セッション移行訓練：1回目の確認セッション）。2回目の確認セッションを4週後に行う。	1	1	神経心理学的検査
Kern et al. (2005)	EL vs. EF	刺激（刺激の多様化）	I（社会的問題解決課題）	2日間で合計6時間の訓練を行う。訓練は6〜8名の集団で行う	1	1	個人的問題解決に関するスコア
Pope & Kern (2006)	EL vs. EF		I（語句）	1セッション	1	0	正答した語句の数，標準残余スコア（実験群のみ）

付表2.3 研究デザインと結果

著者，掲載年	エビデンスのクラス (Class1-4)	統計 (0, 1)	信頼性 (0, 1)	環境適合性 (0, 1)	短期的アウトカム (+, −)	般化 (+, −)	効果の持続性 (+, −)	結論
Glisky et al. (1986a) 被験者内および被験者間比較	3	1	0	0	+	(+) 定義の記述を若干変えても想起可能	(+) 6週間以上	本研究の結果は，さまざまな重症度をもつ患者にとってコンピュータ関連語彙の学習が可能であることを示している。パフォーマンスは，MVCを行った群のほうが優れていたが，語彙の最初の1文字を手がかりとしてもらえるか否かに大きく依存していた点が特徴である。定義の表現を若干変更しても用語を正しく選択することができるなど，般化を示唆する傾向も確認することはできたが，対照群に比較するとその頻度は低下した。対照群では，学習条件による差はみられなかった。著者らは，被験者らが学習するものに対する記憶を欠いていたことから，学習効果はプライミングを通じて発揮されたと推測している。
Glisky et al. (1986b) 症例比較	4	0	0	0	+	(−) 新たな事例への般化はみられず	(+) 少なくとも1か月	CHIによる軽度から重度の健忘症をもつ患者は，対照群と同等のレベルで複雑なコンピュータの知識や手続を獲得することができたが，セッション間の空白期間によって効率的に異なるものであった。両群の学習効果は質的に異なるものの，両群の学習速度に差があった。訓練なしにレベルに達するには，多数の試行を繰り返す必要がある。誤答のなくなるレベルに達するには，多数の試行を繰り返す必要があった。自由回答質問に答えるとき，学習した際と異なる言い回しを使用した場合がある。健忘症をもつ患者にとって複雑なスキルを獲得することが可能であることを示唆しているが，獲得されるキルや知識は極めて限定的であり，適切な反応を引き出す刺激に大きく依存していた。
Glisky & Schacter (1987) 症例研究	4	0	0	1	+	(+) 職場	(+) 5か月以上	MVCが，複雑な知識やスキルを学習するのに効果的な方法であることを示している。学習後の知識や学習内容の模擬的な現実の職場環境において，言語的な促進刺激やフィードバックを与えることが効果的であった。すべてのスキル学習手続きは，直接的かつ明示的に教示された。被験者は多数の練習を行った。著者らは，MVCは強い限定性（hyper-specific）という特徴をもち，その対象となる課題は，前頭葉機能障害のない健忘症患者に適していると述べている。
Glisky & Schacter (1988) 症例比較	4	1	0	0	+		(+) 最長で9か月	記銘力障害をもつすべての患者の学習および長期にわたって記憶を保持することができた。しかし，患者群は学習得基準に達するまでに相当多くのトレーニングを必要するなど，両群の学習効果には相当な差がみられた。直接的より記名が強いると述べている。なぜなら，疾患によらず記名力障害の重症度に関連する学習が可能だったからである。しかし，記名力障害をもつ患者では多くの試行を必要とした。また，注意障害もパフォーマンスを低下させる一因であった。
Glisky & Schacter (1989) 症例研究	4	0	0	1	+	(+) 新しい文書や業務環境への般化	(+) フルタイム勤務を通じて維持	記銘力障害をもつ患者も，複雑な課題を習得し，実行することができ，職に就くことが可能であることが確認できた。著者らは，記憶プロセスのうち，障害された機能だけでなく，維持された機能も重要であると述べている。また，著者らは就労に導くには，（1）作業の重要な要素を十分理解する必要があると指摘している。簡単な要素に分解可能である，（2）すべての関連がある一度学習すると使用しないようになる。（3）一度学習した知識は，直接的かつ明示的に習得することができ，何度も繰り返しても，記憶資源をほとんど使用しないようになる。

著者, 掲載年	エビデンスのクラス (Class1-4) とデザイン	研究デザイン 統計 (0, 1)	研究デザイン 信頼性 (0, 1)	研究デザイン 環境適合性 (0, 1)	短期的アウトカム (+, -)	般化 (+, -)	効果の持続性 (+, -)	結論
Leng et al. (1991)	4 被験者内比較 (single case)	1	0	0	+	(+) 異なる書式やフォーマット	(+) 1か月	MVCを使用したほうが、より速くまた学習することができたが研究結果によって示された。効果の維持および般化にも条件付部分がありながら確認されている。著者らは、MVCは最小限の誤答で新たな知識を獲得していくため、気分に対してもポジティブな影響があると述べている。MVCを用いることにより、被験者は小さな記事を書くプログラムに参加、重度の外傷性脳損傷をもつ児童に学習課題を行動スできるようになった。
Glang et al. (1992)	3および4 Ss 1 : within Ss (multiple baseline) Ss 2 : 症例研究 Ss 3 : 症例研究	0	1	1	+	(+) 新しい内容への方略の適用	(+) Ss 3 : 3か月	直接的教示法は、重度の外傷性脳損傷をもつ児童に学習課題を行動スキル（自己管理）を教える際に有効であり、よりタイトなセッション（12回程度）で済む傾向であることがみられた。
Glisky (1992)	3 被験者内および被験者間比較	1	0	1	+	(+) 素材が異なる場合に対する般化	(+) 4 週	記銘力障害の重症度によらず、すべての患者が事物に関する知識を習得することができた。手続きに関する知識を記憶するよりも記憶のほうが時間を要するが明らかになった。学習素材を超えて効果が波及することも観察された。習得基準に達するには多数の試行を要した。
Butters, Glisky & Schacter (1993)	3 被験者内および被験者間比較	1	0	0	+	(+) 受動態で表現された別の定義への般化		より多くの学習試行を行ったほうが、この結果は、学習効果の波及効果が促進されることが示された。過剰な学習も、学習効果の柔軟性を損なうという従来の知見に反するものである。軽度の患者のほうが重度の患者群よりも記銘力障害をもつ患者より多くの学習スピードが速く、群全体で見れば対照群よりも少ない試行数で学習することができた。中等度から重度の患者群よりも記銘力障害を引き起こしたらない原因であるなかったまたれ結果は、不十分な訓練が般化を引き起こさない原因である可能性を示唆している。
Baddeley & Wilson (1994)	3 被験者内および被験者間比較	1	0	0	+			この研究は、ELとEFの効果を比較した最初の研究の1つである。ELは、話句想起課題でEFよりも優れており、この傾向は特に健忘患者において顕著であった。著者らは、顕在記憶システムからの影響を受けやすくなるため、習得段階でエラーを抑制する必要があると考察している。
van der Linden et al. (1994)	4 症例研究	0	0	0	+	Ss 1 : (+) 新たな事例への般化あり Ss 2 : (-) 新たな事例への般化なし	(+) Ss 1および2 : 1週	両名の患者とも概念的（意味的）な学習が可能であった。成績は健常対照被験者より低かった。また、患者被験者は、学習したことを想起することができなかった。著者らは、学習過程の異なる段階に異なる記憶システムが関与すると考察している。特にMVCによる学習は、知覚記憶システムに基づき、分類課題は意味記憶に関与している。両名の患者は、これらの記憶システムに関連して異なるパターンを示している。原因疾患が同一であっても、同一神経心理学的徴候を示すとはかぎらないことを示唆している。
Wilson et al. (1994)	4 症例研究	1	0	1	+	(+) 自宅でのワープロ作業	(+) Ss 5 1 週	複数の課題や学習対象で、ELはEFよりも優れていた（顔と名前の学習, 電子機器のプログラム）
Glisky (1995)	4 症例研究	0	0	0	+		(+) 少なくとも10か月	MVCはワープロスキルの習得に有効であったが、学習のスピードはしばしば遅く、エラーの排除が手続きの習得可能であるが場合にみられた。健忘患者の知識の獲得は手続きの習得能力に、反応の制限するような刺激や手がかりに大きく依存すると述べている。また、コンピュータを使用したトレーニングは、スキルの獲得や発展に実りのある効果をもたらし、スキルの習得が健忘患者の就労の可能性をもたらすと述べている。重度の健忘患者にも効果を期待できる。

（つづく）

付表 2.3 研究デザインと結果（つづき）

著者，掲載年	研究デザイン					短期的アウトカム (+, -, /)	般化 (+, -)	効果の持続性 (+, -)	結論
	エビデンスのクラス (Class1-4) とデザイン	統計 (0, 1)	信頼性 (0, 1)	環境適合性 (0, 1)				
Hunkin & Parkin (1995)	3 被験者内および被験者間比較	1	0	0	/	(-) Exp 1：表現が異なる場合に般化はみられず。Exp 2：般化はみられず，モダリティ，表現によらない。	(+) Exp 1：どちらの群でも 6 週後も維持 (-) Exp 2：6 週の時点で記憶保持の低下がみられ，SA のほうが顕著であった	学習効果は，どちらの群でも確認され，MVC の優位性は認められなかった。むしろ，Exp 2 の初期段階では，SA のほうが MVC よりも優れていた。一方，MVC は，6 週間後における記憶の保持を促進する傾向がみられた。相関分析を行ったところ，MVC は低い言語性 IQ，重度の記銘力障害，前頭葉機能障害をもつ患者に適している可能性が示唆された。SA は軽度の記銘力障害患者に適している可能性が示唆された。本研究で MVC が SA よりも必ずしも優れているわけではなかった理由として，(1) 明示的な想起法を採用したこと（MVC は，潜在的記憶との関連が強い），(2) 学習課題の選定（連合記憶課題などが指摘されている）
Schmitter-Edgecombe et al. 1 (1995)	2 被験者間比較（無作為対照群）	1	1	1	+		(+) 6 か月後も日常生活における記憶障害に効果あり	記憶促進用ノートを使ったトレーニングを集団レベルで行った群は，支持的集団療法を行った群よりも日常生活における記憶障害が減少し，この結果は家族や被験者の観察ともよく一致していた。著者らは，ノートを使用したトレーニングでは，実験室での測定よりも，チェックリストを使った評価のほうが敏感性が高いと考察している。
Thoene & Glisky (1995)	3 被験者内比較	1	0	0	/		(+) 3, 4 日	記憶法を使った条件では，他の 2 つの条件に比べて，習得基準に到達するまでの試行回数が少なく，長期間経過後もより多くの名前を想起することができた。特筆すべきことに，すべての被験者が基準に到達したのは記憶法を用いた条件だけであり，MVC とビデオ条件は基準到達までの必要試行数に差がみられなかった。著者らは，記憶法を使ったトレーニングは，意味関係の構築を促すことから，意図的な連合学習（顔と名前など）に特に適していると考察している。また，MVC では，被験者は知覚情報やつづりなどに焦点が当てられたため，意図的な連合関係の学習にはむいていないとも述べている。
Glisky & Delaney (1996)	3 および 4 Exp 1：被験者内および被験者間比較 Exp 2：症例比較研究	1	0	0	+		Exp 1：NP Exp 2：(+) 5 日；6～8 週	Exp 1：PTA 患者で，implicit stem recall task における想起の改善効果が認められたことから，潜在記憶およびプライミング効果が生じたと考えられる。一因として，CHI 患者では知覚システム（特に視覚）の障害が比較的少ないことが挙げられる。Exp 2：PTA をもつ患者は，対照群に比べると緩慢なペースではあったが，意味的情報を学習することができ，PTA の症状から脱したのちも部分的に保持していた。これらの結果は，PTA をもつ患者も学習することが可能であり，従来考えられてきたよりも早い段階で認知リハビリテーションを行うことが有効であることを示唆している。
Squires et al. (1996)	4 Stage 1：被験者内比較（1 症例） Stage 2：症例比較	1	0	1	+	(+) Stage 1：(-) 自宅での質問の反復あり Stage 2：(+) 自宅にて，質問の反復が減少	(+) Stage 1：7 日 (+) Stage 2：不特定	Stage 1 では，ノートを使った際の連合想起の改善効果は，EL のほうが EF よりも優れていた。さらに，Stage 1 の結果が，Stage 2 における自宅または週に 1 度会った日まで思い出す課題にも反応され，繰り返し質問の減少が確認された。
Squires et al. (1997)	3 被験者内比較	1	0	0	+			Exp 1：即時想起課題において，EL は EF よりも優れていた。Exp 2：遅延想起課題と遅延想起課題の双方で EL は EF よりも優れていた。トレーニング過程におけるエラーの抑制によってもたらされ，EL では新しい連合刺激を学習するために，より多くの努力が必要となり，結果的に EL が他の数値が示すよりも優れた効果を発揮することにつながった。(3) EL は顕在記憶と潜在記憶の双方が関与している。

著者，掲載年	研究デザイン					短期的アウトカム (+, -, /)	般化 (+, -)	効果の持続性 (+, -)	結論
	エビデンスのクラス (Class1-4) とデザイン	統計 (0, 1)	信頼性 (0, 1)	環境適合性 (0, 1)				
Hunkin et al. (1998a)	3 被験者間比較	1	0	0	+		(+) Exp 1：48時間、部分的なパフォーマンスの低下あり	著者は、中等度から重度の記銘力障害患者においてはELはEFよりも優れていると結論づけている。一方、ELによる効果が完全に潜在記憶に依存していることを示す証拠はない。むしろ残存する顕在記憶に関連して、エラー反応の抑制に依存している可能性が指摘されている。
Hunkin et al. (1998b)	4 症例研究	1	0	0	+			EL・間隔伸張法、実践頻度の促進は、重度の記銘力障害をもつ患者にフォープロセスカスケルを習得させる際に有効であった。パフォーマンスの改善がマウス操作やタイピングなどの運動機能の改善による可能性は否定的であった。
Parkin et al. (1998)	4 症例研究	1	0	1	+	Exp 1：(-) トレーニング対象外の名前 Exp 2：NP	Exp 1：(+) 5週 Exp 2：(+) 2週	ELを用いることにより、顔・名前想起課題（政治家、友人）と記憶保持において、5週後および2週の時点で有意な改善がみられた。以前に正答することができた名前の"再確認(refresher)"課題にて、高い確率で学習した情報が保持されていた。ELは、矢名辞に対しても有効である可能性が示唆されている。
Andrews & Gielewski (1999)	4 症例研究	0	0	1	+	(+) 業務環境	(+) 9か月	被験者は、ELによって仕事に関連した動作を習得した時点でも自立性を維持することができ、1恒久的なパート勤務の職に就くことができた。被験者が病前に保有していた知識、高いIQ、人格、モチベーション、家族のサポート、就労前に行ったトレーニング（日記などの）プログラムの成功に寄与している可能性が示唆された。
Ownsworth & McFarland (1999)	3 被験者間比較（無作為割付け）	1	0	0	+	(+) 自宅		DSIT群は日記に記入した内容に矛盾も混乱した様相が少ないことが示された。すべての被験者に、ELによる恩恵が得られ、治療段階でも遅延想起、記銘力頻度の増加、方略使用頻度の改善などがみられた。抑うつ傾向の改善などがみられた。
Evans et al. (2000)	3 被験者内比較	1	0	0	/			どの条件・課題においてもELが試行錯誤型学習よりも優れているわけではなかった。ある種の課題では、潜在記憶に依存すると考えられる課題や想起条件（例：最初の1文字を提示された場合の名前の想起）であり、顕在記憶に依存すると考えられる課題（道順の記銘など）ではELによる恩恵が得られにくかった。また、ELによる恩惠のほか、ELによる効果が得られやすい、学習による障害をもつ患者ほど、記銘までの時間間隔が短かければ短いほど、その傾向は顕著になる。学習を促進するには、ELに想像などの方略を組み合わせることにより、より効率的に名前が想起された。
Komatsu et al. (2000)	3 被験者内比較	1	0	0	+		Exp 2：4名中2名で少なくとも数日	ELは、エラー喚起型学習よりも顕著であった、特にExp 1における連合学習において顕著であった、エラー抑制にも努力喚起という側面をもつMVCは、この研究ではどちらの条件においてもエラー抑制型というわけではなかった。Exp 2では、修正型MVCにより、被験者全体でみれば遅延想起に改善がみられたものの、部分的であったと述べている。エラー抑制傾向を完全にするためには、多数の試行回数を要するとしている。努力の喚起にはトレードオフの関係があり、両者は別個の要素としてしか必要があることが指摘されている。

（つづく）

付表 2.3 研究デザインと結果（つづき）

著者，掲載年	研究デザイン					短期的アウトカム (+, -, /)	般化 (+, -)	効果の持続性 (+, -)	結論
	エビデンスのクラス (Class1-4) とデザイン	統計 (0, 1)	信頼性 (0, 1)	環境適合性 (0, 1)					
Riley & Heaton (2000)	3 被験者内比較	1	0	0	/		(+) 1週 重症度，項目の難易度・条件による	援助（援助）は，トレーニングにおける患者の努力を促す比率を増やすことは，記銘力がよく保持された被験者が簡単な課題に取り組む場合に有効であった。一方，援助の比率を減らすことは，記銘力障害が顕著である被験者が難しい課題に取り組む際に有効であった。援助の増加に伴ってエラー反応が増加し，記銘力のパフォーマンスにあまり影響はしないことが明らかにされた。著者らは，トレーニングの過程で患者の努力を引き出すとともに，エラー反応を抑制し，両者のバランスを保つことの重要性を指摘した。実践的には，患者の記銘力障害の重症度および課題の難易度の双方を勘案して援助の比率を決定する必要がある。
Kalla et al. (2001)	3 被験者内比較	1	0	0	+			EL に刺激の事前提示や精緻化を組み合わせる手法は，顔・名前の想起率において EL 単独や EF よりも有効であった。EL 単独だけでも，EF よりも優れた効果を示すことが確認されたもの，刺激の事前提示を組み合わせた条件には及ばなかった。これらの結果は，事前提示や精緻化などの技法が EL の効果を高めることを示している。
Hillary et al. (2003)	3 被験者内比較	1	0	0	+			間隔伸張法の効果は，障害の軽い被験者群において頑健であり，中等度から重度の TBI をもつ患者の語句想起および再認課題のパフォーマンスを改善させた。EL にて教示容誘発型反応をもつ患者群において，一定の重症度をもつ患者群において，間隔伸張法が情報の想起に有用であることを示した。
Tailby & Haslam (2003)	3 被験者内および被験者間比較	1	0	0	+			EL に自己生成型反応を組み合わせるほうが，EL に教示容誘発型反応を組み合わせるよりも優れていた。EL 自体は EF と比べ，どの条件においても優れていた。この研究結果は，潜在記憶のみが EL の効果に関わっているのではなく，残存する顕在記憶も想起成績の改善に関与していることを示唆している。
Riley et al. (2004)	3 Studies 1～3：被験者内比較 Study 4：被験者内および被験者間比較	1	0	0	+			中等度の記銘力障害において，顕在記憶課題の成績は ELWF よりも MVC を行ったほうが改善した。潜在記憶課題の成績は，特定のトレーニング条件に類似した状況のほうが高かった。これらの結果は，(1) 患者の顕在記憶が保持されている，(2) 想起に努力を要するが成功しやすい課題である，(3) 課題が顕在的に学習しやすい内容である，などを示唆している。一方，患者の顕在記憶の障害が著しく，課題が潜在的学習によって行われる場合には，MVC よりも ELWF のほうが有効である。
Ehlhardt et al. (2005)	3 被験者内比較 (multiple baseline across Ss)	0	1	0	+	(+) トレーニング対象外のインターフェース	(+) 30日	メタ認知的要素を含む直接的教示パッケージを使用することにより，重度の記銘力障害をもつ 4 名の被験者に多段階からなる手続きを習得させることができた。
Melton & Bourgeois (2005)	4 症例研究	0	1	1	+	(+) 自宅での目標達成，トレーニング対象外の項目への般化	(+) 1か月．目標の想起と，報告された目標到達数	電話を介して行った SR で，高い目標達成率，代償的記憶の維持，個人にかかわる事項の言語的想起などの効果が得られた．被験者は，トレーニングの対象となった目標に対して，高い確率で方略を用いていることも示された．電話を介した SR（すなわち，遠隔治療）が顕著的かつ費用換算率の高い治療提供手段であること，方略が患者の日常生活における必要性を考慮して決定する必要があることを示している。

著者, 掲載年	研究デザイン					短期的アウトカム (+, -, /)	般化 (+, -)	効果の持続性 (+, -)	結論
	エビデンスのクラス (Class1-4) とデザイン	統計 (0,1)	信頼性 (0,1)	環境適合性 (0,1)					
Stark et al. (2005)	3 被験者内比較 (1症例) および被験者間比較	1	0	0	+	(+)		この研究は、ELのトレーニングを多様化させることにより、視覚再認課題および記憶アプローチを比較して、学習項目数の増加がみられたことを報告している。しかし、対照被験者に比較して、学習のスピードは遅く、効果は低かった。著者は、トレーニングに多様性を導入することにより、過剰な対象限局性が軽減され、般化が促進されると述べている。興味深いことに、患者の確信度はパフォーマンスとは一致しておらず (実際には誤答であった項目でもより高い確信時間が同等で報告されていた)。確信度が高い場合も低い場合も反応時間が同等であった。さらに、被験者は過去に刺激を提示されたことを覚えておらず、むしろ中間頭回 (MTL) の機能を使用していない場合も情報を統合する際に使用している機能を代行している可能性が示唆された。
Turkstra & Bourgeois (2005)	4 症例研究	0	0	0	+	(-) 行動学的変化 なし		電話を介したSRTにより、目標設定の言語的想起に関連した改善がみられた。それにもかかわらず、行動面での明らかな変化はみられなかった (報告に基づく)。治療中の質問に対する被験者の返答内容についたSRを導入することにより、最終的に行動学的な変化がみられたという。著者らは、潜在記憶は対象固有性が非常に高く、学習した行動に関連する要素を固えた般化が生じにくい傾向にあると している。また、前頭葉機能障害やスタッフの矛盾した言動が般化を妨げると述べられている。
Akhtar et al. 2006	3 被験者内および被験者間比較	1	0	0	+			両群ではEFよりも有意に優れていた。また、この研究はMCI患者群に関する有意な知見を提供している。MCIの被験者はJOLが低くかった。これは記銘力の問題を自覚していることを示唆している。全体的には、ELを行った場合の結果が高かった。さらに、JOLはELを行った場合ほうが高かった。リスト間想起 (inter-list recall) の結果は、ELが新しい情報の獲得と固定の2つの段階に関与している可能性を示唆している。
Dou et al. (2006)	3 被験者内比較 被験者間比較 (無作為)	1	0	0	+			このパイロット研究により、CAMG、すなわちELの原理を使ったコンピュータワープログラムの潜在的な有効性が示された。しかしながら、全体的には、CAMGとTAMGとの間で有意な差はみられなかった。著者らは、この研究の欠点として、他の治療技法との比較を行っていない点を挙げている。また、中国では、治療者が対面での治療を好むなど、コンピュータを使用した治療開発における問題点も指摘している。
Landis et al. (2006)	3 被験者内比較 (後方研究)	1	0	0	-		(+) 年齢、重症度、条件によって異なる	この研究は、TBIをもつ若年の患者にとってELが必ずしも年齢でと重症度との間で有効であることを示している。ELによる効果は年齢と重症度との間でつながった関係には認められないとしている。例えば、中等度の記銘力障害をもつ幼児では7日間隔の試行錯誤型学習のほうがよい結果が得られたのに対して、軽度または重症の記銘力障害による治療効果が見られた。著者らの考察によると、学習の違いがかかる治療効果が得られていることにはメカニズムがかかっており、学習の違いがかかる治療効果の差異を生み出している神経メカニズムを関与していると示している。この研究の制約は、評価者が研究者自身にしてブラインドではないこと、参加した被験者数が少ないことなどである。

(つづく)

付表 2.3 研究デザインと結果（つづき）

著者，掲載年	研究デザイン					短期的アウトカム(+, -, /)	般化(+, -)	効果の持続性(+, -)	結論
	エビデンスのクラス (Class1-4)とデザイン	統計 (0,1)	信頼性 (0,1)	環境適合性 (0,1)				
Page et al. (2006)	3 被験者内比較	1	0	0	+			2つの実験により，重症度によらず EL が有効であるという従来の知見が支持された。さらに，EL の利点が発揮されるには，潜在記憶の使用だけでは不十分であった。それぞれの重症度で情報源記憶は最も小さいて，この見解をもともとの見解を支持している。
						認知症			
Winter & Hunkin (1999)	4 症例研究	0	0	0	+			AD 患者における EL の潜在的有効性を示唆する結果が得られた。
Clare et al. (2000)	3および4 被験者内比較 (multiple baseline および1症例)	1	0	1	+	(+) 実生活における顔と名前の連合 (2名)、新たな状況での記憶方略 (1名)	(+) 6か月	この研究では，EL に基づき，個々のニーズに合わせてあつらえた教示法パッケージを施行した。その結果，顔・名前などの想起の改善・維持効果がみられ，6名の AD 患者うち5人で外部記憶補助具の使用が確認された。少なくとも2名の被験者で般化が確認された。
Clare et al. (2002)	3 被験者内比較	1	0	0	/		(+) 6および12か月	トレーニングにより，顔・名前想起課題の成績改善がみられた。全患者が等しく恩恵を受けたわけではなかった。その理由として，著者らは神経心理学的プロフィールに被験者間でばらつきがあったからだと考察している。最も成績がよかったのは，障害に対する認識が明瞭で，症状がそれほど重度ではない AD 患者群であった。閃服薬による課題成績や well-being への影響もみられなかった（うつや不安など）。
Metzler-Baddeley & Snowden (2005)	3 被験者内比較	1	0	0	/			本研究は，全体としてみると，EL が既知あるいは新規の情報を学習する際には，EF よりも有効であるという見解を支持している。しかしながら，個人内においてその差が有意水準には達しておらず，EF 条件で学習効果のみがみられた被験者もいた。その理由として，標本のサイズが小さかったこと，過去の研究のようなエラー反応をするようなサイズが不されていないことなどが原因であると考えられる。また，EL に記憶法を併用すると，トレーニング効果の低下がみられた。この点については，著者らは，記銘力障害が重篤であるのはこの記憶法が有効でない状況，あるいは間隔伸張法の組み合わせを活用することができない状況，あるいは間隔伸張法の組み合わせを個々人のニーズに合わせて組み立てることが重要であることを示唆している。
Ruis & Kessels (2005)	3 被験者内比較	1	0	0	/			EL を施行し，トレーニング直後に顔・名前想起課題を行ったところ有効であったが，10分後には効果の減弱がみられた。この結果について，本研究は，EL の効果が中等度から重度の記銘力障害をもつ患者に限られること，EL は潜在記憶だけではなく他のさまざまな認知プロセスも関与しているなどの考察を挙げている。
Haslam et al. (2006)	3 Study 1：被験者内および被験者間比較 Studies 2および3：被験者内比較	1	0	0	/			Study 1 および Study 3 の結果は，特定の学習状況（低レベルの情報なと）において，EL が EF よりも有意に優れていることを示している。しかし，Study 1 から Study 3 では，個人内の効果のばらつきが顕著で，EF が EL に勝っている状況にまでいかないが，EF が EL と同等であるように状況もみられた。EL が一貫して EF よりも有効ではない理由として，治療効果に天井効果があること，認知プロフィールに個人差があることなどを挙げている。特に後者に関しては，注意，集中力におけるる個人差が EL の効果を弱めている可能性が指摘されている。本研究の結果は，EL が記銘力障害をもつ患者一律に対して有効ではないことを示している。

著者, 掲載年	研究デザイン エビデンスのクラス (Class1-4) とデザイン	統計 (0, 1)	信頼性 (0, 1)	環境適合性 (0, 1)	短期的アウトカム (＋, −, /)	般化 (＋, −)	効果の持続性 (＋, −)	結論
Dunn & Clare (2007)	3 被験者内比較	1	0	0	−			本研究では、どの条件（エラー喚起型 vs エラー抑制型、努力喚起型 vs 努力非喚起型）でも、既知または新規の顔・名前の組み合わせに対する学習効果が確認された。努力喚起型の条件で若干成績がよかった点以外に、条件間での手法の差はみられなかった。個々の被験者はそれぞれ異なった手法によって若干恩恵を受けているが、グループ全体での有意差がみられないがために、そうした傾向が確認できなかったのだと述べている。
						統合失調症		
Kern et al. (1996)	2 被験者間比較（無作為対照化）	1	0	0	＋		（＋）両群とも1, 2, 4週で効果が持続	initial error 群では治療前後でELによる改善がみられたが、initial error no initial error (NIE) 群との間に差はみられなかった。どちらの群でも、トレーニング後も学習効果が維持されていた。
O'Carroll et al. (1999)	2 被験者間比較（非無作為対照化）	1	0	0	＋			記銘力障害をもつ統合失調症患者に対して、ELはEFよりもすぐれていた。年齢、性別、IQ、教育年数などの影響はなかった。この論文では、ELによる効果は比較的よく維持された潜在記憶によるものだと考察している。また別の説明があり、結果としては情報源のモニタリングに問題があり、結果としてEFのパフォーマンスが低下する可能性も指摘されている（例えば、自身のパフォーマンスを他者が誘発した刺激との区別が困難）。
Kern et al. (2002)	2 被験者間比較（無作為対照化）	1	1	0	/		（−）3か月後に両群でパフォーマンスの低下	ELによる効果に関して、正確性や反応のスピードなど行動面のどの点でも有意な差がみられなかった。一方、習得のスピードに関しては、トレーニング中の課題のスピードに関しては、ELの効果が3か月後には低くなっていた。統合失調症者においてELが有効である理由として、統合失調症では潜在記憶よりも顕在記憶のほうが障害されやすいという点が挙げられる。
Young et al. (2002)	2 被験者内比較および被験者間比較（無作為対照化）	1	1	0	＋	（＋）SI 群：物品分類課題	（＋）1か月	足場作り型教示条件により、複数の従属変数においてELによる改善がみられた。著者らは、教示技法に関連した協同学習による焦点化と入力の調整が学習の成功に関連すると考察している。著者らは、WCSTの達成カテゴリー数に関連して、協同学習による有意な改善を観察している。SI群と対照群では有意な差はみられなかった。これらの改善はELと対照群のどちらにおいても「発見型学習」にのめり込むよりも大きいため、訓練時の注意資源の利用のほうが大きいため、学習プロセスに関与していると考察している。
Kern et al. (2005)	1 被験者間比較（無作為対照化）	1	1	1	＋	（＋）異なる内容の問題解決課題への般化	（＋）3か月	ELと対照条件とでは社会的問題解決能力に関する指標を比較すると、訓練直後および3か月後の時点でELがEF群に対して有意に優れた改善を示した。社会性に関連する指標（10ポイントのライカートスケール）で変化に関連するレーティングをさせたところ、明らかな差はみられなかった。これらの結果は、ELが複雑なスキルだけではなく、単純なスキルや個別の問題課題に対しても有効であることを示唆している。
Pope & Kern (2006)	2 被験者間比較（非無作為対照化）	1	0	0	＋			統合失調症／統合失調感情障害群を対照群と比較し、エラー喚起型条件でELに近かった。エラー抑制型条件で両群の水準に近かった。この結果は、エラー反応の排除・抑制が、統合失調症患者の記銘力障害に対して有効であるが、患者群における障害とノイズの識別障害を完全になくすことはできないことを示唆している。これは、統合失調症におけるシグナルとノイズの識別障害（例：不適切な入力情報から適切な入力情報を識別することの困難）に起因している可能性がある。

第3章

訓練効果を左右する要因
(教科書には書かれていないポイント)

共著　Rik Lemoncello, Eva van Leer

　外界から隔離されたリハビリテーションはあり得ない。個人，環境，そして治療プログラムの特徴などの要因が学習の過程に影響を与え，学習の達成度を決定する。その実例はいくつも挙げることができる。数学で落第した学生にとって，自信や自己評価の低下はその後の学習に影を落とす。芝のコートでテニスのレッスンを受けたことによる上達が，クレイコートでも活かされるとはかぎらない。ダンスのレッスンを毎日受けるのと週に1回受けるのとでは，達成度が異なる。このように，学習効果を左右する要因は多様である。こうした要因を考慮し，障壁を取り除き，認知リハビリテーションを効果的にするにはどうすべきか。それが本章のテーマである。

運動学習の文献に学ぶ

　運動学習の文献の中に，認知リハビリテーションにも通じる原則を見出すことができる。身体的学習（四肢の運動，言語，嚥下など）の原則の多くは，認知と行動にも適用することができるのである。損傷されたシステムと損傷されていないシステムの学習メカニズムが等しいとはかぎらない。しかし，損傷されていないシステムである運動学習のメカニズムは，認知リハビリテーションにおいて大いに参考になる (Mass, 2008)。本セクションでは，運動学習の文献をもとに，認知リハビリテーションにおける適切な教示の計画を立てる際に考慮すべき要因について論ずる。

　訓練プログラムを成功させる最も重要な要素は，プログラム後のコンプライアンスであるともいえよう。コンプライアンス (compliance) とは，与えられた治療や指示を患者がどれだけ遵守するかを意味する用語である (Dishman, 1994a)。そのなかには，治療者によるゴール設定と，患者がそのゴールを達成できるか否かも含意されている。治療者と患者のより協同的な関係を意味する同義語として，参加 (participation)，アドヒアランス (adherence)，協力 (cooperation)，完了 (completion) などがある

Rik Lemoncello, PhD, CCC-SLP　ポートランド州立大学言語聴覚科学部講師。
専門分野は脳損傷をもつ人に対するコミュニティ参加のサポート技術。
Eva van Leer, PhD, CCC-SLP　シンシナティ大学病院耳鼻咽喉科講師。
専門分野は治療アドヒアランス。

(Chen, Neufeld, Feely & Skinner, 1999；Dishman, 1994a；Friedrich, Gittler, Halberstadt, Cermak, & Heiller, 1998)。本章では「参加」という用語を採用し，これを改善する要因について論ずる。

訓練プログラム参加に影響を与える要因については膨大な論文がある。対象となっている被験者は，健康な成人（例：Dzewaltowski, 1994；King, 1994；Robison & Rogers, 1994），高齢者（例：Dishman, 1994b；Henry, Rosemond & Eckert, 1998），運動療法を受けている患者（例：Campbell et al., 2001；Friedrich et al., 1998），作業療法を受けている患者（例：Chen et al., 1999），言語療法を受けている患者（例：Easterling, Grande, Kern, Sears & Shaker, 2005）である。参加に影響する要因としては200個以上を文献全体から抽出することができる（Meichenbaum & Turk, 1987）。これらの要因は明らかに複数の相互作用によって参加に影響しており，単一の要因が一貫して影響するというものではない。しかしながら文献をレビューすると，要因は3つのカテゴリー，すなわち患者要因，環境要因，プログラム要因に分類することができる。

参加についてのデータの大部分は，運動学習の研究からのものであるが，そのデータが関連する範囲は，必ずしも運動学習にとどまらず，服薬アドヒアランス，ダイエット，心理療法，禁煙プログラムに応用可能である（Alexander, Sleath, Golin & Kalinowski, 2006；Bastian, Molner, Fish, & McBride, 2006；Dominick & Morey, 2006；Haynes, Ackloo, Sahota, McDonald, & Yao, 2008；Horvath and Luborsky, 1993；Yancy & Boan, 2006）。応用可能である理由は，患者の側に能動的な姿勢が必要という共通点があるからであろう。すなわち，いかなる行動に介入する訓練やリハビリテーションにおいても，患者自身が目的をもち，自発的，積極的にかかわり，自己調整することが必要とされる。訓練セッション以外の時期にも同様である。これは，患者の役割が受動的な治療（例：外科手術，マッサージ，透析，電気けいれん療法など）にはない特徴である。行動に介入する訓練やリハビリテーションを成功させる要因に共通する特徴として3つの点を挙げることができる。

(1)患者自身による自己調整をサポートするか，逆に患者自身による自己調整の必要を減ずる，(2)プログラムを続けるモチベーションをサポートする，(3)患者と治療者の結びつきを強める。

本章の以下の部分では，これら3つの特徴を支える要因を，患者・環境・プログラムに分類して述べる。

患者要因

認知リハビリテーションへの参加に影響する患者要因は，以下の6つである。

■自己効力感

患者要因のなかで最も注目されているのは，自己効力感，すなわち，患者自身がそのタスクをできるという確信をもてることである。これは自信にも関連する（Chenet et al., 1999；Driver, 2006；Dzewaltowski, 1994；Robison & Rogers, 1994）。自己効力感という概念の背景には，患者が自分自身の行動を決定し制御できるという前提がある（Dzewaltowski, 1994）。関連する概念として，Driver（2006）が提唱した自己調整効力感がある。これは，患者が障壁を乗り越えてタスクを達成することができるという確信をもてることを指している。自己効力感に影響するのは，過去のタスク遂行の実績，そのタスクを行っている他者の観察，社会的文脈，タスクによる身体反応（痛みを伴うか否かなど）である

(Driver, 2006)。自己効力感と感情とプログラム参加の間の有意な相関関係を示した研究もいくつかある（例：Chen et al., 1994；Driver, 2006）。自己効力感が求められるのは，プログラム持続よりもプログラム開始時であることを示した研究もある（例：Jette et al., 1998）。外傷性脳損傷患者を対象とした研究によれば，類似のタスクができたという過去の経験と，ゴール設定とプログラムへの協力の両方が，認知機能障害を有する患者の自己効力感を高めることが示されている（Ylvisaker & Feeney, 1998）。

■プログラム主体

プログラム主体が患者本人にあるか本人以外の外部にあるかが，プログラムを完了できるか否かに関連することが示されている。特に大きく関連するのは，自己の疾病と機能改善に直接関係する部分であるとされる（Dzewaltowski, 1994；Jette et al., 1998；Robison & Roger, 1994）。プログラム主体が本人にあると，患者は，改善は自分の力によるものであり，自分の責任であると考えるものである。こういう場合に，プログラムは短期間で完了できる傾向がある（Cambell et al., 2001；Friedrich et al., 1998）。一般に，年齢が高い患者は年齢が低い患者に比べて，自分はプログラムの主体ではないと感じている（Dishman, 1994b）。Holmes, Fletcher, Blaschak, Schenk（1997）は，外来作業療法患者を対象とする研究で，セッションの頻度を減らすことが，セルフモニタリングを促進し，患者本人がプログラム主体であるという感覚を高めることを示している。プログラムを患者と協同で行う形にすることも，患者主体であるという感覚を高めると考えられる。

■訓練プログラムへの信頼と期待

訓練プログラムへの信頼と期待も，参加に影響を与える（Berg, Dischler, Wagner, Raia, Palmer-Shevlin, 1993；Dzewaltowski, 1994；Robison & Roger, 1994）。たとえば，訓練プログラムへの肯定的な態度（信頼）があれば，その内容を毎日自発的に行うことにつながる（Campbell et al., 2001）。参加に及ぼす訓練プログラムへの期待という要因の重要性は，病気の経過によって異なると考えられる。たとえば，理学療法を受けている患者の大規模研究では，回復への期待の影響は，急性発症の患者のほうが慢性疾患の患者よりも大きいことが示されているが（Sluijs, Kok, van der Zee, 1993），この結果は納得できるものである。モチベーションを維持することは，目の前になんらかのメリットがないと難しいからである（Friedrich et al., 1998）。いずれにせよ，訓練によって得られるものが，訓練の苦労より大きいと感じることが必要である（Kosma, Cardinal, McCubbin, 2005）。

訓練への信頼はモチベーションを高め，その結果は訓練への信頼をさらに高める。これは訓練プログラムへの参加度とプログラム有効性への信頼度が相関するというデータで示されている（Cambell et al., 2001）。また，患者にどんな訓練プログラムを提案するときも，参加度のモニターをするときも，患者の価値観や好みや思いについて考慮する必要があることが示されている（Sackett, Straus, Richardson, Rosenberg & Haynes, 2001）。

■病気の特性

病気の特性も参加に関連する。たとえば，疼痛や顕著な機能障害のような身体的問題をもつ患者は

理学療法プログラムへの参加度が高くなる（Campbell et al., 2001；Jette et al., 1998）。これは，病気の客観的な重症度より，自覚症状だけに基づくといえるかもしれない（Berg et al., 1993；Sluijs, 1991；Warren, Fey & Yoder, 2007）。病気の特性の影響は，自己効力感や個人的な期待（例：予後良好な病気であれば，患者は自分の力による回復感をいくらかでも自覚できるであろう）のような先に述べたモチベーションに関連する他の要因と明らかに重なるところがある。

■認知機能

　訓練プログラムのゴールが，患者単独でそのタスクを行うことである場合には，患者自身がプログラム完了までの手順について十分に理解している必要がある（Logemann, 2005；Morris, Taub & Mark, 2006；Robison & Rogers, 1994）。たとえば，Jette ら（1998）は，認知機能が低下した高齢者の参加度は低いことを示した。その理由として Jette らは，「彼らは，自分たちが何をするよう指示されているかわかっていないからであろう」と述べている（p.419）。また，展望記憶に障害がある患者は，たとえプログラムの内容を覚えていても，毎日のプログラムを行えない傾向がある（Sohlberg & Mateer, 2001b）。重度の認知機能障害がある患者は，集中力を欠いたり興奮したり意識レベルが不十分だったりするため，プログラムに参加できないことがある（Sohlberg & Mateer, 2001b）。第 2 章では，認知障害の病因とプログラム選択に関連する要因を論じたが，ここからの章では，プログラム達成を促進するための具体的な教示法を示す。対象とするのはさまざまな認知機能障害を有する患者である。

■心理社会的状況

　心理社会的・感情的要因が，新しい情報の処理，入力，貯蔵，想起に影響を与えることはよく知られている（Gazzaniga, Ivry & Mangun, 2002）。学習を強化する要因は，モチベーション，サポート，積極的なかかわりなどである。学習を抑制する要因は，無関心，うつ状態，ストレスや不安などである。第 1 章で紹介した動物研究ではっきりと示されているのは，学習が改善するのは，タスクがその動物にとって意味があるときであるということで，これはタスクへの積極的なかかわりの重要性を支持するデータであるといえる。

■学習強化のポイント

　Audrey Holland が 2007 年に出版した "Counseling in Communication Disorders：A Wellness Perspective" に，リハビリテーションのゴールに達するまでの患者の参加を強化するテクニックが紹介されている。最近の文献と合わせると，次の 8 つの方略が訓練プログラム参加の促進に効果的であるといえる。

1. 自己効力感を高め，同時に自分がプログラムの主体であるという感覚を強めるべく，患者がプログラムに参加し最終的には患者自身がプログラムを管理するようサポートしていく；患者のもつ回復モデルを支持し，プログラム開始早期の段階で成功体験をできるようにする（Berg et al., 1993；Driver, 2006；Morris & Schulz, 1992）。
2. 今の状態から改善する潜在的な能力があることを患者に実感させる工夫をする。障害前の状態

への到達を意識させることは好ましくない。それはネガティブな感情を強めたり，自己効力感を減じたりすることになりがちだからである(Driver, 2006)。
3. モチベーションを高める。そのためには成功例に接する機会を与える。患者自身と年齢，性別，能力が似通っているケースの成功例を提示することが望ましい(Driver, 2006)。
4. 報酬や強化(言語やスキンシップ)でモチベーションを高めることも必要に応じて行う(Robison & Rogers, 1994)。
5. プログラムの初期から頻繁に訓練のメリットとゴールについて意識させる(Chen et al., 1999；Dishman, 1994b；Robison & Rogers, 1994；Sluijis, 1991)
6. 予期せぬ一時的ななんらかの問題に対し，代替プログラムを用意しておく(Chen et al., 1999；Dishman, 1994b, Dzewaltowski, 1994)。
7. 患者の不安を減らす。そのためには，将来のプログラム内容や起こりうる反応(フラストレーション，疼痛，疲労など)をあらかじめ患者に伝えておく(Driver, 2006)。
8. 認知機能の評価をしっかりと行う。これは，患者がプログラムに参加できるだけの能力を有していることを確認するためで，意識レベルや場所の見当識のような基本的な認知機能が必須である(Sohlberg & Mateer, 2001b)。
9. 学習に変化を取り入れる。患者の積極的なかかわりを増すためである(Dishman, 1994b)。

環境要因

環境要因には，施設，社会文化的影響，協同(プログラムをいかに患者や関係者と協同して作るか)の3点がある。

■施設

患者の参加に影響する施設要因としては，近さ，便利さ，外観，快適さなどが挙げられる(Kirwan, Tooth, Harkin, 2002；Robison, Rogers, 1994；Sluijs et al., 1993)。Dishman (1994b)は，施設へのアクセスが高齢患者の参加に重要な影響を与えることを報告している。施設内の人数や待ち時間も参加に影響する(Kirwan et al., 2002)。施設要因がプラスにもマイナスにも作用するのは理解できるところである。キューについても同様である。たとえばアラーム音は，患者の休息中に鳴れば日課の予定を知らせる効果的なキューになるが，複雑なタスクに取り組んでいるときは邪魔になる。

■社会文化的影響

家族や友人からの励ましはプログラムへの参加を促進する(Robison & Rogers, 1994)。特に有効なのは，患者がその励ます人を専門家として認めている場合である(Driver, 2006)。グループ療法は一般に参加率が高いが，その1つの理由は，グループというものがもつ社会性である(Olney et al., 2006)。参加をサポートするコミュニティもプラスに作用する(King, 1994)。広告やパンフレットも継続的な参加を促進する(Berg et al., 1993)。

サポートは必ずしも対面で行う必要はない。禁煙の電話セラピーという成功例もある("A Clinical

Practice," 2008)。インターネットも活用できる (Gustafson et al., 2002)。地理的あるいは経済的理由で施設に足を運べない患者ではこれらは特に有用である。

■協同

　協同とは，家族などの関係者がプログラムの選択，実施，評価を行うことを指す。関係者すべてが専門的技術や知識を共有し，患者も家族も（必要なら親しい友人も）プログラムの計画に積極的かつ対等の立場で参入する。ただし，この協同を達成するには，プロである治療者の対人関係技能が優れており，自分だけが専門家であるという立場から下りることをいとわない姿勢が必要である (Sohlberg & Mateer, 2001b)。

　このアプローチを現在の実地臨床で行うことは難しく思えるかもしれない。時間もインフラも不足するなか，患者が他者と触れ合う機会はもちにくい。それでも協同の重要性は増している。入院日数の短縮化と社会資源の減少に伴い，患者の家族らは長期ケアやサポートを重荷と感じるようになっているからである。Mark Ylvisaker は，脳損傷者のリハビリテーションにおいて，地域資源と協同することが転帰を改善し (Ylvisaker, Feeney & Ylvisaker, 1997)，コスト削減にもなることを示した (Ylvisaker, Feeney & Capo, 2007)。協同は言葉のうえではリハビリテーションの理想といわれることが多いが，ほとんどの治療者は協同にはあまり重きを置いておらず，患者教育，患者を指示に従わせること，患者の改善に専門家として責任をもつことを重視している。患者を協同でプログラムを進める対等なパートナーとしてリハビリテーションを実施する傾向は希薄である。協同を効果的にするには，まずリハビリテーションの優先事項の決定に患者と家族の意思を反映させることが必要である。そして家族に，重要なポイントの観察方法を教え，経過をフィードバックし，適切な方略を示すことである (Sohlberg & Mateer, 2001b)。Sohlberg と Mateer (2001b) が開発した協同モデルのポイントを以下に示す。

・家族面接を行い，バックグラウンド，ニーズ，関心事を知る
・家族の主体的な優先事項決定への援助
・リハビリテーション関連事項の系統的な観察方法の指導
・家族の観察内容へのフィードバック
・方略の示唆と，方略をモニターする方法を家族が工夫することへの援助
・プログラム実行中におけるゴールの修正とモニター

　協同的リハビリテーションでは，患者本人とサポートする家族などにとって何が有益かを治療者が決定する必要がある。たとえば，「忘れることのチェック」という宿題を出したがあまりその宿題が達成されない場合には，家族と相談して別のチェック方法を考える必要が出てくるかもしれない。あるいは構造的面接により情報収集し，その面接過程を通して患者・家族の意識を高めるほうが，紙に書いた文章による指示より適切ということもあるであろう。いずれにせよ，ポイントは患者・家族と治療者がパートナーになることであり，逆に治療者主導のプログラムに陥らないように注意が必要である。最終的には，協同によって得られた改善は最も有意義で持続するものである。

■学習強化のポイント

　患者のニーズと環境は患者ごとに異なっている。たとえば，集団療法に向いていない人もいる一方で，人からのアドバイスやサポートから大きなメリットを得る人もいる。患者の学習を強化しうる7つの環境的要因を以下に挙げる。

1. 学習を促進し強化する治療セッティングを把握したうえで，環境，スケジュール，患者の交通手段などを，プログラムへの最大限の参加のために調整する（Dishman, 1994b；Robison & Rogers, 1994）。
2. 必要であれば，ステッカー，リマインダー，カレンダーなどの環境的キューもプログラム促進に利用する（Morris & Schulz, 1992；Sluijs & Knibbe, 1991）。
3. 患者のタスクへの集中力を考慮する。環境内に患者のタスクへの集中を逸らす要因があれば除去する（Sohlberg & Mateer, 2001b）。
4. 家族や関係者をリハビリテーションのパートナーとし，観察，管理方略の創出，フィードバックなどを必要に応じて依頼する。系統的な観察技術の指導も行う（Sohlberg & Mateer, 2001b）。
5. 家族や関係者の役割と，彼らができる有益なフィードバックを考慮する。たとえば，患者によっては，リラックスできかつ支持的な環境の設定が望ましい場合もあるであろう（Driver, 2006, p.158）。
6. 可能なら家族などが患者のタスクをほめることで，プログラム参加を促進する（Driver, 2006）。
7. 社会的なサポートも活用し，患者が仲間とともにプログラム完了できるようにする。(Chen et al., 1999；Dishman, 1994b；Robison & Rogers, 1994)

プログラム要因

　訓練プログラムそのものの要因がリハビリテーション転帰を決定する最大の要因になることがある。特に重要なのは訓練状況に関連した要因である。これら要因の多くは，治療者が直接コントロールできるものである。文献から抽出できる要因は次の9つである。

■プログラムの強度

　プログラムの強度が参加に影響を与える。強度と繰り返しの重要性はすでに第1章で論じた。神経系の可塑性という観点からこれらは重要で，プログラム強度を増すことは，いかなるリハビリテーションでも有益であることを示す強力なエビデンスが存在する。具体的には，注意機能（Sohlberg et al., 2003），言語機能（Cherney, Patterson, Raymer, Frymark & Schooling 2008；Rogey, 1998），身体機能（Sirtori, Corbetta, Moja & Gatti, 2009；Smidt, de Vet, Bouter & Dekker, 2005）についての論文がある。いずれも脳損傷患者を対象としたデータである。また，四肢の筋力低下，音声障害，嚥下障害のリハビリテーションでは，繰り返しの訓練が大きなポイントである。認知や言語についてのデータは少ないが，第2章にみられるように，練習の強度を増すことで，より良い学習効果が得られるものである。繰り返しの回数，注意訓練の継続時間，セッション間隔の合計時間，1週間中のセッション回数，訓練の総計時間などはいずれも，プログラムの強度を増すために治療者がコントロールできる要因であ

る（Burkhead, Sapienza & Rosenbek, 2007；Clark, 2003）。しかしながら，ここで考慮しなければならない重要な点は，プログラムの強度や期間を増すことは，患者によっては負担になり，逆にプログラム完了の障壁にもなりうることである（Jan et al., 2004；Morris & Schulz, 1992；Robison & Rogers, 1994）。強度なプログラムを施行する場合には，それが常に「新鮮で興味をそそり，楽しい」ものであるよう，治療者は努力することが望まれる（Jette et al., 1998, p.75）。そうすれば患者のモチベーションと興味の維持が期待できる。治療者には創造力も必要である。限られた回数のなかでプログラム強度を最大にする方法を工夫するのだ。そのためには，宿題を多くするとか，患者の日常生活の自然な利用などが考えられよう。

■訓練開始のタイミング

　プログラムの強度と並び，神経可塑性と関連するもう1つのポイントは，訓練開始のタイミングである。KleimとJones (2008) は，受傷後の早い段階でリハビリテーションを開始することは，神経保護（例：神経細胞損失の防止）の作用があり，不適切なニューラルコネクションの形成を防ぐことを示唆している。ただし，重要な注意点として，動物研究において，あまり早期に強力に介入して神経細胞を興奮させると，脳の損傷を促進し，むしろ病巣を拡大して転帰を悪化させるというデータがあることを指摘している。もっとも，人間を対象とした研究では，この知見はやや否定的である。脳血管障害後の訓練についての総説によれば，リハビリテーションを急性期に開始しても慢性期に開始しても，エフェクトサイズは同等と結論されている（Ada, Dorch, Canning, 2006）。Bonaiuti, Rebasti, Sioli (2007) は，脳血管障害後の片麻痺上肢集中訓練（Constraint-Induced Movement Therapy；CIMT）についてのエビデンスを調査し，急性期（1か月以内），亜急性期（1〜6か月），慢性期（1年未満）のいずれにおいてもCIMTは有効であったと結論している。しかし，最近の単純盲検無作為抽出研究では異なる結果が出ている（Dromerick et al., 2009）。この研究では，脳血管障害で片麻痺が持続している患者を，発症後9日目で無作為，標準的作業療法，低強度CIMT〔1日2時間の作業療法＋1日6時間のミトニング（ミトンによる手の運動抑制）〕，高強度CIMT（1日3時間の作業療法＋1日のうち90％のミトニング）の3群に分けた。90日目の転帰をみると，低強度の群と標準的な療法を行った群には差はなかったが，高強度の群は他の2つの群より悪かった。"Academy of Neurogenic Communication Disorders and Sciences"（www.ancds.org参照）によるエビデンスのレビューによれば，第2章で述べた研究を含め，数は少ないが急性期のリハビリテーションの研究がいくつかあるが，その中には有効性のエビデンスは存在しない。少なくともドリルタイプのリハビリテーションについては，急性期に行っても，自然回復を超える改善が得られることは証明されていないのである。このことは，慢性期に行うリハビリテーションの有効性については強力なエビデンスがあることと対照的である。患者心理という観点からも，強力なプログラムは当初は控え，患者が急性期症状から回復し，認知機能障害という新たな状態への適応が開始されるのを待つことが勧められる（Holland & Fridriksson, 2001）。前述のとおり，プログラムに乗るためには本人のモチベーションが重要であり，多くの患者は，障害の結果，日常生活に支障があることを実感できるまでは本気でリハビリテーションをしようという気になれないものである。このように，介入のタイミングには細心の注意が必要である。特に，ある特定の行為についての集中的なリハビリテーションを計画する際，このことに留意すべきである。

■タスクの複雑性

タスクの複雑性もプログラム達成に影響する因子である (Berg et al., 1993；Sluijs et al., 1993)。タスクが難しすぎると感じられれば，患者は途中でやめてしまうであろうし (Campbell et al., 2001)，逆に教示が明確であれば続行を促進するであろう (Berg et al., 1993；Sluijs, 1991；Sluijs et al., 1993)。Henryら (1998) は高齢の患者を対象にした研究で，タスクを2つ同時に与えた場合と8つ同時に与えた場合を比較すると，前者のほうがパフォーマンスが良かったことから，与えるタスクの数は患者が複雑なタスクをこなす能力を考慮して決めるべきであると述べている。特別支援教育の分野にも関連した研究があり，複雑なタスクの前に必須のスキルを教えることを推奨している。また，複雑なタスクや多段階的なタスクについては，タスクを細分化して学習を促進することが推奨されている (Engelman & Carnine, 1982)。この手法は，FeeneyとYlvisaker (1997) が名づけた「ポジティブ連鎖」を生むというメリットもある。これは「1つの成功がさらなる成功を生む」というべきもので，患者がタスクの構成要素をマスターすることでモチベーションが高まり，複雑なタスクに積極的に取り組もうとすることを指す。運動機能であっても認知機能であっても，目標を単純なものにするか複雑なものにするか，また，方法をどうするかは，ターゲットとするスキルの種類と患者の認知機能を考慮して決めなければならない。

■訓練処方

運動学習と言語リハビリテーションの文献を精密に分析すると，患者のプログラム作成のポイントとして，エラー，訓練の分散，刺激の可変性という3つが抽出できる (Maas et al., 2008)。これらは認知リハビリテーションのすべての領域に共通するものである (Lemoncello, 2008；Maas et al., 2008)。

エラー

第2章で述べたように，中等度〜重度の陳述記憶障害をもつ患者では，誤りなし学習が有効である。すなわち，学習の初期の段階から，エラーを最小にする形でプログラムを進めることが望ましい。他方，陳述記憶に大きな問題がない患者では，試行錯誤で努力を促すほうが学習内容を長期に維持できる傾向がある (Lesgold, 2001)。この正反対の結果の背景にあるのは，陳述記憶障害をもつ患者はエラーから効果的に学習できないことにあると考えられる。つまり陳述記憶障害をもつ患者の学習スタイルは，基本的に古典的条件づけに基づいているため，学習段階でのエラーをもそのまま学習して身につけてしまうのである。陳述記憶障害をもつ患者に学習させるには，**エラー最少化技法**（本書の骨子ともいうべき技法）が選択されるべきなのである。

訓練の分散

訓練の分散とは，第2章でも述べたとおり，ある期間内の練習間隔を指す。一定の回数のセッションを比較的短い期間に行う（例：休まずに10回連続）ことを集中訓練といい，比較的長い期間にわたって分散させて行う（例：2分の休憩をはさんで10回連続）ことを分散訓練という。運動学習 (Maas et al., 2008) や，機能別の認知リハビリテーション (Ehrhardt et al., 2008) においては，分散訓練のほうが学習結果の長期的な維持に有効であることが示されている。ただし，集中訓練と分散訓練のどちらが

有効かはタスクの内容にもよる。複雑な認知機能のタスクでは，学習の初期には集中訓練を行ったほうが効果的というデータがある（Donovan & Radosevich, 1999）。

刺激の可変性

刺激を一定にするか，変化をつけるかという問題である。一定の刺激を続けて学習を目指すのが定常練習である（例：電子端末への主治医の受診予約入力を繰り返す）。これに対し，バリエーションのある刺激を用いるのが可変練習である（例：電子端末に，受診以外に仕事などさまざまな予約を入力する）。リハビリテーションの開始初期には定常練習を行い，プログラムが進むに従って可変練習を取り入れることにより，般化が促進されることが示されている（Ehrhardt et al., 2008；Mass et al., 2008）。

■キューイングとフィードバック

治療者の手で決定し，リハビリテーションの効果を高める要因として，上記のほかに，キューイングとフィードバックがある。キューイング（プロンプティングとも呼ばれる）とは，患者が言葉で答えたり，行為をする前に治療者から患者にヒント（キュー）を与えることである。実際に与えるキューはさまざまであり，難易度もタイミングもモダリティも，治療者が計画し決定することができる。

サポートレベル

キューの出し方を変えることは，サポートレベルを変えることにほかならないといってよい。たとえば誤りなし学習では，プログラム開始時には治療者が100％サポートし，徐々にサポートレベルを下げ，最終的には患者が100％自立することを目指す。サポートレベルとは，以下のようなものである。

- 身体的援助。文字どおり「手取り足取り」の援助である。たとえば，患者が字を書く際に，患者の手を取って動かす。
- モデリング。治療者が手本を見せる。たとえば，PCで電子メールをチェックする手順を実演して見せる。
- 具体的キュー。タスクのための具体的指示。たとえば「次は『送る』をクリックしてください」という指示。
- 一般的キュー。具体的でない指示。たとえば「では始めてください」「次は何をするんでしたっけ」というような，患者自身のメタ認知の活用を促す指示。この種の指示は「カラの指示」と呼ばれることもある（例：患者の注意を喚起するアラーム音；Selznick & Savage, 2001）。
- 暗示的キュー。これはかなり微妙なキューで，治療者が間を取ったり目くばせするなどして，患者の反応を促すことを指す。

タイミング

キューを出すタイミングは，患者のスキル向上に従って徐々に遅らせていく。
- 即時キュー。キューと患者の反応に時間差がない（例：「車いすから立って，いつもの手順を始めましょう。最初は車いすにストッパーをかけるのでしたね」）。

・遅延キュー。キューと患者の反応に時間差がある（例：「あなたの担当作業療法士の名前はザンダーです。作業療法の内容は，腕の運動と入浴の訓練です。……あなたの担当作業療法士は誰ですか」）。

スケジュール

　キューの頻度も患者のパフォーマンスに影響する。リハビリテーション開始当初は常にキューが必要でも，患者の自立を促すためには，プログラムの進行とともにキューは減らさなければならない（例：キューの頻度とキューの情報量を減らす）。キューには以下の種類がある。
・恒常的キュー。すべての反応の前にキューを出す。
・計画的キュー。前もって決めておいた間隔でキューを出す（例：3回の施行ごと）。
・ランダムキュー。時に応じてキューを出す。

モダリティ

　キューはあらゆる感覚モダリティを通して出すことができるが，最も一般的なものは，身体的キュー，言語的キュー，視覚的キューである。
・身体的キュー。たとえば，患者の歩行に際して理学療法士が患者の足を一歩一歩動かす。
・言語的キュー。たとえば，「次の交差点に着いたら，何をするのか考えてください」と患者に言葉で告げる。第8章で述べる「セルフキュー」を患者に教えることもできる。メタ認知の活用のためにタスクのステップを患者自身が言語化するのがセルフキューである（例：「自分のすることをチェックしよう」と口に出すようにする；Whitman, Spence & Maxwell, 1987）。
・視覚的キュー。手によるジェスチャーがその例である（例：発話速度を落とすことをジャスチャーで示す）。その他，付箋のようなものも視覚的キューに含まれる。
・その他のモダリティの情報も，タスク開始のきっかけとして有用である。たとえば，ポケットベル，空腹感，煙の臭いなどである。これらは連合キューと呼ばれている。

　リハビリテーションの最初のステップでは身体的キューが必要な場合があるが，やはりこれも徐々に減らしていくべきである。展望記憶や発動性に障害がある患者では，日常生活のなかの連合キューが特に重要となろう。
　フィードバックは，患者の反応後に治療者が与える情報を指す。キューと同様，フィードバックも患者の学習過程を強化するものである。フィードバックで最も重要なのは，内容とタイミングである。

内容

　フィードバックの内容は次の2つに大別できる。
・パフォーマンスに関する知識　タスク実行をめぐって必要な具体的知識を指す（例：安全な在宅生活の練習にあたって，患者の酸素ボンベのコードが歩行器に絡まりやすいことを教える）。パフォーマンスに関する知識が必須なのは，タスク習得の初期段階である。この段階では患者はまだタスクのしっかりしたイメージを内在化していないので，フィードバックによって目標を確実に把握させる必要があるのである（Maas et al., 2008）。

・結果に関する知識　ターゲットとするパフォーマンス全体の正確さを指す（例：正しいか誤りか，ステップすべてが行われたか一部が飛ばされたか）。結果についてのフィードバックは，ターゲットの内容やスキルを患者が確実に理解したあとに行うのが最も有効であると考えられる。

タイミング

フィードバックのタイミングには次の2種類がある。
・即時フィードバック　患者の反応直後のフィードバックである。即時フィードバックは訓練の早期には重要であっても，その後は非現実的かつ有害ですらある。患者の自尊心を損なうからである（Maas et al., 2008）。
・遅延フィードバック　患者が自分のパフォーマンスについて熟考し，評価したと思われる時間が経過したあとに行うフィードバックである。患者にこの熟考・評価の能力がある場合は，内省を促す遅延フィードバックは学習内容を強く身につけさせるものである（Maas et al., 2008）。

■維持と般化

リハビリテーションの最終的なゴールは，訓練室外での日常生活機能と生活の質を改善し，この改善をプログラム後も維持することである。治療者の常として，初期のタスク習得には熱心でも，習得したタスクの維持や日常生活場面への般化の過程を系統的に計画する習慣に欠ける傾向がある。訓練初期におけるパフォーマンスの習得と，その後の維持と般化には，大きなギャップがある。訓練中のパフォーマンスからは，維持と般化を予測できないことが多い（Maas et al., 2008）。訓練プログラム作成中に維持と般化について考えることは重要である。スキルが学習されたら，治療者はそのスキルの維持を図る。そのためには，プログラムの強度，練習処方，タスク習得状況の見直しとセッションの追加，キューやフィードバックの活用方法などを系統的に再検討する。リハビリテーションが患者にとって最も有益なのは，訓練のゴールが日常生活での最終的なゴールに最も近いものであるときである（Burkhead et al., 2007）。

■治療関係

治療者と患者の良好な人間関係を築くことは，患者のプログラム参加に大きく影響する（Berg et al., 1993；Sluijs, 1991）。リハビリテーションの方法とゴールについて患者と治療者が合意していることも同様である（Horvath & Luborsky, 1993；Horvath & Symond, 1991）。治療関係が強化されるのは，治療者が患者のニーズを理解し，ともに目指すゴールと問題解決方法について真摯に話し合い，フィードバックと励ましを与えたときである（Kirwan et al., 2002）。

ゴールについての同意と患者のモチベーションサポートのための方法として，モチベーション面接と呼ばれるものがある（Miller & Rollnick, 2002）。これは患者中心の技法で，訓練への患者の積極的な参加継続を強めるのに効果的である。通常のプログラムの前に短時間行うだけでも効果がある（Hettema, Steele & Miller, 2005）。モチベーション面接は，伝統的な医学的治療とは対照的な方法である。伝統的な治療は「指示に従わせる」という形で，治療者がゴールや計画を立て，患者がそれに従うよう指示するという方法であるが，モチベーション面接は，患者の話を傾聴し，治療者からはオー

プンクエスチョンを発することで，患者自身の口からゴールと回復へのポジティブな言葉を引き出すものである。

　モチベーション面接では，「準備尺度」の使用が勧められる。これは，線分上に 0〜10 点の得点範囲で，宿題の重要性と，自分にそれができるかどうかの自信の度合いをつけるものである（Rollnick, Mason & Butler, 1999）。この尺度をもとに，訓練前における患者自身の認識を知ることができる。重要性について患者が高い得点をつけた理由を尋ねることによって，患者からポジティブな言葉を引き出すことが期待できる。たとえば「私はこれに似たものを前にもやったのです。それは私にとってとても重要でした。これをやるのに，友人が手伝ってくれると思います」。また，自信についての得点が低い理由を尋ね，得点を高める方法について話し合うことによって，問題点を明らかにし，さらにはゴールについての言葉を引き出すことができる（例：「私は一日の計画を考え直す必要がありそうですね。友人にリマインドを頼んでもいいかもしれません」）。このようなやりとりは，適切な計画に直結するものである。

■スーパービジョン

　スーパービジョンのレベルも患者のプログラム参加に影響する（Robison & Rogers, 1994；Sluijs & Knibbe, 1991；Sluijs et al., 1993）。専門家による十分なモニタリングとフィードバックがなされたプログラムは，参加率が高くなる（Olney et al., 2006；Sluijs et al., 1993）。逆にスーパービジョンがないと，参加率は低くなる（Friedrich et al., 1998；Sluijs & Knibbe, 1991）。訓練終了後に一定の間隔をおいて行う維持プログラム（「ブースターセッション」と呼ばれる）は，患者の長期的な訓練参加への積極性を促進する（Fatouros et al., 2005；Trappe, Williamson & Godard, 2002）。

■IT の活用

　急速に身近になった IT は，認知リハビリテーションにも活用されている。セッション以外の時間帯における患者サポートを，IT は間欠的なものから連続的なものへと変化させた。代表的なサポート方法は，インターネットを介した文字による介入（Norman et al., 2007）と，PDA（携帯端末）を用いたプログラム（例：Burke et al., 2009）である。認知リハビリテーションにおける IT 活用については，Scherer, Hart, Kirsch & Schulthesis（2005）による完成度の高い総説がある。

　患者のプログラム参加率を高める IT サポートは，グループを対象とするものと個人を対象とするものとに分けることができる。前者としては，同じ障害をもつ患者が相互に交流するウェブサイトがある。後者としては，モバイルテクノロジー（携帯電話，スマートフォンなど）を利用するもので，キュー，リマインダー，治療者によるモデリング，患者自身のパフォーマンスビデオなどを保存して，モチベーションや参加の意識を強める。特にセルフモニタリングのビデオは，患者の参加を改善させる高い潜在力をもっており，IT が安価で高性能になっていることもプラスに作用している。自分自身がスキルをマスターしているビデオを見ることには，モチベーション，プログラムへの積極参加，治療への支持，パフォーマンス向上などを高める多数のエビデンスがある（Bellini & Akullian, 2007；Dowrick, 1999；Hitchcock, Dowrick & Prater, 2003；Low & Ste-Marie, 2005；McGraw-Hunter, Faw & Davis, 2006；Ram & McCullagh, 2003；Rickards-Schlichting, Kehle & Bray, 2004）。このような

ビデオは，一対一の治療場面でも，遠隔でも活用することができる。具体例として，吃音の言語療法において，患者が自分の流暢な発話をビデオで1日2回見たことが，訓練終了後の吃音再発を抑制し，その抑制効果は通常の維持プログラムより高かったというデータを挙げることができる（Cream, O'Brian, Onslow, Packman & Menzies, 2009）。自分自身がスキルをマスターしていく過程を見ることは，自己肯定感を支える究極の成功体験になるのかもしれない。

ここで強調しておかなければならないのは，IT活用の前提として，IT機器の使い方をきちんと教えることが必要だということである。この前提を省略することが，日常生活でITを活用できない最大の原因になりうる。使い方だけでなく，使うタイミングを教えることも必要である。IT機器についての教示法は第7章でさらに詳しく述べる。

■学習強化のポイント

患者の訓練プログラムへの参加を高めるためには複数の方略を組み合わせるほうが有効であると思われる。たとえば，服薬のアドヒアランスについての研究では，カウンセリング，リマインダー，小冊子，患者同士のサポートの組み合わせが，どれか1つの方略より効果的であることが示されている（Haynes et al., 2008；McDonald, Grag & Haynes, 2002）。個人ごとに好みは異なっており，しかもその好みは時がたてば変化する。したがって，ある患者にとって，ある時点において，最も効果的な方略の組み合わせを探ることが重要である（Burbank, Padula & Nigg, 2000；Elley, Dean & Kerse, 2007；Resnicow et al., 2008；Sohl & Moyer, 2007；Velicer, Prochaska & Redding, 2006）。プログラムの有効性を最大化する要因は以下のとおりである。

1. 複数の方略を組み合わせてプログラムを患者個人向けのオーダーメイドにする。
2. モチベーションと参加を高め，飽きがこないようにするため，患者と協力してプログラムを作り，患者のライフスタイルに合わせる（Jette et al., 1998；Logemann, 2005）。このとき，モチベーション面接の技法を用いることも考慮する（Hettema et al., 2005）。可能であれば，患者が所有しているIT機器を，記録，タイマー，リマインダー，ビデオ視聴などに活用することを考慮する。
3. プログラムの内容や材料を患者の年齢に合ったものにする（Dashman, 1994b）。
4. プログラムを患者自身のスケジュールに合わせて行えるようにする（Chen et al., 1999；Robison & Rogers, 1994；Sluijs, 1991）
5. 訓練内容と進行について，リアルタイムで明確な教示とフィードバックを与える（Chen et al., 1999；Dzewaltowski, 1994；Lysack, Dama, Neufeld & Andreassi, 2005；Weeks et al., 2002）。
6. ゴールがそのタスクを1人で行えることである場合，1人で行うには難しすぎたり，身体的な負荷が高すぎたりしないようにする（Easterling et al., 2005）。誤りなし学習（第2章）を活用し，必須の知識やスキルを教え，タスクを分析して多段階のタスクを要素的なタスクに分解する（第6章参照）（Ehrhardt et al., 2008）。ITを利用して家庭での訓練の具体例を患者に提供する。これは，IT機器の貸与，電子メール添付，DVD録画のいずれかの方法で行う。
7. ゴールを明文化し，フィードバックを定期的に行うことで，スーパービジョンを高める（Robison & Rogers, 1994；Sluijs, 1991）。
8. 参加を規則的にモニターし，プログラム参加への障壁の解消を図る（Dishman, 1994b；Sluijs1991）。

9. 必要に応じて患者個人向けオーダーメイドのモニター・教育・サポートを行う（Dzewaltowski, 1994；Robison & Rogers, 1994）。
10. 患者がタスクに成功した様子を記録し，患者自身のパフォーマンスを手本とさせる。このビデオを家庭での学習や意欲向上の材料にすることもできる（Cream et al., 2010）。

要約

　本章では，訓練の転帰とプログラム参加に影響する3つの要因，すなわち，患者要因，環境要因，プログラム要因について論じた。これまで得られたエビデンスによれば，単独でタスク完了や転帰を改善する要因は存在せず，複数の要因を組み合わせたほうが効果的である。

　エビデンスの多くは認知障害をもたない人を対象とした研究から得られたものであるが，それらの研究が依拠している基本原理は認知機能障害患者とも共通する，意欲，積極的な参加，自己調整などの必要性である。そこで本章では，これら研究の知見の認知リハビリテーションへの応用を論じた。また，これら研究は身体的リハビリテーションに関するものであるが，原理という観点からはやはり認知リハビリテーションと共通している。特に共通しているのは，陳述記憶障害をもつ患者の訓練が基本的に手続き記憶に依拠しているという点である。

　目的をもった行動と自己調整に影響する因子は，プログラム参加を大きく左右し，結果として転帰を大きく左右する。治療者はこれらの因子を十分に意識してリハビリテーションのセッティングを考え，患者にスキルや方略などを教えるべきである。

第4章

認知リハビリテーションの骨格
PIE：計画(Plan)，実行(Implementation)，評価(Evaluation)

　ここまでの章では，認知リハビリテーションの基本を論じてきた。第2章では，訓練効果のエビデンスについて述べた。第3章では，患者，環境，訓練プログラムといった要因の，訓練効果への影響について述べた。これら基本のうえに，いかにして効果的な認知リハビリテーションを実践するかが次なる課題である。本章では，認知リハビリテーションの骨格であるPIE（計画；Plan，実行；Implementation，評価；Evaluation）について述べる。PIEは本書に収載されているあらゆる訓練の骨格をなすものである。

PIE の概観

　PIEは図4-1に示した3つの要素から構成されている。**計画**(P：Plan)は，訓練の成果と密接に関連している。重要な臨床的決定の多くは，訓練セッション外で下されるのである。計画の立案にあたっては，患者，環境，訓練プログラムの三者を考慮しなければならない。ニーズ評価を慎重に行い，患者が日常生活で可能かつ有用な訓練ターゲットを決定するのである。**実行**(I：Implementation)とは，訓練での学習の効率と持続を最大限にする方法を指す。訓練セッション内の重要な臨床

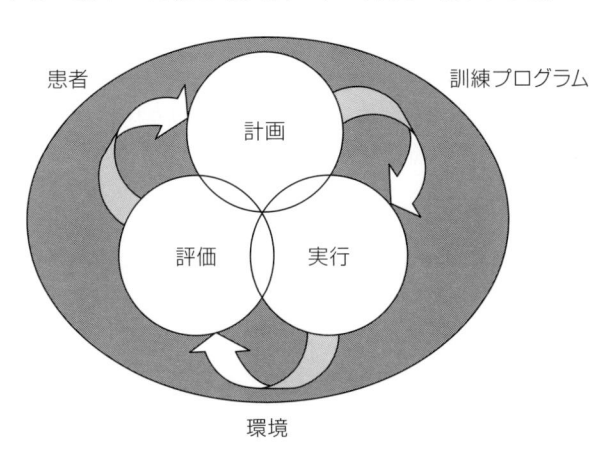

図4-1　PIEの三要素

的決定事項として，患者に提示する刺激，訓練処方，患者の方略使用レベルを挙げることができる。これらはすべて訓練のアウトカムに大きく影響する。**評価(E：Evaluation)** は，訓練セッション内外の両方で行うもので，アウトカム測定と将来の訓練決定のいずれに対しても重要である。PIEについてのデータは，エビデンスに基づいた認知リハビリテーションを行うための大前提である。訓練セッション内に得られる患者の学習プロセスについてのデータと，訓練セッション外で得られる訓練の実生活への効果についてのデータが，認知リハビリテーションの次のステップを決めるうえで大いに役立つ。効果的な訓練の骨格となる三要素がPIE〔計画(P：Plan)，実行(I：Implementation)，評価(E：Evaluation)〕である。

P：Plan 効果的な訓練の計画

慎重に計画を立てることは，訓練を効果的なものにするための前提になる。計画における4つのポイントを表4-1に示す。それぞれのポイントにポイントとなる問いがある。WHO(誰)，WHAT(何)，WHERE(どこ)，WHEN(いつ)，WHY(なぜ)，HOW(いかに)で始まる問いである。

リハビリテーションで汎用されている評価ツールとして，検査(標準化されており，基準値が定められているもの)，質問票，系統的観察法(一時点あるいは時間経過)などを挙げることができる。訓練ターゲットに応じてさらに別のニーズ評価が行われることもある(第7章参照)。本章では訓練の計画に共通するポイントについて述べる。このポイントをもとに，ニーズ評価やターゲットに応じて方法を洗練していくのが，認知リハビリテーションの実践である。

■ポイント1　WHO 患者の特性

第一の問いは，WHO，すなわちその患者の特性についてである。初回評価で，患者のもっている能力と失われている能力，さらには患者を取り巻く状況を把握する。この評価によって，患者に訓練の適応があるか否かの判定や，ターゲットや訓練プログラムの決定がなされることになる。評価のポイントは次の5つである。

1. **認知機能，言語機能**：注意機能，記憶機能，遂行機能，自己の障害への気づき；会話とコミュニケーション機能(言語的理解力と表現力：読み書きを含む)；その他，対人関係にかかわる能力のすべて。
2. **身体機能**：移動能力とその他の運動機能(巧緻，粗大の両方)，易疲労性。運動機能とは，手足だけでなく，発話や嚥下に関連する機能も含む。
3. **知覚機能**：視力，聴力，平衡感覚，体性感覚，嗅覚。初回のスクリーニングでは，聴力と視覚

表4-1 計画における4つのポイント

ポイント1	WHO	患者の特性
ポイント2	WHAT	ターゲットタスク
	WHERE	ターゲット環境
	WHEN	ターゲットタスク実行のタイミング
ポイント3	WHY	ゴールの設定
ポイント4	HOW	患者個別の計画デザイン

運動機能の障害は軽視されがちであり，特に注意深い評価が必要である。
4. **心理的状態**：患者の興味，モチベーション，障害への気づき，自己コントロール感；訓練への期待感；その他，モチベーションにかかわる要因。怒り，悲しみ，抑うつのような感情的状態や，情緒不安定なども重要である。
5. **社会的サポート**：家族，友人などからどれだけサポートを得られることが見込まれるか。

以上の5つのポイントは，その患者における訓練の適応の有無の決定に影響する。たとえば，重度の認知機能障害患者は系統的な訓練には適さない。自己の障害への気づきの障害などがあれば，訓練実行の阻害要因になり，訓練内容を日常生活に活かすことも難しくなる。外的サポートの必要性も増大する（Scherer, Jutai, Fuhrer, Demers, & DeRuyter, 2007）。言語障害（例：失語症）をもつ患者では，指示が確実にインプットされるような工夫が必要である。身体機能と知覚機能は，外的エイドの処方にあたって特に考慮しなければならない（Sohlberg, 2006）。障害の受容途上にある患者では，集中的な認知リハビリテーションの前にカウンセリングを必要とすることがある（Holland & Fridriksson, 2001）。忘れてはならないポイントはその患者をめぐる社会的サポートである。患者自身だけでなく，患者をケアする人々の長期的アウトカムにも，社会的サポートの状態は強く関連する（Spellacy, 2000；Wood & Rutterford, 2006）。表4-2は記憶障害患者の訓練におけるこれら5つの評価ポイントの実例である。

時には患者の特性よりも患者をサポートする人々の特性のほうが重要になることがある。たとえば，失語症患者の日常での話し相手となる人々である。患者の訓練への参加機会を増やすためには，こうした人々にテクニックを教える必要がある（Kagan, Black, Duchan, Mackie & Square, 2001；McVicker, Parr, Pound & Duchan, 2009）。表4-2のケースは患者の言語スキルがターゲットではないが，患者を

表4-2　メモリーエイド使用訓練の例：患者の特性の訓練への影響

患者の特性	ターゲット選択への影響	訓練計画への影響
認知機能，言語機能 　陳述記憶障害をもつ 　手続き記憶や以前に学習した陳述記憶内容の再生は比較的良好	アラーム設定などが単純であることが必要 操作に慣れている自分の携帯電話のアプリ活用を考慮	習得段階において，誤りなし学習でリマインダーとアラームの連結を訓練する。分散訓練とレビューが維持と般化のために重要
身体機能： 　左上肢麻痺	麻痺側の手で携帯電話を持ち，健側の手でボタンを押す能力の評価が必要	タスク分析に「携帯電話を左手で持つ」というステップを導入する。
知覚機能： 　両耳に高音性難聴	アラームが聞こえるか確認	タスク分析に，騒音環境でのアラーム音聴取能力を確認するステップを導入する。
心理的状態： 　家事における自立性向上の意欲なし 　孫と過ごす時間が生き甲斐になっている。	ターゲット習得が孫との交流に役立つということを示す。孫への電話連絡とカレンダーアプリへのスケジュール記録を実演して見せる。	孫との交流の具体的状況サンプルを収集し，これを最初の訓練刺激として活用する。 生活のなかの他の刺激は，基本的スキル習得後に追加していく。
社会的サポート： 　近所に住む娘が介護 　友人は少なくなった。	現在の携帯電話使用状況とスケジュール記録の重要性の程度を娘に確認	娘にタスク分析結果を示し，協同訓練を促す。習得段階と維持段階では，孫とのスケジュールをアプリに記録するよう娘から促してもらう。

サポートする人々に，患者との生活に適応する方法を教えることが必要である。このように，患者をサポートする人々への教育は，認知症（Robisonra, 2007）や頭部外傷（Togher, McDonald, Code & Grant, 2004）など多くの障害に対する認知リハビリテーションの大きな部分を占めるようになっている。サポートする人々には認知機能の障害はないわけだが，彼らを教育する場合にも本書に記されている患者教育の原理の多くが有用である。ただし，教育されること自体が彼らの負担になるという認識を，治療者は忘れてはならない（Hoepner & Turkstra, 2010）。

■ポイント2　WHAT　WHERE　WHEN 訓練プログラムの決定

　次のポイントはターゲットとそれに合わせた訓練プログラムの決定である。ここでは図4-2に示したWHO（2001）の国際生活機能分類の修正版が参考になる。これに従えば，ある障害の状態（例：脳卒中，片麻痺，失語）を規定するのは，身体の機能・構造の障害，活動の制限（例：電話が使えない），社会的・職業的活動参加の制約（例：失業）である。図4-2のポイントは，機能障害の程度と参加の程度は直線関係にあるのではなく，さまざまな環境要因・個人要因の影響を受けるという点である。具体的要因としては第3章で述べたモチベーション，感情，サービスへのアクセスや障壁などが挙げられる。このWHOの国際生活機能分類は，「医学モデルから社会モデルへ」という，リハビリテーション哲学のシフトを反映している。社会モデルでは治療者は，訓練場面を超えて，患者の社会生活の改善に目を向けることが強く求められている。社会生活やQOLについての新しい評価尺度も開発されている。Community Integration Questionnaire（Willer, Rosenthal, Kreutzer & Gordon, 1993），Quality of Communication Life Scale（Paul et al., 2005），Impact on Participation and Autonomy scale（Cardol et al., 2002）などがその例である。

　図4-2を応用した具体例として，70歳代男性の2例，ボブとダグを示そう。2例とも，心臓発作後の低酸素脳症により中等度の前向性健忘となったケースである。ボブは退職し，ほかに病気はなく，近くに住む家族のサポートを受けており，教養もあり，趣味（主として手続き記憶を活用する趣味）をもっていた。ダグは1人で住んでおり，糖尿病の薬物治療を受けており，家族とは疎遠で，生活費は会社役員としての給料で賄っていた。認知機能障害は同程度でも，社会参加にかかわる要因は著しく異なると思われる2例である。

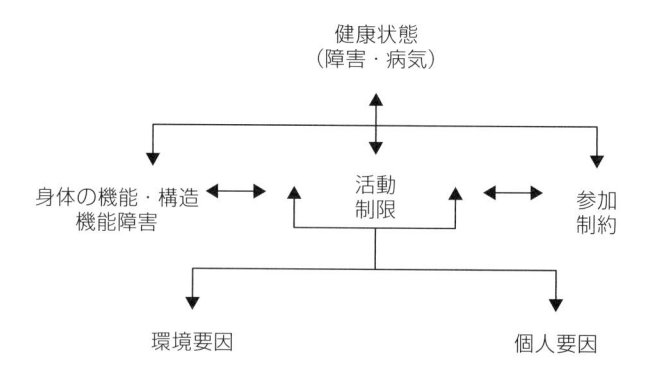

図4-2　ICFモデル（WHOの国際生活機能分類）と認知リハビリテーション

訓練ターゲットの決定に際しての最重要事項の1つは，大部分の患者にとって最終的なゴールは社会参加であって，ある特定の障害の回復ではないということである．患者は「元の自分に戻りたい」と望むものである．つまり訓練計画は「障害回復主義」ではなく「アウトカム主義」であり，したがって計画のための第一歩は，患者の徹底的な評価と協同作業によって，患者自身の日常生活に関連する訓練ターゲットを決定することである．この評価は上記のような質問票や，患者とその関係者との面接によって行われる．般化の最大化を図るためには計画の最初期において，ターゲットスキルだけでなく，それが使われる状況も考えておかなければならない．そのためには次の What, Where, When の3点に着目することが必須である．

・**WHAT：ターゲットタスク（何を教えれば生活が改善するのか）**
　What は訓練プログラム全体にかかわる重要な問いである．ゴールは患者にとって有意義であることはもちろんだが，同時に，訓練費用の支払者（保険会社など）を納得させられるものでなければならない．そのためには，患者の現実の日常生活の改善が目に見える，明確でわかりやすいゴールでなければならない．そのような条件を満たすゴールの多くはシンプルである（例：職場で顧客の名前を覚える）．だが訓練ではもっと細かいサブゴールが設定されるものである（例：手帳に予定を整理する）．患者は複数のサブゴールをもっているのが普通である．その中からどれを最初の訓練ターゲットにするかは，患者の希望，サブゴールの日常生活への実効果，訓練に要する時間によって決められる．

　本書では第Ⅱ部実践編に，認知リハビリテーションで一般的な次の5つの訓練ターゲットのガイドラインを示す．

1. **事実と概念**（第5章）：顔-名前連合，自叙伝的情報など．
2. **多段階タスク**（第6章）：複合的な行為．たとえば日課的行動，機器の操作，仕事のスキル，訓練プログラムなど．
3. **外的エイド**（第7章）：ローテクからハイテクまでのさまざまな機器や認知機能を代償するツール（手帳，カレンダー，時計，携帯電話など）．患者のタスク達成をサポートするエイドである．
4. **メタ認知的方略**（第8章）：自己教示や自分の行動のモニターと改変の方略，ゴール達成に向けての一般的方略と領域特異的方略（学校の成績向上のための方略など）．
5. **社会生活技能**（第9章）：積極的な対人交流のためのスキルと，患者の行動上の問題解決のための方略．

　これら5つのカテゴリーは相互に重なりがあり，訓練の原則にも共通点があるが，それぞれ独自の特徴もある．そこで本書では5つのカテゴリーそれぞれに1章を当てて解説する．
　訓練ターゲットを患者と相談して決めたあとに，治療者が決めなければならないことが2点ある．第一は，**予備的訓練**の必要性の有無である．たとえば，緊急時の電話連絡の訓練をする場合には，そもそも緊急時とはどのような場合かを患者が認識できなければならない．第二は，訓練ターゲットにかかわる**全要素（全ステップ）の抽出**である．これは患者と協同で行う．先の例では，緊急電話連絡のタスク分析を，訓練開始前に行い，タスクのなかでその患者に訓練が必要な要素（ステップ）を選択したうえで，各ステップの訓練を開始する．

・**WHERE：ターゲット環境（どこでターゲットタスクが使われるのか）**
　訓練ターゲット，予備的訓練，訓練要素（ステップ）の決定に続き，ターゲット環境を同定する．ターゲット環境とは，訓練ターゲットとなるスキルを患者が実際に用いる場を指す．次の(1), (2) も

視野に入れなければならない。(1)訓練の日常生活環境への般化，(2)患者の生活環境内におけるスキル実行のプラス条件とマイナス条件。

ターゲット環境を同定することによってはじめて，訓練項目を具体的に決めることができる。そして般化促進のために訓練に取り入れる要素を決めることができる。たとえば，記憶障害をもつ学生が，学校から出された宿題の内容を手帳に記入することをゴールとする訓練を考えてみる。学校というターゲット環境にあるチャイムを録音し，これをキューとして手帳を開いて記入するというのが，考えられる具体的な訓練になる。刺激の変化に関しては，たとえば最初は数学なら数学の宿題の記入から始め，それができるようになったら他の科目の宿題も追加するというのが1つの方法である。このように，1ケースから訓練を開始し，般化に向けてケースを増やしていくという最も一般的な手法は，直接教示の分野では(Engelmann & Carnine, 1991)，一般ケースプログラミングと呼ばれている。

環境内のプラス条件とマイナス条件の同定も重要である。患者と接する人々，時間や注意の制約，ターゲットタスク開始のキューや促進因子などがこれにあたる。たとえば，先に述べた学校のチャイムは，環境内のキュー（チャイム）によって外的エイド（手帳）を使用させる1つの例である。このとき，記入するだけの時間が足りないとすればそれはマイナス条件になる。すると記入時間短縮のために手帳内にあらかじめフォーマットやチェックリストを準備しておくという対策が考えられることになる。

ターゲット環境は1つとは限らない。ゴールの性質によっては，**段階的ターゲット環境**を定めることが適切である。たとえば，第一段階は病院や訓練室で，最終段階は家といった具合である。また，**同時的ターゲット環境**を設定する場合もある。たとえば記憶訓練において，家と地域の両方をターゲット環境とするような場合である。訓練プログラムを有効なものにするためには，計画段階からこうした環境要因を十分に考慮することが求められる。

・**WHEN：ターゲットタスク実行のタイミング**

実行のタイミングとは，ターゲットタスクを実行する状況か，あるいは実行のキューを指している。キューはターゲットとは別の行為のこともあれば（例：「夕食を作る」というターゲットのキューとして「テレビのニュース番組を消す」），ある特定の状況のこともあれば（例：「場面回避」というターゲットのキューとして「怒り」），ある特定の時間のこともある（例：「夕食を作る」というターゲットのキューとして「6時」）。これらキューの適切な決定のためには，患者の日常の自然環境の評価が必要である。

以上，訓練ターゲットの決定においては，WHAT（ターゲットタスク），WHERE（ターゲット環境），WHEN（ターゲットタスク実行のタイミング）を治療者と患者が協同で決定することが重要である。

■ポイント3　WHY ゴールの設定

WHO, WHAT, WHERE, WHEN の次は，**WHY**である。すなわちなぜこの訓練ターゲットが必要なのか。すでに述べたとおり，訓練ターゲットは患者にとって意義のあるものでなければならない。訓練の実効果は，訓練開始の時点で見通しておかなければならないのである。そうすることで効果的な訓練計画のデザインが可能になる。そして訓練の経過とアウトカムを論文などで報告することで，治療者は認知リハビリテーション技術の発展に貢献することができる。この報告は実践に基づいたエビデンスと呼ばれるものである(Wambaugh, 2007)。

訓練や教示の開始に先立って，治療者と患者は協同で，リハビリテーションの最終ゴールとそこに

至るステップ，さらには訓練中の習得状況評価方法を決定する．習得状況とは，訓練場面と患者の日常の自然状況の両方を含むものである．評価の実際については後述する．

患者・家族との協同作業は，急性期には特に困難な作業になろう．急性期とは，生命の危機という初めての出来事に直面している時期であり (Holland, 2007)，かつ，障害の日常生活への影響については未体験だからである (Baughman & Thomas, 2008)．したがって，この時期の訓練ターゲットは，次の3点を満たすものにすべきである (Holland & Fridriksson, 2001)．
(1) 病院という特殊環境のなかでの自立に必須
(2) 退院後の環境への移行に重要
(3) 急性期に行うことで回復が促進されることを患者・家族に理解させることができる

■ポイント4　HOW 患者個別の計画デザイン

HOW，すなわち訓練ターゲットの具体的な訓練方法は，ここまでのポイント1～3までで述べてきたWHO, WHAT, WHERE, WHEN, WHYを統合して決定する．
- WHO　訓練の対象者は患者なのか，患者をサポートする人なのかを決定したうえで，その対象者の特性を精密に検討する．
- WHAT　ターゲットタスクを決定する．この決定はターゲットの目的とセットで行う．すなわち，ターゲットは日常生活の改善に直結するタスクでなければならない．
- WHERE　ターゲット環境を決定する．
- WHEN　状況とキューを決定する．
- WHY　ゴールを設定するとともに，アウトカム評価の方法とゴール達成の基準を決定する．
- HOW　具体的な訓練方法を決定する．本書で推奨するのは**系統的教示**である．

巻末の付表ワークシート4-1の訓練計画ワークシートには（医学書院のウェブサイトに拡大版がアップされている），WHO, WHAT, WHERE, WHEN, HOWに対応する問いがまとめられている．

さて，計画（P：Plan）に続くPIEの第二の要素は実行（I：Implementation）である．系統的教示をどのように実行に移し，訓練ターゲットの習得・習熟・般化をスムーズに進めるかがIである．

I：Implementation　教示の実行

■訓練の3つの時期

実行には，習得，習熟，維持の3つの時期がある．どの時期においても治療者は，訓練刺激，訓練処方，訓練の認知的負荷，アウトカム測定が，患者のニーズと学習段階に適したものとなるよう留意しなければならない．

(1) 習得期

習得という用語は，訓練ターゲットについての学習（または再学習）を指す．第3章で述べたように，ターゲットが概念であれスキルであれ行動であれ，最初の教示で重要なことは，訓練刺激，訓練

処方，患者の認知機能の精密な検討である。

訓練刺激

　計画Pの段階で，訓練ターゲット，訓練材料，キュー，訓練状況は決定され，訓練開始の準備は完了している。実行Iの第一段階でまず必要なことは，訓練ターゲットが患者にとって初めてのタスクなのか，それともある程度の予備知識をもっているかを確認することである。受傷前にすでに経験があるタスクの場合には，習得期は短期間で切り上げ，習熟と般化に早期に移行することが期待できる。しかし逆に，受傷前の経験で身につけた内容は硬直化し，変化させにくいという形で訓練にマイナスに作用することも考えられる。受傷前には複雑な電子機器を用いて会議や旅行の計画を整理していた患者は，単純なデジタルエイドを使った服薬管理の学習にあたっては，受傷前の経験がむしろ邪魔になることがある。受傷前の経験の消去は，新たな学習と同程度に訓練では重要な場合があり，系統的な取り組みが必要である。

　第二段階は，プラスとマイナスの例を患者に提示する。たとえば「危険から身を守る」という概念の学習では，「立つ前に車いすのブレーキをロックする」と「滑りやすい廊下で歩かない」がプラスとマイナスの例である。

　第三段階は，訓練ターゲットを促進する訓練刺激の選択である。刺激を柔軟に変化させることが，患者の日常生活へのスキルの般化を促すことになる。たとえば，外的エイドを用いたスケジュール記録訓練では，訓練刺激としての記録内容を変化させた訓練（スケジュールの内容や時間を変化させる）が有意義である。

訓練処方

　陳述記憶障害を有する患者が，概念，スキル，行動を習得するために必要な訓練処方として以下の3つを挙げることができる。

エラー統制法　ターゲットの確立のための手法である。患者のエラーのすべてを未然に防止することは困難だが，最小にすることは可能である。そのための技法が誤りなし学習と呼ばれるもので，タスクの難易度の調整・キューの段階的消去・患者のエラーに対する即時フィードバックなどからなる技法である。

集中訓練　ターゲットの確立にあたっては，集中的な連続訓練によって，患者がキューに反応して独力でターゲットタスクを開始できるようにすることが必要である。この手法の有効性にはエビデンスがある（Huckans et al., 2010）。ターゲットが複数のステップや要素からなっている場合には，その中の困難な部分を取り出して別個に集中的な訓練を行うこともある。集中訓練は系統的かつ比較的速いペースで行い，患者に十分な学習機会を与えるようにする。

反復訓練　集中訓練に加えて，十分な反復訓練が習得期には重要である。患者によっては，また，ターゲットによっては，習得期は非常に短く，時には1セッションの一部のみのこともあれば，逆に長期にわたることもある。たとえば，重度の記憶障害を有する患者に多段階の行動（例：洗濯）を学習させるためには，習得期は数週間に及ぶことがある。そのような場合には，家での訓練プログラムが反復訓練のために不可欠になる。ただし，家での訓練では，特にエラー統制が重要な注意点で，家族らにエラー統制法を訓練することが必要になる。訓練セッション外でのエラー統制の重要性は，いくら強調してもしすぎることはない。訓練プログラムの失敗原因の多くは，セッションでの学習内容

を家で「消去」してしまうことだからである。認知リハビリテーションにおける介護者訓練の有効性についてのエビデンスに基づいたガイドラインは，現時点では存在しないが（Boschen, Gargaro, Gan, Gerber & Brandys, 2007），介護者が患者の認知障害への対応法を学ぶことは可能で（Judge, Menne & Whitlatch, 2009；Sander, Clark, Atchison & Rueda, 2009；Wade, Carey & Wolfe, 2006），それによって家庭でのストレスや不安を大きく減らすことができる（Sander et al., 2009；Wade et al., 2006）というエビデンスは蓄積されつつある。特記すべき点は，介護者を訓練することは，介護者をサポートすることにほかならないということである。このサポートがなければ，介護者の負担は増すばかりである。介護者は，自分が患者の訓練による改善と新たな問題行動の両方に対処する当事者であると感じているのが普通だからである（Hoepner & Turkstra, 2010）。

認知的負荷

　習得期における第三のポイントは，訓練が患者の認知機能に応じたものであることである。これにはターゲットと訓練刺激の選択が大きくかかわっている。外的エイドの使用が必要になる場合もある。患者による能動的なかかわりの技法（精緻化，視覚化，反応の自己生成など）やメタ認知的方略（予測や内省など）の活用も考慮しなければならない。エラーの最小化と患者自身の積極的な練習との間には適度なバランスを設定することが必要になる。最も重要なのは，受動的な学習に陥るのを避けることである。たとえば料理の訓練においては，患者自身に途中途中で味見をさせて味付けの調節をさせるようにしたほうが，単に教えられたステップに受動的に従わせるよりはるかに優る。

(2) 習熟（「流暢化」）・般化期

　習熟・般化期のゴールは，ターゲットタスクを安定して行えるようになることである。たとえば，静かな部屋では正確に行えても，気を散らす状況や疲労時には行えなかったり，時にはキューを必要とするようなケースがあるかもしれない。各セッションの開始時点では，患者のパフォーマンスをチェックする必要がある。セッション中にタスクを完遂できても，そのセッションの後半や次のセッションにはできない，あるいはターゲット環境で安定してできないというような時期が習熟期である。習得できても習熟できないという問題は，現代の認知リハビリテーションではしばしば認められる。入院期間の短縮化と日常生活場面での訓練機会の減少がこれに関係している。しかし習熟というステップは般化と維持のためには不可欠であって，リハビリテーションの過程中，細心の注意を要する時期である。習熟と般化の確立に必要なポイントは習得期と同じで，訓練刺激，訓練処方，認知的負荷の3つである。

訓練刺激

　習熟期と般化期は，変化する状況のなかでタスクを行うことになるから，訓練刺激はそうした変化を考慮して決定しなければならない。計画の段階では，治療者と患者は協同でターゲット環境を検討し，その環境内のキューを確認するという作業を行った。習得期には状況を特定せずにタスクを訓練するのに対し，習熟期にはさまざまな状況に応じてタスクを行えるよう訓練する。したがって，治療者は訓練刺激をさまざまに変え，訓練室だけでなく患者の日常生活環境を視野に入れることになる。また，これは実際的でないように思えるかもしれないが，手続き記憶を活用する学習では，学習状況とそのスキルが実際に使われる状況が類似していることが必要である。これを考慮せずに訓練を行っ

ても，学習内容は般化せず，したがって訓練の意義は寡少である．

訓練処方
　訓練処方の基本は次の3つであり，治療者はそれぞれを患者に合わせて修正することになる．
誤りなし学習　習熟・般化期には患者はすでにタスクを習得しているので，治療者が手本を示すのは患者が誤った場合に限られる．これは，いったん習得したタスクが時間経過によって失われることを未然に防ぐためである．治療者からのキューの提示（一般的キュー，機会的キュー）はこの段階の訓練でも続けるべきである．ただし患者のタスク習熟度に応じてキューは徐々に減じていく．フィードバックに関しても，即時フィードバックから徐々に遅延フィードバックに変化させていく（例：「これで全部のステップが終わりですか」と患者に問う）．
分散訓練　習熟期の基本的なプロセスは，分散訓練を開始し，訓練間隔を徐々に延長していくことである．これによって患者が自立してターゲットタスクを実行できる時間を長くしていくのである．訓練状況が変化すれば（例：キューや訓練環境の変化），再び習得期に立ち返り，集中訓練を行う必要性が出てくることもある．セッションデータを取ることで，この必要性の判断が可能になる．第2章で述べたように，SR（間隔伸張想起法）訓練によって分散訓練を構造化できる．これについては第5章でも述べる．
反復訓練　習熟期では高いレベルの訓練を続けることによってタスクがスムーズに実行できるようにする．さまざまな状況でのタスクを自動的かつ自然にするためである．訓練の継続が不可欠である．患者の自宅での練習も治療者はモニターし，正しい訓練が十分な頻度でなされていることを確認すべきである．

認知的負荷
　習熟期においては，メタ認知のテクニックを追加することによって，訓練への患者自身の積極的な参加を促す．たとえば，自分のパフォーマンスを予測させ，結果をフィードバックする．タスクのやさしい側面と難しい側面を予測させ，それを意識してパフォーマンスをさせる．これらの結果に基づき，ターゲットや環境を修正していく．患者がタスクを積極的に行うことと，エラーを最小限にすることは，互いに矛盾するのであるが，両者のバランスを適切にするようにしなければならない．エラーが訓練上プラスになるかマイナスになるかの正確な判断が治療者には求められる．最初の習得段階では誤りなし学習が必須である．1つ重要な点は，重篤な前向健忘患者においても，病前の陳述記憶や論理的思考能力が保たれている場合があるということである．するとこうした患者が現在の自分のパフォーマンスとして述べる内容は，実際とは一致しない事態がしばしば発生する．したがって，重篤な前向健忘患者においては，メタ認知云々をいうよりも，とにかく正しい反応の繰り返し訓練を重点的に行うことが望ましい．

（3）維持期
　ターゲット状況でターゲットタスクを確実かつ円滑に実行できるようになった時点で，訓練は維持期に移行する．習熟期の分散訓練におけるパフォーマンス評価のデータによって，この移行の可否が判定できる．ただし，いったん達成したはずのパフォーマンスが落ちたり，時には失われたりすることもリハビリテーションではよくあり，治療者はこの問題に対処しなければならない．維持期の訓練

では，プログラム終了後もパフォーマンスが維持されることを目指したテクニックが必要である。この期の訓練は，訓練室で行われることはむしろ稀である。以下に，学習したパフォーマンス維持を促進するためのポイントを挙げる。いずれも十分な計画のもとに行うことが求められる。ある1つのターゲットタスクの維持期は同時に，別の新たなターゲットタスクの習得期であることが通例だからである。

訓練刺激

維持期には，患者のタスク実行をサポートさせるべく，患者だけでなく，患者の自然な日常環境内の人々の教育も行う場合がある。必要なサポートについては，維持期より前の段階で確認しておき，維持期に教育を行う。たとえば学校の教師に対して，宿題達成のための方略使用を患者に促すよう教育する。たとえば同僚に対して，職場で患者が記憶の外的エイドを使用することを促すよう教育する。日常生活内にあるタスク促進因子は，人だけでなく物もある。たとえば先に述べたように，学校のチャイムを記憶の外的エイドの使用開始のキューにするような場合である。このように，人や物を細やかに活用することが，患者が学習したスキルを長期にわたって使用できるためのキーポイントになる。

訓練処方

訓練内容の復習は重要だが，軽視されていることが多い。認知機能障害の有無にかかわらず，人はロボットのように行動したりしない。ダイエットであれ，運動であれ，認知リハビリテーションであれ，人は自動的に実行を継続することなどあり得ず，山あり谷ありの経過が続くものである。大部分の人にとって，適切な継続のためにはそれなりのサポートが必要である。認知機能障害の患者においては，訓練内容の定期的な復習が必要である。認知症の記憶障害に対するSR訓練では，プログラム終了後に「ブースターセッション」を追加することの効果についてのエビデンスがあり（Cherry et al., 2009），その有効性はしばしば引用されている（Bourgeois et al., 2007；van Hout, Wekking, Berg & Deelman, 2008）。時間の経過に従って，人は変わり，状況は変わり，ゴールも変わる。それに合わせてタスクの修正が必要になる。訓練プログラムは，フォローアップとタスク修正，さらにはそこにかかわる人までも視野に入れたものでなければならない。定期的な復習の計画も訓練の一部であり，患者の日常の自然な状況のなかに組み込むことが必要である。

認知的負荷

習熟期に導入したメタ認知的方略を継続することによって，患者は，スキルが自分の身についていることを実感し，パフォーマンスを振り返り，必要なサポートレベルをモニターすることもできる。一方，障害への気づきが不足している患者では，こうした役割は周囲の人が代行しなければならないので，スキルの修正やブースターセッションの必要性をモニターするサポート役の人を治療者は把握する必要がある。

訓練セッション：プログラムの明確化

訓練セッションは，有効性と再現性が必要である。そのためには明確なプログラムがあることが望

ましい。プログラムは次の3つのパートから構成されているのが常である。

1. **習得度の確認** セッション開始時には通常，前回までの訓練内容の習得度の確認を行う。
2. **訓練** 上記確認に基づいて，ターゲットタスクの訓練を行う。このパートがセッションの大部分を占める。訓練の量は，前述したように，習得期，習熟期，維持・般化期のそれぞれによって異なる。
3. **復習** セッションの最後には復習を行う。宿題が出されたり次回の計画が話し合われたりすることもある。

本書第5章以後には，さまざまなターゲットタスクについてのセッションのプログラム実例を提示する。訓練セッションで有効な教示法のプロトコールを活用することで，訓練の実行がスムーズになり，その結果として効果が増すことも期待できる。

E：Evaluation　アウトカムの評価

計画の最初の段階で患者と協同でアウトカムやターゲット達成の基準を定める際に，治療者は評価についても考えておく。そして実行期全体を通して，患者と協同でこの評価を行う。

図4-2のICFモデルに示したように，アウトカム評価は，心身機能・活動・参加のレベルでなされるものである。実際には大部分のリハビリテーションプログラムの評価の中心は機能障害のレベルになっており，資源や時間に余裕があるときに限り，活動のレベルが加わる。ターゲット選択は患者の機能を目的としたもので（しかし，患者自身が計画に参与することは少ないのであるが），アウトカムは患者の学習度や得た知識に基づいて評価される。この評価は治療者や公的審査によってなされるのが常である。しかし最近の研究によれば，患者の参加レベルがアウトカムの最重要因子であるとされている。具体的には，患者の自立度に対する訓練の実効果（Olswang & Bain, 1994），復学（Kennedy et al., 2008），復職（Corrigan & Bogner, 2004），友人関係の維持（Engberg, 2004）などが挙げられている。参加レベルのアウトカムは後述の実効果データの一部になる。

このセクションでは，アウトカム評価のために必要な5つのデータについて述べる。どのデータも訓練セッションの方針決定に重要なので，治療者はこれら5つすべてのデータを取る必要がある。

■セッションデータ

セッション中の時間の大半は，タスクの練習に費やされる。治療者は患者をよく観察し，正反応の回数とそこに必要なサポートレベルを記録する。このデータの分析によって，訓練プログラムの進行を適切に調整することが可能になる。たとえば，キューの除去が早すぎるため誤りなし学習として不適切であるとか，ターゲット習得のために割かれる時間が少なすぎるなどの判定が，データ分析によって得られる。セッションデータが特に重要なのは，初期の習得期における集中訓練の段階である。

■般化データ

学習内容が患者の日常の自然環境で実際に使われているかどうかの確認も必要である。そのために

はターゲット環境下でのターゲットタスクの成績データを取る（例：顔-名前連合がターゲットであれば，患者の職場で顔と名前がどの程度一致させられているか）。このデータをすべてのセッションで確認する必要はないが，データが調子の良い日や特定の状況に偏らないように，系統的に確認する必要はある。この成績データは般化の確認のために重要である。また，訓練をある特定の状況で行うことの必要性を明らかにしたり，その後のセッションでの訓練刺激の選択のためにも有用である。

■維持データ

学習が長期間にわたって維持されていることを確認するための成績データを取ることも重要である。前述のとおり，各セッションは前回までの学習内容の習得度の確認から始まるのが通例である。こうしたデータの蓄積は，習得期から維持・般化期への移行時期の判定に不可欠である。

■実効果データ

学習した内容が患者の日常生活で実行されたとして，ではその結果患者の生活機能の改善につながっているかどうかという点が，臨床的に重要である。これが訓練の実効果と呼ばれるデータである。生活機能の改善（＝実効果）こそが訓練の究極的なゴールであり，最初に訓練ターゲットを選択する時点において最も意識されるべきものである。これと対照的なのがいわゆる医学モデルで，そこでは実効果は事後的に意識される。医学モデルは，「まず訓練して，あとは祈る」ものであるとも揶揄されている（Kennedy & Turkstra, 2006）。必要なのは「まず計画する」であるから，実効果データは2点，すなわち訓練前のベースラインと，訓練終了時に取らなければならない。たとえば，もし，嚥下方略の訓練ゴールが，軟食を誤嚥せずに食べることである場合には，訓練前後での食事内容・肺炎罹患を比較しなければならない。嚥下に実効果がなければ，嚥下訓練の成績だけを独立に評価してもほとんど意味がない。また，米国では機能障害レベルのゴールの達成（例：短期記憶の再生正答率が90％に改善）を目指す認知リハビリテーションには保険会社は支払いを拒むのが常である。保険支払いを認めさせるためには，日常生活上のアウトカム，たとえば雇用に直結するゴール達成（例：記憶エイドを用いて職場のタスクの正確さが90％に改善というように，その職場の最低要求水準を満たすもの）を目指さなければならない。

■訓練効果データ

エビデンスという観点からは，訓練にかけた時間がアウトカム改善に寄与したことを示すことは重要である。このとき，自然回復という交絡因子を考慮しなければならない。改善が訓練による効果であって，他の理由によるものではないといえるのか。これが訓練による効果判定（訓練効果データ）のポイントである。この問いに答えるためには，訓練の前と後にコントロールデータを取ることが必要である（Olswang & Bain, 1994）。コントロールデータとは，直接には訓練の対象になっておらず，かつ，間接的にも訓練と無関係なターゲットについてのデータで，したがって訓練プログラムによる改善は生じないという性質をもっている（Beeson & Robey, 2006）。もし訓練前後でコントロールデータに改善が認められた場合には，訓練ターゲットのいかなる改善についても（般化データ，維持デー

表4-3 評価データの実例：ターゲットの異なる4臨床例

ターゲット	セッションデータ	般化データ	維持データ	実効果データ	訓練効果データ
事実と概念 受傷状況の理解	「あなたの病気の原因は何ですか」という問いへの正解を教示し，時間間隔をおいて再度問う（SR訓練）ことで，正答可能な最長時間間隔をみる	受傷について父母と話す際において，受傷原因を正しく言えた回数	訓練終了後，復習なしで，「あなたの病気の原因は何ですか」という問いに2週間に3回正答	「私はどうして病気になったの？」という質問が減ることによる介護者の負担減少（母の報告による）	訓練ターゲット以外の自伝的情報の想起の改善は，ターゲットの想起の改善より小さい
多段階タスク 請求書の支払	すべてのキューを用いた場合に完遂できたステップ数	家で配偶者が関係書類を出しキューを与えれば，そこからの作業は自立して行える	訓練終了後2か月にわたり，請求書の支払い手続きができている	自記式評価尺度で自立性の自覚のポイントが向上	訓練ターゲットでない料理スキルは改善していない
外的エイド ボイスレコーダーを備忘録として活用する	独力で以前の録音を聴き，新しい録音をすることができるまでの訓練回数	自宅での録音回数	訓練終了後2週間，毎日録音をする	自記式評価尺度で日常生活記憶のポイントが向上	レコーダーを使わないときの想起は使ったときの想起より少ない
方略 ゴール達成の方略	方略中，機会キューに応じて実行可能なステップの数	自宅での方略使用回数	訓練終了後2週間における自宅での方略使用回数	介護者の負担減少（介護者自記式質問票による）	遂行機能検査のうち，ゴール達成にかかわるサブテストのみが改善

タ，実効果データなどすべて），訓練の直接の結果であるとはいえないことになる。われわれの経験では，コントロールデータを取ることは治療者にとって最も難しい仕事である。この種のデータの取り方の教育は受けたことがないのが一般的であるが，エビデンスに基づく認知リハビリテーションの実践のためには，コントロールデータの意義は非常に大きい。

　実例で考えてみよう。外傷性脳損傷の患者に，訓練スタッフの名前の学習訓練を行うとする。ゴールは陳述記憶障害そのものの改善ではなく，患者が自分の担当スタッフを覚えることである。セッションデータでは，スタッフの写真を提示された患者はキューなしにスタッフの名前を言うことができることが示された。さらにはセッション場面や廊下でスタッフに出会ったときにも名前が言えるというレベルまで般化したことが示された。維持データとして，訓練後の患者宅訪問時にも，患者はスタッフの名前を正しく言えることが示された。実効果データとして，患者は自信をもち，対人交流に積極的になったことが示された。では，これらは訓練の成果であるといえるのだろうか。自然回復によるものでないといえるのだろうか。そのためにはコントロールデータが必要である。訓練前後の陳述記憶（例：単語学習テスト）の成績の比較がこの目的にかなっている。訓練前後でこの成績に改善がないか，もしくは，改善があったとしてもスタッフの顔-名前連合の記憶に比べて有意に低かった場合には，訓練がスタッフの名前の学習に効果的だったという強いエビデンスがあるといえることになる。しかし，陳述記憶の成績も訓練後に有意な改善を示した場合は，患者がスタッフの名前を覚えたことも自然回復であるとみなすことになる。他のコントロールデータとして，訓練の対象でないスタッフの顔-名前連合を用いることもできる。このとき，名前の学習が訓練の対象スタッフに限定し

て成立していれば，それは訓練の効果であるといえよう．

■臨床データの実例

　低酸素脳症による中・重度の認知障害をもつ患者に，「アポイントを PDA で記録する」というターゲットタスクを訓練する実例を考えてみよう．セッションデータでは，この患者は PDA を訓練されたとおりに使用できることが，PDA 入力内容からも，PDA 使用手順の観察からも示された．さらに，訓練外の日常生活でも PDA 使用が実行されているかどうかも，患者自身または介護者からの報告により確認された（般化の確認）．習熟期においても，各セッションの開始時に，分散訓練後の維持のレベルが確認された．PDA の使用が習熟され，日常生活で実行されていると思われた段階で，実効果として，アポイント回数が実際に増えたか否かのデータを取った．最後に，訓練の対象外の PDA 使用はできないことを示し，これをコントロールデータとした．このように訓練中の各レベルのデータを収集することで，治療者は訓練方法とターゲットを修正していくことができる．その他 4 臨床例の評価データを表 4-3 に示す．

要約

　本章では認知リハビリテーションの骨格としての PIE を示した．PIE（計画；Plan，実行；Implementation，評価；Evaluation）は，認知機能障害を有する小児・成人の訓練の実践を結集したもので，あらゆる患者，あらゆる訓練ターゲットに適用可能である．図 4-3 は PIE の概観図である．本書第 5 章以下には，PIE を用いた訓練の具体例を，訓練で実用可能な記入フォームなどとともに紹介する．

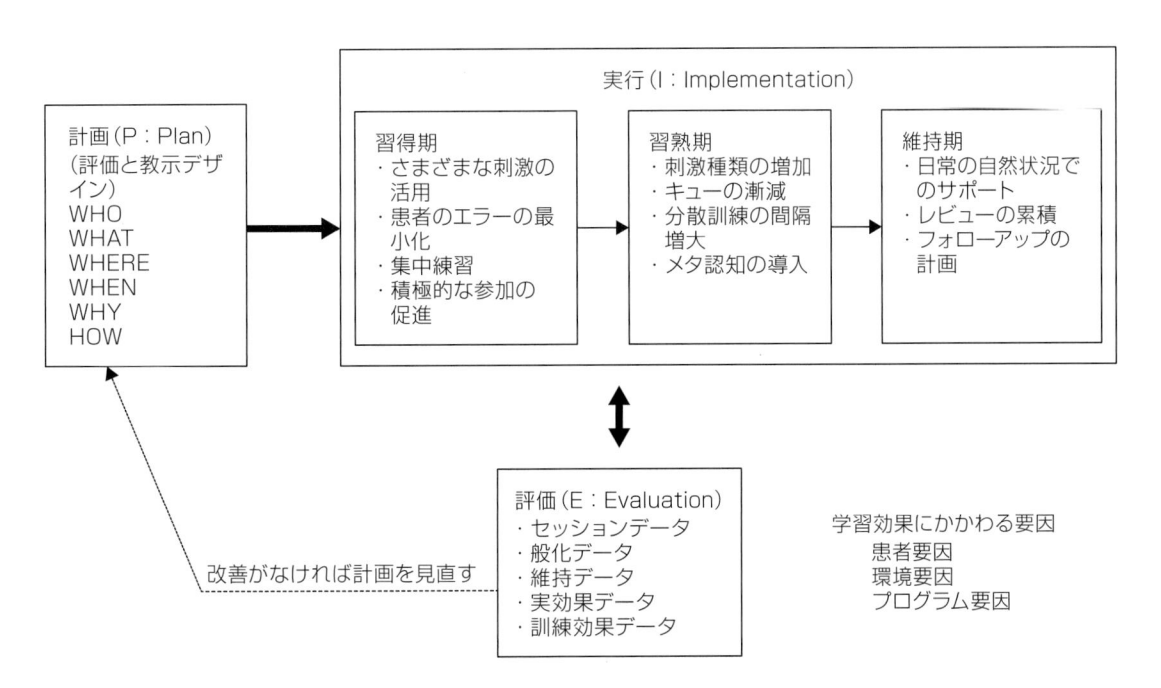

図 4-3　PIE の全体像

第Ⅱ部　実践編

第5章　事実と概念の記憶訓練 ……………………………………… 91
第6章　多段階タスクの訓練 ………………………………………… 111
第7章　外的エイド使用の訓練 ……………………………………… 142
第8章　メタ認知的方略の訓練 ……………………………………… 182
第9章　社会生活技能訓練（SST）…………………………………… 210
第10章　結び─明日から臨床へ ……………………………………… 226

第5章

事実と概念の記憶訓練

　物忘れは誰でもする。人の名前や，電話番号や，パスワードなどを忘れるのは稀なことではない。稀どころか，よくある。だから記憶術の本は多数出版されているし，記憶のコツも数多く知られている。誰にでもある物忘れはそう大きな問題ではないが，脳障害による記憶障害は，自立や就職や教育に大きく影響する。

　本章では記憶障害の訓練について述べる。章タイトル中の**事実**とは，形があるものを指す。実際に行い，具体的に示すことができるものである。**概念**とは，形がないものを指す。なんらかのシンボル（例：単語）に結びついた知識の単位を指す[1]。本章で述べる「事実と概念」の訓練は認知リハビリテーションプログラムの一部として組み込まれるのが普通である。プログラム全体には，患者のゴールに応じて，方略教示や多段階タスクの訓練などが組み込まれる。認知リハビリテーションプログラム全体を通しての目標は，障害された記憶過程への負荷を最小にすることである。ここでいう記憶過程とは，主として陳述記憶を活用する学習と，さらには長期記憶からの想起である。負荷を最小にすることで，患者自身のリハビリテーションプログラムへの参加を促進することができる。つまり，患者が必要な情報により自動的にアクセスできるようにすることで，学習や想起をしやすくなるのである。

　本章ではまずリハビリテーションのゴールを決める場合に考慮すべき事実と概念を簡潔に概観する。次に，PIE〔計画（P；Plan），実行（I；Implementation），評価（E；Evaluation）〕に沿って，事実と概念の記憶訓練の重要なポイントについて具体的に説明する。

事実と概念とは

■事実と概念はどのようにして学習されるか

　事実と概念の学習メカニズムは，いまだに解明されていない。特に，この学習にかかわる記憶機能についての議論となると，収束の気配はまったく見えない（Martins, Guillery-Girard, Jambaque, Dulac & Eustache, 2006 参照）。第1章の内容から考えれば，事実と概念の学習は陳述記憶（顕在記憶）に依

---
[1] この Merriam-Webstar（1986）による定義は，哲学者の間で論争中であるが，本書ではこの定義を採用する。

拠するところが大きいと思われるかもしれない。すなわち，学習というからには，学習内容に意識的に注意を向けることが重要だと思われるかもしれない。そのようにしてなされる学習は，エピソード記憶と意味記憶にわたっている。学習内容は，最初はエピソード記憶の性質をもっているが，時間をかけて何回も学習するうちに意味記憶の性質をもつようになるのである。(例：「障害者総合支援法」について学習する場合，最初はそれをスタッフから教わったというエピソード記憶として保持されるが，のちには知識すなわち意味記憶に変化する)。しかし，学習において陳述記憶の過程がどれだけ必要になるかは，学習方法と想起方法により変わってくる。陳述記憶が必要となるのは，意識的な学習のための方略を用いる場合である。その方略とは，精緻化，記憶術，視覚化などである。これに対し，潜在記憶が必要となるのは，正しい反応や連合の繰り返しによる学習で，その1つの例が間隔伸張想起法 (Spaced Retrieval Training；SR) である。学習においては，陳述記憶と潜在記憶のどちらかだけが用いられることはなく，両方を組み合わせることになる。その組み合わせの比率は，その患者の記憶障害の性質によって決まるものである。

　学習に陳述記憶が用いられるか潜在記憶が用いられるかは，想起のしかたや内容にもよる。陳述記憶は，事実と概念を想起するときに必要になる。すなわち，「あなたの担当の言語聴覚士の名前は何ですか」と直接的に質問されて，意識して自分の記憶貯蔵の検索をするような場合である。これに対し潜在記憶は，親近性の感覚に関連している。「あなたの担当の言語聴覚士の名前のことを考えてみましょうか」というような間接的な質問や，「あなたの担当の言語聴覚士の名前は…」というような，文章の一部の提示に続けて「スーザンです」と答えるように学習する場合に用いるのが潜在記憶である。

　日々の学習の状況では，陳述記憶も潜在記憶も，記憶以外の認知機能から独立したものではない。リハビリテーションのゴールを定める際には，関連する機能の相互作用を十分に考慮しなければならない。先に挙げたスタッフミーティングの例で考えてみよう。翌日になってミーティングの内容を具体的に思い出すとき (例：あるスタッフが障害者総合支援法について説明していた，など)，それはエピソード記憶である。障害者総合支援法をある特定の患者にどう適用したかについてミーティングで聴いたとしたら，それはエピソード記憶と意味記憶の両方の要素をもっており，それぞれの比率は聴いた情報の内容による。上記はいずれスタッフと患者についての印象を形成するから (例：そのスタッフは感じが悪いとか，その患者は個人情報を大切にしている，など)，学習の方法が何であれ，いずれも意味記憶になる。さらに複雑なことに，学習そのものは陳述記憶によってなされていても，そのスタッフに対して以前からもっているネガティブな感情からの無意識の影響を受けている (潜在記憶のレベルでの感情の連合)。また，スタッフとのミーティングは，対人交渉スキルを練習する場にもなっている (潜在記憶のレベルでの手続き学習)。最終的にはこれらすべてが，すでにもっていた遂行機能と注意機能のスキルと相まって未来の行動様式を形成するのである。結局のところ，記憶訓練の計画の大部分は次の (1)(2) の手順に従うことになる。(1) その患者が，どんな認知機能をいつ使っているかを明確にする。(2) それをもとに，患者に残されたどのスキルを重点的に活用すれば，より効果的な学習が可能になるかを決定する。

　学習は潜在的にも可能なので，記憶障害患者は，学習したという意識がなくても，事実と概念を身につけることができる。つまり，意味記憶とエピソード記憶は乖離しうるのである。エピソード記憶が障害されていても意味記憶が保たれているケースは多数報告されている (Dewar, Patterson, Wilson & Graham, 2009 の総説参照)。たとえば，Vargha-Khadem ら (1997) は，幼少時に重度の記憶障害を

被った患者をフォローアップした研究で，こうした患者も学校教育で新たな概念を学習することはできるが，学習したという記憶そのものはないことを示している。この意味記憶とエピソード記憶の乖離は，海馬とその周辺脳領域の役割の違いを反映していると考えられている（Tulving & Marcowitsch, 1998；Vargha-Khadem et al., 1997）。エピソード記憶が相当に障害されていても意味記憶の学習が良好なケースの報告はいくつもある。こうした知見は，認知リハビリテーションの実地にも示唆するところがある。すなわち，患者が訓練内容を身につけたか否かを評価する際には，患者が学習したという事実を覚えているかどうかではなく（例：「今日は栄養士の先生から何を教わりましたか」と患者に聞くのではなく），訓練内容を実際に使えるかどうか（例：患者が適切な食事を選ぶことができるようになったかどうか）に着目すべきなのである。

■事実と概念の訓練へのアプローチ

　記憶訓練の方法を選択する際には，それぞれの方法が，陳述記憶をどの程度活用するものであるかを考慮する。遂行機能の活用の程度も，訓練により異なっている。記憶訓練のうち，一方の極にあるのは，陳述記憶と遂行機能の両方を高度に活用するもので，精緻化，記憶術，視覚化などの方略がこれにあたる。これらは，患者が学習の初期から意識的に方略を活用することで記憶量を増そうとするものである。すでに述べたように，患者自身が自分の思考や行動をコントロールまたはモニターする方略は，メタ認知的方略と呼ばれている。これについては第8章で詳しく述べる。本章では治療者が用いる方略に焦点を絞る。それは，学習内容を構造化することによって学習・想起を促進する方略である。この方略としては，精緻化もさまざまな形で用いられるが，最もよく用いられるのは，記憶すべき内容を，意味的，音韻的，視覚的に関連する別の情報と連合する方略である。たとえば，患者が食料品店で働き，ピーナッツバターをジャムとパンの隣に置くことを覚えなければならない場合，訓練としてはこれらの単語を連合して覚える方略が考えられる。このとき，音韻的な連合としては，ピーナッツのPとパン（bread）のBとジャムのJを組み合わせて"PB & J"と覚える，視覚的連合としては，ピーナッツバターとジャムとパンでサンドイッチを作る情景をイメージするなどの方略があろう。この視覚的連合を強化するには，患者に，「覚えることを頭の中で動画にしてみましょう」と指示する（O'neil-Pirozzi et al., 2010）。必要な複数の事項をなかなか覚えられない場合は，それらの事項を使った短文を治療者が作るという方略もある（O'neil-Pirozzi et al., 2010）。たとえば「リンカーンはチーズケーキが好き」という短文によって，帰りにリンカーンメモリアルに立ち寄ることと，帰宅したらチーズケーキのレシピを探すという2つの事項を覚えられるようにするのである。

　記憶訓練方法のもう一方の極にあるのは，潜在記憶・手続き記憶による学習で，この場合は患者自身の意識的努力は不要である（陳述記憶と遂行機能の必要性が低い学習といえる）。実例としては漸減キュー（vanishing cues）と間隔伸張想起法（SR）が挙げられる。漸減キューはターゲットをシンプルに学習するための技法で，SRは学習と想起の両方の技法である。たとえば，患者の介護者であるTinaという名前の記憶訓練を例に挙げてみよう。第1回目の訓練では，（Tina）と名前が記されたTinaの写真を患者に呈示する[2]。第2回目には，同じTinaの写真で，ただし（Tin_）と記されたものを呈示する。患者がTinaと正解すれば，次はまた一文字消して（Ti__）を呈示する。最終的には写真だけで

---
[2] Haslam et al.（2010）の方法。

Tinaと正解できることを目指す。どこかの段階で患者が正解できなかったときは、また一文字足して呈示する。文字なしでTinaと正解できるまでこれを繰り返し、次は系統的に想起に干渉する因子を入れ、最終的には患者の日常生活と似た場面でTinaという名を思い出せるようにする。これが漸減キューである。

　SRだけを用いた訓練も可能である。治療者が写真を指して「Tina」(または「この人の名前はTinaです」)と言い、直後に患者に「Tina」と言わせる。正しく言えたら、30秒間これとは無関係の話をしたあと、また写真を見せる。患者が正しく「Tina」と言えたら、時間間隔を2倍の1分に延ばす。次にはまた2倍に延ばす。前もって定めた最長時間間隔に達するまで(例:30分のセッションの終了まで)これを繰り返す。患者が正しく言えなかったときは、治療者がすぐに正解を示して患者に言わせ、1つ前の時間間隔に戻す。SRの原法では、翌日にも患者が正しく言えたときに、タスク達成とみなしている(Brush & Camp, 1998)。

　上記、漸減キューとSRに共通する原理は、エラーの最小化である。患者自身が積極的に考えることは阻止する。方略を用いることも阻止する。患者が正解を言えなかったときは、治療者がすぐに介入し、正解を示し、患者にその正解を言わせるのである。そして1つ前のステップに戻る(例:SRであれば1つ前の時間間隔に戻る)。最短の時間間隔(30秒)でも患者が正解できなければ、漸減キューのテクニックを導入してターゲットを覚えさせる。これもエラー最小化のためである。セッションの最後の時点で患者は、正答数のほうがエラー数より多くなっていなければならない。なお、このテクニックの前提として重要なのは、ターゲットタスクの選択である。タスクはその患者の日常生活において重要で、その患者にとって自然で、その患者の日常生活で一定の頻度で出てくることで、十分な練習の機会があるものでなければならない。

　巻末の付表ワークシート5.1と5.2(医学書院のウェブサイトに拡大版がアップされている)は患者データ記録のワークシートである(SR訓練マニュアル;Brush & Camp, 1998より許可を得て複製。このマニュアルはstore.myersresearch.orgで注文できる)。SR訓練マニュアルは非常に優れたツールで、訓練適応患者の選択、治療計画、進捗経過記録などに活用することができる。

　以上が事実と概念を患者に教える方法である。どの方法を用いるかは、訓練のステージ(ターゲットタスクの決定、習得、習熟・般化、維持)、ターゲットタスクの特性、患者の記憶障害の程度によって決定する。いくら教えても患者の学習成績が非常に悪い場合には、教えないことが最善の訓練ということもある。覚えさせるのではなく、メモなどの外的エイドを活用することを訓練するのである(第7章参照)。ターゲットと訓練方法の選択については次のセクションのポイント2に後述する。

P:Plan　事実と概念の訓練の計画

　リハビリテーションの計画で重要な4つのポイントについては第4章ですでに紹介した。本章では事実と概念の訓練計画におけるこれらポイントについて述べる。

■ポイント1　WHO 患者の特性

　第一に考慮するのは、患者の神経心理学的プロフィールである。同時に、個人的要因としてのモチベーションや基礎知識、環境的要因としての家族などからのサポートの有無も検討する必要がある。

記憶検査も必須である。リハビリテーションの計画を立てるうえで，患者の記憶機能は大きな意味を有するからである。日常生活の観察も必須である。検査結果として測定できる能力は，いわば理想的状況における患者の能力である。日常生活において，たとえば半日仕事したあとの能力とはかなり異なることがある。患者や家族の面接から得られる情報は，リハビリテーションのゴール設定の決め手になるし，リハビリテーションについての患者の姿勢やモチベーションも知ることができる。

　視覚化や精緻化のような記憶訓練は，患者の意識的な努力を要するので，みずからの障害を認識している患者に適した方法である。これらの訓練は治療者主導で行われるものなので，結果を日常生活に活かすためには，患者は学習内容をいつ実行するか，いかに役に立つかを理解している必要がある（Sohlberg & Mateer, 2001b）。これに対してSRのような系統的教示による訓練は，患者が学習内容を意識的に活用する必要はあまりない。ただし，訓練に対する十分なモチベーションは必要である。モチベーションが高く，みずからの障害をある程度自覚していて，物事の記憶が必要な仕事をもっている患者は，視覚化のような明示的訓練を行うのが適切であろう。これに対し，同じように記憶を必要とする仕事をもっているがみずからの障害についての自覚が乏しい患者は，SRのような潜在的学習方略を行うのが適切であろう。その場合は外的エイドの活用（第9章）や手続き記憶を利用した高度に構造化されたタスク（第6章）を身につけることで，いずれも患者自身の意識的な努力を要さない自動的な一連の行動になるよう訓練することができる。

■ポイント2　WHAT WHERE WHEN 訓練プログラムの決定

　ターゲットタスクと訓練プログラムの決定におけるポイントを図5-1にまとめた。ここでは，WHAT, WHERE, WHEN の3つの問いへの回答を出さなければならない。

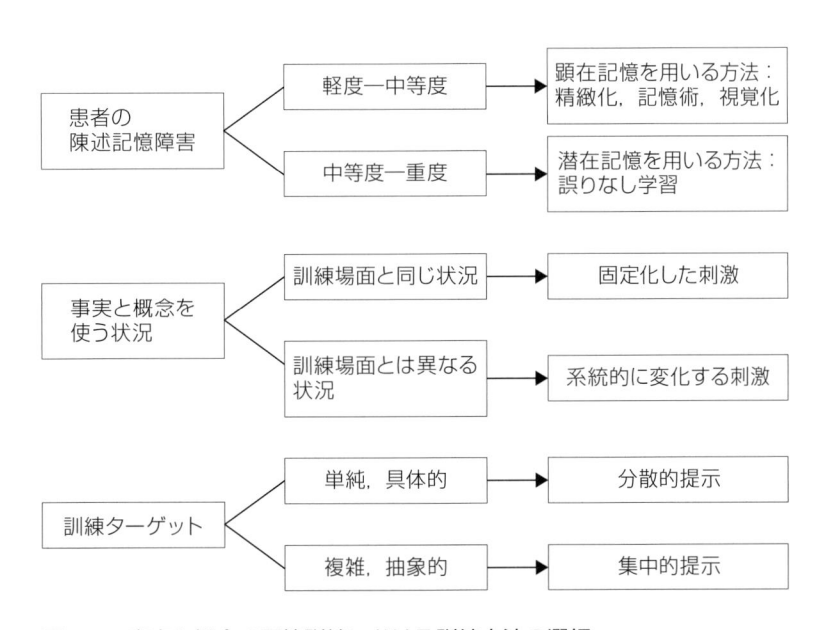

図5-1　事実と概念の記憶訓練における訓練方法の選択

- 患者の陳述記憶障害
  - 軽度〜中等度 → 顕在記憶を用いる方法：精緻化，記憶術，視覚化
  - 中等度〜重度 → 潜在記憶を用いる方法：誤りなし学習

- 事実と概念を使う状況
  - 訓練場面と同じ状況 → 固定化した刺激
  - 訓練場面とは異なる状況 → 系統的に変化する刺激

- 訓練ターゲット
  - 単純，具体的 → 分散的提示
  - 複雑，抽象的 → 集中的提示

・WHAT　ターゲットタスク（何を教えれば生活が改善するのか）

　教える内容そのものが教えることの目的ではない。ゴールは患者の生活のなかにある。治療者はまずその患者のゴールを特定すべきである。そしてそのゴールに関係する行動を分析し，ターゲットタスクとして何を学習させればその行動に役立つかを特定すべきである。たとえば，ゴールが人との会話であるとすれば，患者は会話に必要な自分についての事柄を思い出す必要があるかもしれないし，ジョークを言ったり世界情勢について語ったりする必要があるかもしれない。ゴールが独居自立であるとすれば，自分の住所や電話番号，緊急連絡先を知っている必要があろう。ゴールが仕事に関することであるとすれば，顔と名前の一致や，職場の人間の職位を覚えておく必要があろう。ゴールが復学であるとすれば，必要なのは学業の知識や語彙であろう。このように見ていくと，事実と概念の訓練はリハビリテーション計画の一部分でしかないことがわかる。人との会話では，自分が発言するタイミングについての方略も，人と共通の話題も必要になろう。日常生活の自立では，事実と概念だけでは不十分で，多段階的な手続きや方略も必要であろう。このように，その患者のニーズを特定するということは，教えるべき事実と概念は何かを決定することにほかならず，他の訓練方法の必要性を決定することでもある。

・WHERE　ターゲット環境（どこでターゲットタスクが使われるのか）

　訓練手続きの項に後述するが，状況（context）は学習内容想起の重要なキューになる。したがって，学習内容が使われる場所の特定は重要である。ここでいう「状況」に含まれるのは，物理的状況（たとえば，教室，職場），人的状況（たとえば，家族，他人），活動状況（たとえば，食事，人からの質問に対する反応）などである。状況のキューの重要性は，患者の陳述記憶障害が重ければ重いほど高まる。重篤な陳述記憶障害を有する患者においては，学習は手続き記憶に大きく依存することになるが，手続き記憶は高度に状況特異的なものである。この場合，学習内容の新たな状況への般化が起こるのは，その新たな状況が訓練状況とどれだけ似ているかにかかっている。たとえば，重い前向性健忘をもつ患者は，「あなたの病気の原因は何ですか」という質問に対して，自分の外傷について簡潔に答えることを学習することはできても，「あなたの脳損傷について話してください」と質問の言い回しを変えられるとこれはキューにならず，訓練の成果を出すことができないという事態が発生する。同様に，学生である患者が学校で語彙を学んでも，その語彙を必要に応じて自動的に用いることはできないであろう（下記のケース1参照）。本セクションでは般化の計画法についても後述する。かなりの記憶障害があっても般化は可能だからである。しかしその前提として，その患者が訓練内容をどれだけ柔軟に使わなければならないかという点を治療者が押さえておくことが重要である。

・WHEN　ターゲットタスク実行のタイミング

　訓練を開始するにあたって絶対に欠かすことのできない確認事項は，学習内容である事実や概念が，将来において変わると見込まれるか否かということである。いったん学習された事実や概念を消去することは非常に難しいことがある。重篤な前向性健忘の患者では特に難しい。例としてわれわれが経験した事例を挙げよう（Bourgeois et al., 2007）。われわれは，ボウリングが水曜日に企画されていることをグループホームの患者に教えるにはどうしたらよいかと介護職員から尋ねられた。その患者は，ボウリングの日はいつかと何回も同じ質問を職員にするからであった。前年のスケジュールで

は，ボウリングは火曜日だったのである。この患者は重篤な前向性健忘を有していたので，学習の方法は潜在学習がメインであった。そこで，まずSR訓練を用いて，新しいボウリングの日程を教えたが，前に覚えた火曜日の反応を消去することは難しいことが，3〜4回目のセッション後に明らかになった。患者は「火曜日…じゃなくて…水曜日」と答えるようになり，周囲は困惑するばかりであった。しかも，あろうことか，介護職員が言うには，翌月からはボウリングの曜日は木曜日に変わるというのである。こうなると最善のアプローチ方法は明らかである。患者に教えるべきことは，予定表をチェックしてボウリングの日付を確認するという方略である。そうすれば，ボウリングの曜日（事実）が変わっても，患者は常に同じ方法でボウリングの予定日を知ることができる。このような場合のポイントは次のように一般化できる。もし事実や概念が将来変わりそうなのであれば，その情報そのものを覚えるように訓練するのではなく，その情報へのアクセスの方法を覚えるように訓練する。

事実と概念の訓練プログラム

　以上のWHO, WHAT, WHERE, WHENを精密に検討したうえで具体的な訓練プログラムをデザインする。事実と概念について最も効果的なプログラムについてはさまざまな見解があるが，次の2点は強調する価値がある。

- **重篤なエピソード記憶障害および意味記憶障害をもつ患者には，SRを用いたエラー統制法が最も効果的と思われる**

　認知症についての研究（Hopper et al., 2005）と外傷性脳損傷についての研究（Ehlhardt et al., 2008）で，この方法は強力に支持されており，これら以外の患者についても，エビデンスが蓄積しつつある（例：陳述記憶障害を有するアルコール症患者；Pitel et al., 2010）。試行錯誤法については，記憶障害があまり重篤でない患者に対しては，エラー統制法と同様に有効である可能性が示唆されている。たとえば，中等度から重度の記憶障害を有する小児の概念学習訓練の研究では2つの方法の効果に差は認められなかったという研究がある（Landis et al., 2006）。だがその一方，比較的軽い記憶障害の患者では，誤りなし学習（エラー統制法の1つ）の効果のほうが優れていたという研究もある（Bourgeois et al., 2007）。

- **内的記憶方略は，軽度から中等度の記憶障害をもつ患者に有効と考えられる**

　一般には，内的記憶方略は記憶リハビリテーションに有効とされているが（O'Neil-Pirozzi et al., 2010の総説を参照），限界も多数指摘されている。たとえば，外的エイドとの組み合わせに関しては，その是非について議論がある。内的記憶方略については第8章に詳しく述べる。

事実と概念の訓練におけるターゲットタスク

　ターゲットタスクの選択にあたっての重要な原則もいくつかある（表5-1を参照）。訓練方法として，患者の陳述記憶（なかでも特に意味記憶）に依拠する方略を用いる場合の留意点は以下のとおりである。

- **患者にとってより意味のある情報が，学習されやすく保持されやすい**

　患者自身が重要だと思っている情報や，患者がすでにもっている知識に関連する情報が，学習されやすく保持もされやすい。たとえばテニスの選手にとっては，地質学の用語よりテニスの用語のほう

表5-1 訓練ターゲット選択における留意点

陳述記憶（特に意味記憶）に依拠する方略（精緻化，視覚化，連語など）を用いる訓練における留意点
- 患者にとってより意味のある情報が，学習されやすく保持されやすい
- 抽象的概念は具体的概念よりも学習するのが難しい
- 視覚化できる概念のほうが学習も想起もしやすい
- カテゴリー内の数が多いと学習しにくい
- 顔−名前連合の学習は特に難しい

潜在記憶をより重点的に活用する訓練（SR, MVCなど）における留意点
- 単純であるほど学習しやすい
- 般化されにくい（潜在学習は刺激と文脈に特異的な学習であるため，般化のためには訓練プログラムでの刺激を多様化することが必要である）

陳述記憶・潜在記憶のいずれを用いた技法においても，事実や概念が将来的に変わることが見込まれる場合には，情報そのものではなく情報にアクセスする方略や手順を訓練する

が学習しやすい。もともとの知識に関連した用語だからである。この原則は陳述記憶を活用するリハビリテーション方略で特に強調される。患者のもともとの知識がターゲットタスクに意味的につながるからである（Dewar et al., 2009）。

• **抽象的概念は具体的概念よりも学習するのが難しい**

たとえば，「遂行機能障害」という概念は，「勉強をしないと学校で落第をする」という概念より学習しにくい。「遂行機能障害」は抽象的で，「学校で落第する」は具体的だからである。ただし，抽象的な概念であっても，具体化することが可能な場合がある。YlvisakerとFeeney（2000）が外傷性脳損傷の患者と協力して開発した人物イメージ法がその例である。この方法は，その患者が尊敬する人物名とターゲットタスクを組み合わせるものである。たとえばジェイソンという患者は，行動上の重篤な問題を有していたが，「海兵隊のジェイソン」「クリント・イーストウッドを演ずるジェイソン」というようなセルフイメージをもつことで，自分の行動をコントロールすることを学習した。自己コントロール，自立，能力などは非常に抽象的な概念であるが，このように人物をイメージすることで具体化し，患者自身にわかりやすいものにすることができるのである。

• **視覚化できる概念のほうが学習も想起もしやすい**

たとえば，「安全運転」は視覚化しにくいが，「交通事故」は視覚化しやすいので学習しやすい。これは前記の具体化・抽象化にも関連している。視覚化しやすい概念は，多くの場合，具体的なのである（例：勇ましい演技をする俳優についての記憶があれば，「勇敢」という概念を視覚化しやすい）。

• **カテゴリー内の数が多いと学習しにくい**

カテゴリー内に，よく似た事項が多数あることを「近似密度が高い」という。近似密度が高ければ高いほど，記憶障害患者にとって学習しにくくなる。カテゴリー内の目的の事項を想起することが困難になるのである。近似密度が高いカテゴリーとしては，たとえば「小型犬」がある。小型犬には157種類の犬のうちの（American Kennel Clubは2009年に157種類を公認している）約半数が含まれている。近似密度が低いカテゴリーとしては，たとえば「スコットランド出身の有名な哲学者」がある。スコットランド出身の有名な哲学者は実際には約20人いるが，大部分の人にはデイビット・ヒュームとアダム・スミスの2人しか知られていない。すると，専門家でないかぎり，スコットランド人の

哲学者を思い出すよりも小型犬の名前を思い出すほうが難しい。なぜならばスコットランド人の哲学者の名前よりも，小型犬の名前のほうが競合する可能性が高い（すなわち，近似密度が高い）からである。

近似密度の「近似」とは，意味的な近似だけとは限らない。音韻的な近似（例：dog, clog, cog），視覚的な近似（外見が類似したイヌ），文字的な近似（例：harrier と terrier）もあり，いずれも目的の事項の想起を妨害する要因になる。近似密度効果で説明できることとして，ユニコーン（一角獣）が Romano チーズより記憶しやすいことを挙げることができよう。ユニコーンと Romano チーズは，英文ではほぼ同じ出現頻度の単語だが，ユニコーンというものは1種類しか存在しないのに対し，Romano チーズと似たチーズはたくさんの種類がある。音韻的にも表記的にも類似した，parmesano チーズという物もある。このため，Romano チーズを学習しようとすると，parmesano チーズを誤想起しやすいのである。

現代人の多くが経験している近似密度効果として，数字とパスワードを挙げることができる。どちらも日常生活内に急増しており，混同せずに覚えておくのがますます難しくなっている。近似密度効果は，ターゲット課題選択に際して常に留意しなければならない。近似密度が高いカテゴリー内のターゲットは学習も想起も難しいと考えられる。そしてこの難易度は，患者の知識と得意分野，そして訓練の種類によって左右される。

- **顔-名前連合の学習は特に難しい**

第2章でふれたように，顔と名前の間には完全に任意の関係しかないことに加え，ファーストネームとラストネームの連合も覚えなければならない（Thoene & Glisky, 1995）。健常者は駄洒落を利用したりするが（例：Bob という名前を覚えるとき，「Bob bobs his head when he says "yes" ボブはイエスと言うときお辞儀（bob）する」），この方法は記憶障害患者では有効でない。ほとんどの場合，駄洒落を使うこと自体を忘れてしまうからである。また，治療者がイメージと連結を呈示する形の記憶術の有効性を示すエビデンスはあるものの（Manasse, Hux, & Snell, 2005；Thoene & Glisky, 1995），これも患者が自立して行えるものではない。まずイメージを作り，次にそれを名前と連結し，そしてイメージと名前の両方を想起するというプロセスは認知機能障害患者には負荷が高く，日常生活での実用には耐えない。認知症患者を対象とした研究によれば，顔-名前連合の最も効果的な学習方法は SR 法である（Hawley et al., 2008；Hopper, Drefs, Bayles, Tomoeda & Dinu, 2010）。外傷性脳損傷患者でも SR 法が有効というエビデンスがある（Bourgeois et al., 2007）。

潜在記憶をより重点的に活用する訓練における留意点は以下のとおりである。

- **単純であるほど学習しやすい**

SR 法をはじめとするエラー最小化訓練法は，古典的条件づけに基づいた方法である。この訓練法では，患者が毎回エラーなしの正しい反応をできるような訓練刺激を用いる。われわれ自身の経験からも（Bourgeois et al., 2007），刺激と反応はできるだけ単純であることが勧められる。長くて複雑な情報は，短くて単純な情報よりも難しく，学習もしにくい。既述のとおり，潜在記憶プロセスに依拠する学習の過程では，誤答より正答が多くなるようにすることが必要で，したがって，その患者にとって安定して正答を続けられる課題を選択することがきわめて重要である。ターゲットタスクが複雑である場合には，ターゲットそのものではなく，そこにアクセスする方法を訓練するほうが効果的であ

る（例：履歴のような複雑なターゲット課題の場合には，それをノートに記録しておき，訓練としては必要時にノートを参照することを学習させる）。複雑な事実と概念は，より単純な要素に分解して学習したのちにそれらを結びつけるという技法によって訓練可能だが（第6章参照），その場合も患者は，一つひとつの要素を想起しなければならない。

- **潜在学習は般化されにくい**

多くの研究の結果，健忘患者の潜在記憶学習は過剰に特異的であることが示されている。すなわち，学習内容そのものだけでなく，訓練時に用いられた素材や物理的文脈のような表面的特性についても，変化した場面では応用が利かないのである。陳述記憶による学習の実際は，次のようなものである（Stark et al., 2005）。

> 「2010年のスーパーボールでニューオリンズ・セインツがインディアナポリス・コルツに勝利した」という事実を学習することは比較的やさしい。この情報からはすぐに「コルツがセインツに負けた」「セインツが勝った」という文章が正しいこともわかる。この事実を意識的に思い出すことができるのはもちろん，陳述記憶に問題がなければ，関連した事実が自動的に思い出される。たとえば，ニューオリンズの人々にとって2010年は，カトリーナ台風の被害とスーパーボールの勝利という2つの重大ニュースがあった年であったこと，また，2009年のスーパーボールはあまり盛り上がらなかったことなどの事実である。

この例のような陳述記憶によるプロセスは，自動的であり，さまざまな文脈のなかでの新しい意味情報を柔軟に用いるために必要なものである。これに対し，潜在記憶のプロセスのみを用いた学習は，「2010年のスーパーボールでニューオリンズ・セインツがインディアナポリス・コルツに勝った」を言葉どおりに記憶するもので，訓練の際に用いられたキューが出されないかぎり想起できず，他の知識に自動的に結びつくこともない。この理由から，陳述記憶障害を有する患者には，学習内容ともともとの知識の結びつきを，そのつど直接教えなければならない。学習内容が訓練以外の状況に般化することは期待できない（例：治療者以外の人がキューの質問をするとか，キューに似ているが少し異なる質問をしたときには，学習内容は想起されない）。リハビリテーションという観点からは，このような高度な特異性は，潜在記憶を用いた学習の最大の特性といえるかもしれない。なぜなら，訓練の場所の決定だけでなく，患者の関係者に学習の限界をどう説明するかという点についても，重要な意味をもっているからである。大部分の患者では陳述記憶がある程度残存しており，完全な前向性健忘は比較的稀である。とはいえ，軽度の陳述記憶障害患者においても，般化は訓練早期に計画しなければならない。患者の日常生活を視野に入れ，学習するターゲットタスクが，最終的にはどこで使われるのか，どんなものを用い，どんな人々との間で使われるのかを考慮しなければならない。

■ポイント3　WHY　ゴールの設定

ゴールの設定にあたって考慮すべき要素としては，ターゲットタスクの特性，訓練効果の客観的な測定法，アウトカム達成基準，自立レベル，ターゲットタスクが活用される状況などを挙げることができる。事実と概念は，訓練のアウトカムの測定が最も容易なターゲットである。事実と概念を，質問されたとき，必要なとき，キューを出されたときなどに想起することが訓練のゴールになるからで

ある。

多面的評価

　認知リハビリテーションで評価しなければならないのは，ターゲットタスクである事実と概念についての患者の理解度と活用能力で，これらを訓練室と実地場面の両方で評価しなければならない。第4章の訓練アウトカムの測定（E：Evaluation）で述べたように，そのために必要なデータは5種類ある。
　(1) セッションデータ：たとえば，ターゲット想起の正答率
　(2) 般化データ：たとえば，ターゲットに関連する事実と概念の正答率
　(3) 維持データ：学習が長期間にわたって維持されていることを示すデータ
　(4) 実効果データ：患者の生活レベル改善への実際の効果
　(5) 訓練効果データ：改善がリハビリテーション以外の因子，たとえば自然回復によるものではなく，確実に訓練の効果であることを示すデータ

　これらのデータが利用されるのは，リハビリテーション経過のモニター，患者の日常生活でターゲットタスクがどのように活用されるかの評価，患者の目指す生活レベルとターゲットタスクの直接の関係の判断などにおいてである。表4-3（86頁）に実例を示す。

■ポイント4　HOW　患者個別の計画デザイン

　上記ポイント3までで述べたのは，リハビリテーション全体計画のためのデータ収集法である。これらのデータを活用して，患者一人ひとりに応じたオーダーメイドの訓練計画を立て，患者評価の段階で集めた情報をニーズ評価に結びつける。巻末の付表ワークシート5.3に計画シートの見本を示す（医学書院のウェブサイトに拡大版がアップされている）。図5-2は計画シート記入例で，ターゲットタスクは患者がパーティでジョークを言うことである。

I：Implementation　事実と概念の訓練の実行

　ここまで述べてきた計画（plan）の綿密さが，次の段階である実行（implementation）を効果的にする。計画のプロセスによって，訓練のターゲットとなる事実と概念，そして訓練内容が実際に使われる状況が明確化される。また，訓練プログラムのゴールや各セッションの目標も明らかにされ，それらが訓練結果のモニターの指標となる。そしてプログラムは**実行**（I：Implementation）の段階に入ることになる。本セクションではその内容を詳述する。事実と概念を訓練するために必要な訓練の頻度と期間はさまざまである。訓練の頻度と期間を決める因子としては，訓練される情報の複雑さ，患者の記憶障害の重さ，訓練アプローチ法，合併する認知機能障害（言語機能，注意機能，遂行機能）などを挙げることができる。第2章で紹介した研究の治療の頻度と期間は非常にさまざまで，30分のセッション3～4回というものから，3か月以上にわたって毎週グループミーティングを行うというものまである。患者ごとに異なるのである。

WHAT

長期的ゴール： パーティでジョークを言う

初期習得サブゴール： 訓練セッションでジョークを言う．キューとして「誰がジョークを言える人」を用いる

(訓練手技，ターゲットタスク，進捗評価基準，達成評価基準，自立度，タスクの内容と実行される状況を明示する)

HOW

(方法を明示する：例：MVC，SR，精緻化，視覚化，記憶術，方略訓練)

SR，MVC

☑ 実用的なターゲットである
☑ 患者用に個別化されている
☑ 状況が特定されている
☑ 進捗基準が長期的ゴールや短期的サブゴールに明記されている

モチベーション促進のための計画： 患者自身にゴールとジョークを選択させる

WHEN

訓練頻度：	6X	回/週
セッション時間：	30	分
訓練持続期間：	2	セッション，(週) 月

☑ セッション内に十分な練習の機会がある
☑ セッション間に十分な練習の機会がある

ターゲット使用は，同じ状況か，新しい状況か

同じ状況：固定した刺激＝ ＿＿＿

新しい状況：変化する刺激＝ キューを変え，新しいパートナーと練習する

ターゲットの性質

単純：分散提示の計画 ＿＿＿

複雑：集中提示の計画 ＿＿＿

WHO

セッション外での訓練実施者

☑ セッション期間中，自宅での追加訓練をサポートする人の決定　介護者
☑ 般化を促進するための十分な人々の存在

サポートする人の訓練計画：介護者が3回のセッションに参加予定

図 5-2　事実と概念記憶訓練の訓練計画ワークシートサンプル

■習得期

　習得期に用いる方法は，上記4つのポイントの検討によって決まる。図5-1に示したフローチャートを参考にして，患者の記憶機能とリハビリテーションのゴールに最も適した方法を選択することが勧められる。

■習熟・般化期

　習熟期とは，最適化された環境で（例：訓練室で）事実と概念が流暢にかつ自動的に行えるが，日常生活には般化されず，安定して自動的に使用されない段階を指す。般化期とは，事実や概念が，日常生活で安定して使えることを目指す段階を指す。遂行機能障害があっても記憶機能はかなり保たれている患者では，1回程度のセッションだけで般化期に進めることがある。ある意味皮肉なことだが，同様のことは，陳述記憶障害が重度で，手続き記憶しか使えない患者にもありうることである。こうした患者では，陳述記憶を用いた学習からの「干渉」がないため，たった1回のセッションで誤りなし学習がなされて，事実と概念を習熟することがあるのだ（Bourgeois et al., 2007）。しかし般化はそうはいかない。こうした患者では，学習した内容を使えるのは，訓練と類似した状況に限られている。少しでも異なる状況で使うためには，下記のように，刺激を系統的に変化させていくプロセスに従って訓練することが必須となろう。

　一般に，方略の習熟と般化のためには次の3点が必要である。

1. 学習サポートを徐々に少なくしていく

　習熟期においては，学習サポートの内容と，患者の記憶・遂行機能障害の重症度に応じて，サポートを徐々に少なくし，患者が訓練内容を自動的に行うことができるようにしていく。

　図5-2の例では，最初は治療者の「誰かジョークを言える人」という言葉をキューとし，次にこれを単に「ジョーク」という単語だけにし，さらには目くばせだけにし，最終的にはキューなしにすることを目指している。これが「学習サポートを徐々に少なくする」の具体例である。

2. 刺激を変化させる

　ターゲットタスクがさまざまな状況で行われる必要がある場合に，般化期でこれを行う。何をどう変えるかは，ターゲットによって異なる。図5-2の例では，患者に接する人を変えることが必要になっている。そのためプログラムとしては，まず訓練室内で接する人を変えて行い，次に日常生活内で接する人を変えている。陳述記憶障害が重症であればあるほど，患者は，環境のキューへの依存度が高まるものである。

3. 患者自身の積極的な参加を最大限にする

　病識の乏しい患者でも学習は可能で，特にSR訓練などの誤りなし技法が有効である。そうはいっても，患者自身がゴールの選択に積極的にかかわり，訓練の成果が出ていることを自覚できれば，リハビリテーションの成功率はより高くなる。われわれの研究によれば，ゴールをサブゴールに分解してわかりやすくし，訓練が自分の目指す最終ゴールに向けられたものであることを患者自身に示すことが効果的である。実例を図5-3に示す。後述の文献例SNを対象としたものである。

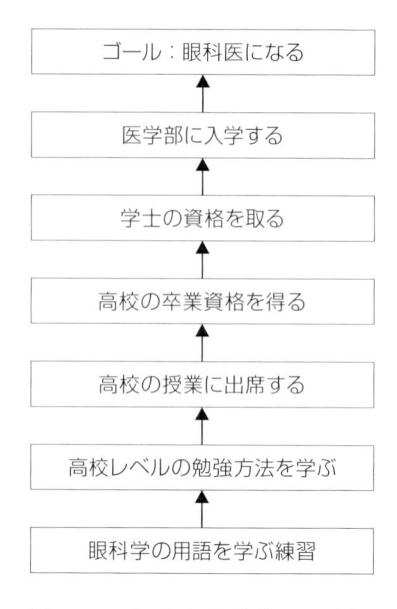

```
ゴール：眼科医になる
    ↑
医学部に入学する
    ↑
学士の資格を取る
    ↑
高校の卒業資格を得る
    ↑
高校の授業に出席する
    ↑
高校レベルの勉強方法を学ぶ
    ↑
眼科学の用語を学ぶ練習
```

図5-3　ゴールとサブゴールの例

■維持期

　ターゲットが患者の長期記憶に固定化されたら，次は維持期になる。記憶障害がある患者は，時間が経過したあとにも想起できるよう練習することが必要で，治療者としては，訓練終了後も患者が学習内容を維持できるよう積極的に支援することを考えなければならない。ここでいう想起の練習とはテストではなく，想起の機会を与えることである。そのためには治療者は，患者の日常生活に目を向ける。たとえば，糖尿病で脳損傷をもつ患者に炭水化物の含有が少ない食品の名前を学習させた場合，その患者は，店で買い物やメニューを選ぶことで，食品を分類する機会が得られるだろうか。もしできなければ，食品を選ぶ機会を，その患者の日常生活のなかに組み込む方法があるだろうか。ターゲットは，自然なキューで想起されることが理想的で，その有効性は，テストのような不自然な状況で質問をすることの比ではない。テストされることは大部分の人にとって不愉快なのである。日記や記録などは，ターゲット維持のモニターのために有用である。ただし，日常生活で患者が日記や記録をつけられるようにするサポートがあることが条件である。記憶に障害がある患者が，忘れた内容を自分で記録できると期待するのはナンセンスだからである。

　状況も情報も時間の経過につれて変化する。このことは，事実と概念の長期的保持という観点からは重要である。そのためには，ターゲットを再評価し，必要に応じて新しいターゲットを追加できるようにしておくことである。長期的に見て最も望ましいのは，「訓練者を訓練すること」である。すなわち，治療者が介護者を訓練して，介護者が患者に事実と概念を学習させるようにするのである。このようにすれば，必要に応じて新しいターゲットを追加できる。さらなる利点として，介護者は患者の日常生活の一部であることから，般化が効率的になされるということも挙げられる。

E：Evaluation　事実と概念の訓練アウトカムの評価

　巻末の付表ワークシート5.3に示したように，計画プロセスは，長期的ゴールと短期的サブゴールにも直結する。ゴールとサブゴールの達成度はさまざまなレベルで評価するべきである。**表4-3**（第4章，86頁）にその例を示した。**表4-3**の症例は本章末に紹介する。

　評価の第一段階は，最も構造化された支持的な状況で進捗を記録することである。リハビリテーションのセッションそのものがこの段階になるケースもある。この段階では，反応への妨害もなく，治療者がキューを与えてくれる。一方，特に重度の陳述記憶障害をもつ患者のような場合には，学習する事実と概念が実際に使われる状況において訓練を行う必要がある。このようなケースの「状況」とは，ターゲットタスクを患者が用いる「時」「場所」「相手」である。たとえば，患者に自分の介護者を覚えさせるため顔-名前連合学習の訓練を行うのであれば，その介護者の写真を使って訓練室で訓練を行う。一方，台所の決まった位置に車のカギを置くことを学習させるのであれば，訓練は患者の家で行う。進捗経過を評価する最も一般的な指標は，想起の正答率，必要となるキューのタイプと量，反応時間（キューから反応までの時間）である。これらが**セッションデータ**と呼ばれる。訓練がターゲット状況以外のどこかで行われる場合，あるいは学習課題を用いる状況が複数ある場合，**般化データ**が必要になる。般化データとは，構造化や支持が減少していく状況においてどれだけ学習課題を用いられるかについての評価である（例：キューなし・違う相手との場面・人物写真か実際の人物か，など）。事実と概念が使われる状況で訓練が行われれば，般化は自動的に成立することになる。

　事実と概念は，訓練から時間がたっても維持されていてはじめて学習の意義がある。したがって第三のデータとして**維持データ**が必要になる。患者は訓練のゴールを達成すると通院や通所をやめてしまうことが多いので，治療者はその後の患者の様子を把握できなくなりがちである。だが訓練内容が維持されているという保証はどこにもないのであるから，訓練後のチェックメカニズムが必要である。これは患者自身にとってだけでなく，治療者の訓練技法の改善のためにも役立つことである。

　訓練のアウトカムとして最も重要なのは，患者の日々の生活に実際にプラスの効果をもたらしているかどうかということであろう。患者が病院にバスで来ることを学習できたとする。ではこの患者は，病院からバスで家に帰ることができるだろうか。患者が自分の記憶障害について説明することを学習できたとする。では，この患者は職場での環境調整の要求の際に，「自分が記憶障害である」という説明をうまくできるだろうか。これらが**実効果データ**である。実効果データは，介護者の面接や，患者自身による記録などから得て，訓練前のベースラインと比較することで評価する。

　訓練効果データも重要である。訓練効果データとは，改善がリハビリテーション以外の因子，たとえば自然回復によるものではなく，確かに訓練の効果であることを示すデータを指す。たとえば，軽度の記憶障害患者が，学習の方略を援助なしに自分で用いることを学習したとしても（O'Neil-Pirozzi et al., 2010の例を参照），記憶検査の得点の改善は期待できない。したがって訓練の有効性の評価は，①訓練した項目と訓練していない項目の比較，②訓練した項目と標準化された検査成績の比較，③訓練した項目と他の認知機能の比較（例：言語機能や注意機能），などが必要になる。たとえば，自分の住所と電話番号を訓練して想起できるようにした場合，別の住所や電話番号の想起を評価することが求められる。また，気分やモチベーションの変化も訓練の有効性に影響するので，これら因子の評価も重要である。気分やモチベーションが学習を促進するのであれば，まずこれらを治療して改善さ

せることが先決である。

実例

　以下，文献からの2例と自験例1例を呈示する。いずれもPIEモデルを用いた事実と概念の訓練の実例である。文献からの2例は，若年の頭部外傷患者に「精緻化記銘」と呼ばれる技法による単語学習訓練を施行したものである（Oberg & Turkstra, 1998）。これらの実例から，陳述記憶障害を有する症例に意味記憶を活用した訓練の有効性と限界を見ることができ，さらに，ゴール設定の好例にもなっている。

■文献からの2例

症例

　BWとSNは，いずれも若年の重症の頭部外傷患者で，単語を学習する精緻化記銘訓練の研究に参加した。BWは18歳男性で，受傷は5歳時である。最近のCTスキャンでは，両側の前頭前野に左優位の損傷が確認されている。記憶，言語など，施行したすべての認知機能検査は平均以下の成績で，特に抽象的な言語理解が低成績であった。SNも18歳の男性で，受傷は受診の12か月前で，右の前頭葉に血腫が認められたのに加え，左側頭葉切除術が施行されていた。その後フォローアップで撮影されたCTスキャンでは左側頭葉に脳軟化症を認めた。BWと同様に，SNの言語と記憶の検査成績は平均以下であった。保続が，言語・身振り・思考の領域に認められた。この保続は単語学習の際に大きな障壁となると予想された（前述の「近似密度」を参照）。認知リハビリテーションの観点から重要なことは，BWとSNはいずれも外交的・社交的で，学校での勉強に役立つとの目的で単語の学習に関して意欲があったということである。また，結果的にわかったことであるが，2人とも手続き記憶は優れており，これが訓練効果に大きく貢献した。

ターゲットの選択

　BW，SNのそれぞれに対して，職場や学校で役に立つ100単語を治療者が選んだ。BWには新聞や教科書から学校の授業に関連する単語を，SNには彼のゴールである眼科学履修に関連する単語を選んだ。最初にそれぞれに100単語の定義を述べさせ，誤答した単語の中から40単語を抽出した。この40単語をさらに20の訓練単語と20のコントロール単語に分けた。

実行段階

　習得期には以下の精緻化記銘訓練を施行した。
・単語の定義を述べる
・単語の同義語・類義語へのマッチング
・単語の定義へのマッチング
・文章の穴埋め（単語で埋める）
・辞書を引いて単語の定義を述べる

- 辞書を引いて単語の同義語・類義語を述べる
- 指定された単語を用いて文章を作る
- 単語の定義をクラスメートにフィードバックする

　頭部外傷患者を対象として精緻化記銘訓練を行った先行研究に基づき，刺激は集中的に与えるのではなく，一定の間隔をおいて与えられた（例：定義の教示においては，1つの単語を続けて何度も繰り返すのではなく，複数の単語のリストとして繰り返し呈示された）。般化を最大化するために，治療者は一単語に対して1つだけでなく複数の意味を示し，また，さまざまな文章におけるその単語の用法を示した。BWは30分のセッションを10回，5週間かけて行った。SNは30分のセッションを18回，6週間かけて行った。

評価

　BWもSNも，訓練単語は11個学習できたのに対し，コントロール単語は1ないし2個しか学習できなかった。訓練終了1か月後も，学習内容は維持されていた。SNは1年後にも維持されていて，単語の正確な定義を述べることができた。また，BWもSNも，学習できなかった訓練単語についても，部分的な知識を獲得できた。部分的な知識とは，文章中の位置は正しくても，意味が誤っているという形を取ることが多かった。たとえばSNはこの訓練で，地層（formation）という単語を地質学用語として教えられた。訓練後にSNはこの単語を次のように用いた。

- "In Utah there are a lot of Jurassic formations."
- "Triceratops is found in Jurassic, that's a good formation."
- "Triceratops are found a bunch in the Jurassic formation."
- "The formation of the Santa Rita Mountains has some matrix upon it."
- "The formation in those one mountains are really prolific."
- "Iron is the most important formation in my vehicle."

　「基質（matrix）」と「増殖（prolific）」はSNの訓練リストにある単語で，上記の陳述では保続として認められている。
　仮定する（assume）という単語を使って短文を作らせると，SNは次のように述べた。

- "I assume too much."
- "Out of life I assume way too much."
- "You assume too much is going to happen when in reality it won't."
- "I assume too much out of life."
- "Some vehicle places assume too much with engine products."
- "She assumed a lot of money from her job."

　上記陳述から，SNが統語については正しく学習していることがわかる。統語は，言語の潜在的特性である。また，言葉の連合もある程度学習していることがわかる（例：assumeにはtake onという意味もあり，仕事との関係でtake on moneyと連合させたと解釈できる）。BWもSNと同じパターンを示していた。これは本研究の最も重要な知見かもしれない。すなわち，訓練した内容を正しく学習

できたからといって，完全に理解できたわけでもなければ，訓練以外の状況でも正しく使えるようになったわけではない．BW や SN のように重篤な陳述記憶障害を有する患者では，訓練場面での達成は，その場面での達成以上のものではないのである．

■自験例：症例　デイブ

ポイント1　WHO　患者の特性

デイブは22歳の学生である．彼は大学1年のときにバイク事故で重篤な両側前頭葉損傷を負った．もともとは優秀な学生だったデイブは，脳損傷によって，中等度の陳述記憶障害，重篤な遂行機能障害，注意集中障害，学習内容の重要性の選択困難，学習のための情報組織化の障害，重要でない思考や単語の抑制障害などを呈していた．外傷性脳損傷患者の常として（Kennedy, Linhart, & Brady, 2006），デイブも生活上のリアルタイムでの自己の認知障害・行動障害への気づきがきわめて不十分であった．ただし，抽象的には自己の障害への気づきはあり，自分の認知や行動が受傷前と同じではないことは理解していた．学校での勉強意欲もあり，両親からのサポートも十分であった．

ポイント2　WHAT　WHERE　WHEN　訓練プログラムの決定

・WHAT：ターゲットタスク（何を教えれば生活が改善するのか）

数か月の入院・外来リハビリテーションがなされ，受傷から1年が経過した時点で，デイブは復学を希望した．デイブは歴史専攻だったが，脳損傷をきっかけに脳に興味をもち，心理学への転向を希望した．デイブのリハビリテーション担当の言語聴覚士と相談した結果，心理学入門コースを取ることで，まず心理学という学問の全体像を把握し，それ以後も心理学を専門に勉強していくか否かを決めることになった．その結果，デイブはこの分野に非常に興味をもち，心理学の追究が彼の目標となり，それが訓練の強いモチベーションになった．目標とモチベーションの関連性は，デイブでは特に強かった．遂行機能障害があることと相まって，自分の希望することは直ちに実行しないと気がすまなかったのである．他方，訓練のゴールや方略に自分の目標と直接の関係がみられなければ，まったくやる気を見せなかった．心理学コースの選択にあたっては，講義の時間と形式も考慮された．講義時間は50分と短かった．シラバスはしっかり決まっており，講義プリントと学習ガイドが学生に配付されることになっていた（これは学生の遂行機能がサポートされることにほかならない）．当初デイブは他の学生とまったく同じように講義に出席し勉強したが，2, 3週間後には講義内容についていけなくなり，基礎から教わり直すことになった．

・WHERE：ターゲット環境（どこでターゲットタスクが使われるのか）

心理学コースには単答式や選択式の中間試験があるので，学習内容（＝訓練ターゲットとして学習した事実と概念）は比較的短期間でチェックを受けることになる．また，この学習内容は発展段階コースのための基礎知識としても使われる．

・WHEN：ターゲットタスク実行のタイミング

心理学コースでの学習内容は，少なくとも近い将来に変更されることはないので，訓練に適したも

のであるといえる．学習内容が使われるのは，近い将来と現在と，さらには次のコースでということになる．

デイブは学生なので，事実と概念の学習に加えて，方略教示訓練と時間のマネジメントのサポートというニーズもある．これらは本書第6章と第8章に述べた技法で行われた．以下のポイント3とポイント4は事実と概念の記憶訓練に焦点を絞って論じてあるが，実際には上記の訓練技法（第6章と第8章で述べる技法）も各セッションで用いられている．

ポイント3　WHY ゴールの設定

さまざまなレベルでの評価

訓練のアウトカムについての評価法はいくつもある．デイブは事実の学習についての洞察は良好だったので，セッションアウトカムの評価としては，各セッションで学習した事実の想起と，さらには概念習得についてのデイブの自信の程度が用いられた．自信の程度の評価の1つとしてはメタ認知的方略が採用された（第8章参照）．メタ認知的方略は，実際の習得度とデイブが実感している習得度を比較させることで，デイブが自分で学習ターゲットを選択できるようにするものである．般化データとしては中間試験の成績が用いられた．維持データとしては期末試験の成績が用いられた．実効果データは心理学コースの最終成績とデイブの満足感が用いられた．訓練効果データは，訓練前の学期の成績との比較が用いられた．

ポイント4　HOW 患者個別の計画デザイン

デイブの訓練は1週間に2回で，いずれも登校前の朝に行われた．最初に発生した問題は訓練への出席率であった．デイブには遂行機能障害があったので，他のことに気を取られて訓練に来るのを忘れることが多かったのだ．そこで訓練の30分前にメールで連絡するという手段が取られた．この手段はデイブ自身の選択によるものであった．このメールというキューによって，セッションの90％で訓練開始時間前10分以内に到着できるようになった．キューなしの場合デイブは80％以上のアポイントメントを守れなかった（学校の授業への出席を含む）．メールによるキューは，訓練や曜日についての誤りなし学習そのものとなり，最終的にはキューなしで日時を守れるようになった．ここで1つ重要なことは，訓練セッションの時間と場所を一定にしておくことであった．

習得期には，概念の教示が2つの方略を用いて行われた．第一は，講義前に配付されたプリントをもとに，治療者が講義内容のフローチャートを作成することであった．第二は，講義プリントをデイブと治療者が一緒に読み，デイブが理解できない部分を選び出すことであった．これはデイブの最大の問題の1つである訓練への集中力を高めるという大きな利点のある方略であった．その後に概念の定義を前述のSR法で訓練した．訓練セッションは月曜日，水曜日，金曜日で，毎回，前回の訓練内容を想起させて達成度を評価した．新たな事実の学習のたびに，精緻化と連合を用いて，学習した概念相互の関係を学習させ，さらに新たな情報をそれまでの知識と興味とに結びつけるようにした．般化期には，学習内容の心理学コース中での位置づけの把握を行った．この際にもフローチャートとSR訓練をはじめとする精緻化と連合の方略を用いた．維持期には，前の週に学習した内容を簡潔に復習することで達成度を確認した．

デイブにとっての最初の中間試験は訓練開始3週間後で，得点は60点であった．指導教授は口頭試問も行い，その結果は72点であった．この結果を受けて，訓練計画の変更が考慮されることに

なった。それまでは，SR訓練の達成度は口頭で評価されており，訓練成果が筆記試験に般化することは期待できなかったからである。そこで筆記試験タイプの訓練導入が考慮された。デイブは学期終了まで訓練を続け，最終成績はBであった。デイブの試験は静かな部屋で施行されたが，それ以外には特別措置は取られずにBを取得できたのである。この結果，デイブは次の段階のコースに進むことができ，大きく自信を深めることになった。

しかし，訓練アウトカムは残念な経過につながることになった。1学期と2学期を無事にパスしたのち，デイブは訓練セッションなしでさらに2つのコースに挑んだのである。デイブのゴールは独力で学習できるようになることだったので，この選択は理解できたし，それまでのデイブの成績から見ても可能であると思われたのである。しかし1か月たった時点で講義についていけなくなってデイブはドロップアウトし，別の学校に移った。そこは講義がゆっくりと進められる学校だったのでついていくことができた。

要約

本章では事実と概念の記憶訓練の実際をPIEに沿って示した。具体的技法はさまざまで，高度なメタ認知的方略を用いるものから（たとえば内的記憶方略），ほぼ機械的に指示に従うものまで（たとえばSR）多岐にわたっている。個々の患者に最適な訓練を選択するためには，治療者は患者の認知機能の全体像を精密に理解していなければならない。特に重要なのは遂行機能と記憶機能である。図5-2に示したとおり，訓練の対象となる知識やスキルの複雑さや，それらがその患者の日常生活でどのように使われるかということも，訓練選択にあたっての重要な因子である。本章で示したポイントの中には，事実の学習に特有のものもある。それはたとえば，患者個人にとって意味のあるターゲットの選択，具体化（可視化）できない抽象的な事実の学習の困難さ，意味の類似した複数の事実相互の干渉による影響，顔-名前連合学習の困難さなどである。また，本章全体を通して，般化を計画的に促すことの重要性を強調した。この計画なしに訓練内容が般化されることは，特に中等度以上の陳述記憶障害を有する患者には期待できない。訓練当初から，訓練内容が実際に使用されるターゲット環境で行うことによって，患者の日常生活での有用性を最大限にすることが可能になる。

演習

1. 1週間単位で達成することを目標とするタスクを考えよ。そのタスクの達成のために必要な事実と概念をリストアップせよ。これを行う意義は，毎日の生活における事実と概念の重要性を認識することと，タスクを細分化して複数の訓練ターゲットを抽出することである。
2. 訓練ターゲットとなる事実や概念を挙げよ。パートナーとともに，その訓練ターゲットに対する訓練刺激と反応を作成せよ。そしてあなたが模擬患者となり，パートナーを治療者として，MVC法とSR法を実体験せよ。SRワークシートに進捗経過を記録し，一定日時ののち，たとえば翌日に，維持の程度を確認せよ。適切な訓練ターゲットの作成が，MVC法とSR法の成功・不成功の鍵である。この演習によって，反復やセッションデータの記録も練習できる。時間の計測は，自動タイマーを用いることが望ましい。通常の時計を用いると，時間の確認のたびに注意が訓練からそらされるためである。

第6章

多段階タスクの訓練

　本章では多段階タスクの訓練の現場におけるPIE〔計画（P：Plan），実行（I：Implementation），評価（E：Evaluation）〕の実際について述べる。

　表6-1に示すように，認知リハビリテーションで対象とするさまざまなターゲットタスクが多段階タスクに含まれる。これら一つひとつのタスクは，分節してステップ（段階）に分けることができる。そして一つひとつのステップについて，方略の使用（第8章）や，外的エイドの使用（第7章）などの訓練を行うことで，最終的なゴールの達成を目指すのである。これら2つの詳細はそれぞれ第8章と第7章に譲り，本章では多段階タスクに共通する一般原則について述べる。

P：Plan　多段階タスク訓練の計画

■ポイント1　WHO　患者の特性

　訓練を効果的なものにするためには，第一に訓練対象となる患者の特性を考えなければならない。そのためには認知機能，言語機能，身体機能，知覚機能の評価を行い，タスクに必要とされる患者の神経心理学的プロフィールを把握する。この評価は後述のポイント2と同時並行的に行うのが普通である。患者の神経心理学的プロフィールが必然的に教示のステップや詳細を決定するからである。ポイント1の評価によって，患者の感情的・社会的障壁も明らかになる（第3章）。評価の具体的内容は，標準化された検査（例：認知機能検査；複雑な日常生活の動作に必要な遂行機能など），行動観察，面接（患者の面接，家族などの関係者の面接）などである。日常生活の多段階タスク訓練を必要とする患者の多くは，中等度から重度の記憶障害や学習障害を有しているため，構造化された系統的教示を必要としている。この教示は明示的なキューのような認知的サポートを要するものである。

　リハビリテーションの適応という観点からみると，患者にはタスクを学習できるための手続き記憶が保たれていなければならないが，タスクについての陳述記憶は必ずしも必要ない。キューをきっかけに，自動的な過程としてタスクができればそれで足りるからである（Glisky, 1992；Glisky & Schacter, 1987, 1988；Sohlberg, Mateer, Penkman, Glang, & Todis, 1998）。

表6-1 多段階タスクの例

機能領域	ターゲットタスク	文献
日常生活活動	・入浴と身繕い ・身支度 ・料理 ・洗濯 ・請求書支払い ・掃除 ・薬の管理 ・庭仕事	Mastos, Miller, Eliasson, & Imms (2007)；Giles, Ridley, Dill, & Frye (1997)；McGraw-Hunter, Faw, & Davis (2006)
練習／運動	・嚥下練習 ・理学療法 ・フィットネス ・発語練習 ・視覚追跡練習 ・吸入器の使用	Mastos, Miller, Eliasson, & Imms (2007)；Logsdon, McCurry, Pike, Teri (2009)
地域活動	・バスに乗る（既知の路線） ・歩道を歩く（既知の経路） ・図書館の利用 ・銀行の利用 ・食料品の買い物	Newbigging & Laskey (1995)；Gumpel & Nativ-Ari-Am (2001)
職業活動	・簿記 ・電話応対 ・ファイリング ・管理業務	Manley, Collins, Stenhoff, & Kleinert (2008)；Kern, Green, Mintz, & Liberman (2003)
学校活動	・ロッカーの利用 ・授業に必要な教材を持って行く ・宿題を仕上げる ・スケジュールの管理 ・休み時間	
レクリエーション活動	・コンピュータゲーム ・編み物 ・絵を描く ・ソフトボール	
社会的コミュニケーション／行動	・ソーシャルネットワークの利用（例：Facebook） ・社会的儀礼としての挨拶 ・ランチルーム ・電話の決まり文句 ・会話の決まり文句	Taber, Alberto, Seltzer, & Hughes (2003)；Lekeu, Wojtasik, Van Der Linden, & Salmon (2002)

■ポイント2　WHAT WHERE WHEN 訓練プログラムの決定

　訓練の開始にあたって治療者は，その患者に教える多段階タスクの構成要素（ステップ）を一つひとつ明確化することが必要である。したがって治療者は，一般的なタスク分析に加えて，その患者個人に特化したタスク分析も行わなければならない。この分析によって，ポイント1のWHOと以下の

表6-2 タスク分析に必要な情報収集

問い	面接における情報収集	面接以外の情報収集
WHO ・認知機能，言語機能は？ ・身体的能力は？ ・感覚的能力は？ ・情動面の問題は？ ・社会的関係性に関する問題は？	・このタスク実行の障壁（認知的，身体的，心理的，社会的など）があるか。 ・これらの障壁の解消に向けて何かを試みたことがあるか。 ・患者はこのタスクへのモチベーションや興味をもっているか。 ・このタスクの具体的な実行方法についての好みがあるか。	・認知機能検査 ・身体的検査 ・知覚検査 ・心理学的評価
WHAT	・長期的ゴール，短期的サブゴールは何か。 ・それは患者の日常生活にとって実用的であるか。 ・患者がこのタスクの経験がある場合，それはどのような経験か。	
WHERE	・このタスクは1つの決まった環境で行われるのか，それとも複数の環境で行われるのか。 ・当該環境の騒音など阻害因子などはどうか。 ・当該環境の物理的状況は？ ・当該環境の人的状況は（タスクに関係する人は）？	・現地訪問
WHEN	・このタスクは決まった時間に行われるのか，それとも他の活動に関連して行われる場合があるのか。 ・このタスクの前に行う可能性が高い活動は何か。 ・タスク開始のキューや促進因子は何か。	・現地訪問

3つを合わせた4つの問いに回答することになる。

WHAT：ターゲットタスク（何を教えれば生活が改善するのか）
WHERE：ターゲット環境（どこでターゲットタスクが使われるのか）
WHEN：ターゲットタスク実行のタイミング

これらに回答するため行うのが**ニーズ評価**である。ニーズ評価は，患者自身や家族など関係者との面接によって行う。他の評価と同様に，ニーズ評価も，患者の家庭や職場を訪問し，タスクが実際に行われる環境のチェックが必要となることもある。というより，このような訪問は必須ともいえる。手続き記憶に基づく学習は，環境や文脈への依存性が高いからである。治療者の責務は，多段階タスクの作成に必要な情報を収集することであるが，いかにしてこの情報を収集するかの決定も責務のうちである。**表6-2**に情報収集方法を示す。

リハビリテーション成功のためには，訓練プログラム開始の**前に**適切なステップを明確にすることが必須である。この段階はそれほどの時間は要しない。時間を決める要因は，患者と関係者（家族など）のリハビリテーションのゴールについての理解度と，治療者の患者についてのプロフィールの理解度である。先の4つの問いへの回答が得られれば，治療者はタスク分析における各ステップを具体的なリストとして作成することが可能になる。このリストは詳細かつ患者個人に特化したものでなければならない。

本章に記す訓練内容は，他の章と重なる部分も多いが，多段階タスクの分析には特有の2つの事項がある。それは，詳細化と個別化である。

詳細化

分節されたステップは，明確かつ十分に詳細で，しかし患者にとって面倒でないものにしなければならない。そのためには患者プロフィールの理解が必要である。タスクの前提となる知識（第5章）やスキル（第7，8章）の教示も考慮しなければならない。ステップが決定したら，各ステップのキーワードを決めることが患者の記憶負荷を減らし，学習を促進するために推奨される。「初めての公共の場所へ行く」をタスクの例として，キーワードの実例を挙げよう。このタスクは次の3つのステップに分節できる。

(1) 建物に入ったら，出口の目印を確認する，(2) トイレを確認する，(3) 休憩のためのいすの場所を確認する。

このタスクの各ステップのキーワードは「目印」「トイレ」「いす」である。患者にこれらを口頭または文字で伝えることで，学習が促進される（ちなみに PIE — Plan, Implementation, Evaluation — もキーワード活用の一例である）

個別化

個別化とは，患者個人に合わせてステップをオーダーメイド化することで，詳細化と並び，リハビリテーション成功のための必要不可欠な鍵である。能力もニーズも患者によってさまざまに異なっているのであるから，どの患者にも適用できる一般化されたステップというものは存在しないといっても過言ではない。訓練のなかには標準化されたものもあるが，その場合でも実地では修正が必要である。患者ごとに，モチベーション，衝動性，発動性などが異なっているからである。個別化にあたっての重要な側面は，タスク開始の契機（学習したタスクを日常生活場面で開始させるきっかけ）は何かということである。時間，場所，人以外には契機はないと思われるかもしれない。だがそれら以外にも，環境からのキュー（例：アラームや，介護者からの声掛け）も契機になるし，前に学習したタスクと新たなタスクを関連させることが有効になることもある（例：「薬を飲む」と「歯を磨いたあとに」や「朝のコーヒーのときに」を関連させる）。これらの契機は，訓練の鍵となる要素であり，タスク分析の過程で明らかにする必要がある。

表6-3に示したのはタスク修正の例である。このような修正のベースにあるのは，タスク分析におけるWHAT，WHERE，WHENという問いへの回答である。表6-3の患者1は重度の認知障害を有しており，陳述記憶が著しく損なわれ，病識も乏しい。患者2は中等度の認知障害を有しており，遂行機能障害と陳述記憶の軽度障害がある。どちらの患者も手続き記憶は正常で，患者2はタスク学習についての陳述記憶は保たれている。タスクの具体例として示した「皿洗い」は，患者1のほうにはステップの追加がなされている。患者1は著しい記憶障害を有しているだけでなく，皿洗いについての知識がそもそもなかったため，よりきめ細かいタスク分析が必要なのである。患者2は，皿洗いの基本知識はもっており，多段階タスクの指示に従うことはできるが，ホワイトボードのチェックリストを活用することによって，手順を確認し，衝動性を抑制する必要がある。環境によってタスクの具体的内容も変わる。すなわち同じ皿洗いといっても，患者1はシンクで手で洗い，患者2は食洗機を用いる。

表6-3 環境・患者の特性に基づくタスクの修正例

タスク	患者1のタスク分析	患者2のタスク分析
	患者の特性：陳述記憶障害，自己の障害への気づきの障害などの重篤な認知機能障害	**患者の特性**：軽度の陳述記憶障害，遂行機能障害（組織化，順序づけ，衝動制御の問題）などの中等度の認知機能障害
食器洗い	**状況**：食洗機なし 1. 洗剤を溶かした温水を流しの半分までためる。 2. そこに汚れた食器を入れる。 3. 食器を1つ選んでブラシでこする。 4. 流しの反対側で食器をすすぐ。 5. 食器を水切り置き棚に置く。 6. ブラシでこする必要がある別の食器を選ぶ。 7. 食器をこする。 8. 食器をすすぐ。 9. 食器を水切り置き棚に置く。 10. 上記をすべての食器が洗えるまで繰り返す。 11. 流しの水を抜く。 12. カウンターを拭く。	**状況**：食洗機あり。使用法についての陳述記憶・手続き記憶は保持されている。 1. 汚れた食器を流しの左側に積み重ねる。 　1a. ホワイトボードの1にチェックをつける。 2. ナイフやフォークなどを一番大きなボウルに入れ，浸るまで水を注ぐ。 　2a. ホワイトボードの2にチェックをつける。 3. ガラス食器を1つずつすすぐ。 4. ガラス食器を食洗機内の上の棚にセットする。 　4a. ガラス食器を全部セットしたら，ホワイトボードの4にチェックをつける。 5. 皿を1枚ずつすすぐ。 6. 皿を食洗機内の下の棚にセットする。 　6a. 皿を全部セットしたら，ホワイトボードの6にチェックをつける。 7. ナイフやフォークをすすいで食洗機内の所定場所にセットする。 　7a. ホワイトボードの7にチェックをつける。 8. 大きなボウルを洗剤とスポンジで洗い，ラックに置き乾燥させる。 　8a. ホワイトボードの8にチェックをつける。
バスに乗る	**状況**：歩行補助として杖を使用 1. 携帯電話の朝のアラームをキューにする。 2. 杖に掛けてあったリュックを手に取る。 3. リュックを背負い，杖を持ったら，携帯電話のサイドボタンを押す。 4. 携帯電話が鳴ったらアパートを出てバス停まで歩く。 5. 運転士に行き先表示のあるバス乗車証を見せる。 6. 運転席の後ろにある障害者用座席に着席する。 7. 作業所の最寄りのバス停に着いたことを運転手が告げたら，バスを降りる。	**状況**：他人と不適切な会話を始める 1. 扉に貼った「重要な持ち物リスト」を午前7時10分に確認する。 2. すべての持ち物（鍵，スケジュール帳，昼食，バス乗車証，財布，雑誌）が鞄に入っているのを確認する。 3. 午前7時20分に家を出てバス停まで歩く。 4. バス停で人々に「おはようございます」と言われたら挨拶を返す。質問をしてはならない。 5. 5番のバスに乗車する。 6. 空席に座る。 7. 隣の席に人が座っていれば「おはようございます」などと挨拶してもよいが，質問をしてはならない。 8. 乗車中は持って来た雑誌を見る。 9. ハリスのバス停で降車する。

　別の例として表6-3に記した「バスに乗る」というタスク分析も，基本手順は同様である。患者1は重度の認知障害を有しているため，タスク開始にあたって外的キューを必要とする。このため，患者1のタスク分析にはこの外的キューが含まれている。日常生活で患者のタスクを補助する人の存在も前提としている。患者1が日常生活で自立してタスク全体を行えるようになることを期待するのは

長期的ゴール：	JRは準備された衣服を口頭によるキューを受けて15分以内に独力で身につけることができる（連続した4日のうち3日成功）。
初期習得サブゴール：	系統的な指示に従い，OT同席・チェックリスト参照しつつ，6段階の身支度タスクを独力で行うことができる（3日連続成功）。

（訓練手技，ターゲットタスク，進捗評価基準，達成評価基準，自立度，タスクの内容と実行される状況を明記する）

前提条件となるスキル：

WHAT

タスク分析（各段階を記す）
1. 「身支度する時間」の確認を言葉またはうなずきで示す。
2. CDプレーヤーの「プレイ」ボタンを押して朝のやる気を起こさせる音楽をかける。
3. パジャマのシャツを脱ぎ，日中用のシャツに着替える。
4. パジャマのズボンを脱ぎ，ボクサーショーツに着替える。
5. ズボンをはく。
6. サンダルをはく。
7. 朝の音楽が終わったか終わっていないかをチェックリストに記入する。

☑実用的なターゲットである。
☑患者用に個別化されている。
☑状況が特定されている。
☑進捗基準が長期的ゴールや短期的サブゴールに明記されている。

モチベーション促進のための計画：　患者自身が選んだ朝のやる気を起こさせる音楽を使用して，CDの演奏が終わるまでに身支度を終えることをゴールとする。

WHEN and HOW

治療の頻度：　　　　　5　回/週
セッションの持続時間：　1　分
治療の持続期間：　　　　4　セッション，週，㊚

☑セッション内に十分な練習をする機会がある。
☑セッション間に十分な練習をする機会がある。

図6-1　身支度についての教示計画ワークシートの記入例
OT＝作業療法士

非現実的だからである。これに対し患者2では，計画段階の面接から，バスに乗るというタスクのためには自己行動コントロールが大きな問題であることが明らかになった。患者2はバス乗客との会話がうまくできずトラブルになり，バスから降ろされてしまうことが何度もあったのである。患者2では，詳細に面接し，対人関係の問題を最小にする方法を見出す必要があった。その結果，患者2はポップカルチャーが趣味で，流行のスターが出ている雑誌を読むのが好きであることがわかった。そこで，患者2がバスに乗る際には，雑誌を持ち込んで読むことによって，他の乗客との会話によるトラブルを最小にすることがタスクに組み込まれたのである。

このように「皿を洗う」「バスに乗る」といった同一のゴールについての2人の異なった患者のタ

タスク開始のキューとなりうる刺激を リストアップし，それらをもとに具体 的計画を立てる：	・パジャマと日中の洋服の組合せを4組 ・朝のやる気を起こさせる歌が入ったCD
モデリングから分散訓練への 移行計画	音楽を流しながらパジャマのシャツを脱ぐことから訓練を開始し，段階3の最中概念の訓練を開始する。実際にやって見せ，段階3を切り離したうえで段階1から訓練を開始する。最小時間内に最大の試行回数を得るために，最初は伸縮性のある大きめの衣服を使用する。患者に服を手渡すことによって段階1～3が確実に定着したら，間隔を延ばし，患者が自分から服を手に取るようにさせる。訓練24時間経過後にもこの段階1～3を独力で行えるようになったら，あとの3段階との連結を開始する。

WHO
☑セッション期間中，自宅での追加訓練をサポートする人の決定
☑般化を促進するのに十分な人々の存在

サポートする人の訓練計画：	OTが訓練を実施し，最後の2回のセッションでは介護者に見学させ，その後はマニュアルに沿って訓練させる。

WHERE
☑さまざまな設定への般化計画がある。
☑般化の評価が長期的ゴールに組み込まれている。

図6-1 身支度についての教示計画ワークシートの記入例（つづき）

スクを比較すると，WHO，WHAT，WHERE，WHENの4項目について綿密に計画することの重要性が自然に読み取れる。リハビリテーションの最終目標を明確化し，患者自身と生活空間を具体的に把握することで，詳細化・個別化されたタスク分析が可能になる。タスク分析は，図6-1のようにワークシートの形にすることができる。ワークシートのチェックボックスはステップの確認のために用いる。忘れてはならないのは，患者だけでなく，家族や関係者とも協同してタスクの具体的内容を決めることである。具体的内容には，リハビリテーションのゴール，タスクのステップへの分節，活用できるキューなどが含まれる。

　日常訓練の多段階タスクの教示計画においては，患者ごとに個別化されたタスク分析に加えて，般化も視野に入れなければならない。たとえば，表6-3の患者2にバスの乗り方を訓練する計画を立てる段階で，患者2から聴取したこれまで実際に起こったバスの乗客との具体的ないくつものトラブル状況を治療者は記録している。この記録を利用して，患者が雑誌を読むことに集中し，他の乗客を気にしないという訓練を行うのである。訓練室で，乗客役のスタッフが，上記記録に従ってバス内の場面を再現する。これによって，患者自身のタスク理解を深め，実際のバス内でのタスク実行の前に，訓練室内できちんと実行できるようにするのである。

■ポイント3　WHY　ゴールの設定

　プログラムのアウトカムを具体的に描くことも，計画の中の重要な要素である。治療者は，なぜそのプログラムをする必要があるかを患者に明確に示さなければならない。同時に，達成の度合いが見えるゴールと目的を設定し，さまざまな角度からの評価方法も示さなければならない。

ゴールの具体化

計画の過程で治療者は，リハビリテーションの長期的ゴールと短期的サブゴールの具体化に必要な材料を収集しなければならない。長期的ゴールの具体化に必要な要素は以下のとおりである。**訓練手技，ターゲットタスク，進捗評価基準，達成評価基準，自立度，タスクの内容と実行される状況**。

表6-4に各構成要素の具体例を示す。表6-5は，各構成要素の長期的ゴールへの統合の実例である。

多面的な評価

第4章で多面的な評価の重要性について詳しく述べ，訓練の方針決定における5種類のデータ，すなわち，(1)セッションデータ，(2)般化データ，(3)維持データ，(4)実効果データ，(5)訓練効果データ，を示した。セッションデータは短期的サブゴールに向けての訓練の微調整に利用される。般化と維持のためには，訓練タスクが患者にとって難しすぎないかどうか，日常生活においてキューなしでタスクを実行できるかどうかについて，一定期間ごとに評価を行う。これらのデータは長期的ゴールを視野に入れた進捗を評価する際に利用される。実効果データと訓練効果データは，ベースライン評価（プログラム計画段階の評価）とプログラム終了後のデータを比較することで得られる。これらのデータを取ることによって訓練の経過の客観的説明が可能になる。

ゴールの具体化と多面的評価の関係性を示すための例として，**表6-5**に長期的ゴールと短期的サブゴールを1つずつ挙げた。上段「料理をする」が長期的なゴールの例である。計画段階において治療者は，患者の積極的関与を促し，長期的ゴールの決定を援助し，進行の予測を立てる。この過程に含まれるのは，訓練技法の明確化（この例では，系統的教示），ターゲットタスク（5段階の料理過程），進捗評価基準（5段階すべての完了），達成評価基準（連続3セッションで成功），自立度（単独でできたか否か），状況（自宅），条件（食材が準備されている）である。

上記ゴール達成への鍵は，患者自身の家での生活にタスクが般化されるか否かである。ゴールを具体化することは，訓練の意義を明確にする。上記の例では，ゴールが達成されれば，配偶者の負担が減ることが期待でき，これは標準化されたスケールに客観的なスコアとして表れる。ゴールの選択と評価法は，プログラム計画を左右する。この例では，目の前に食材を準備して示すという形で環境からのキューをブレッツ氏（患者）に与え，このキューをタスク分析に組み込む。このように計画を立てれば，ゴール達成評価のためには，プログラム開始前のブレッツ夫人の負担度のスコア化が必要であることに，治療者は計画段階で自然に気づくことができる。

長期的ゴールに加えて，短期的サブゴールも明確にする必要がある。「短期的」とは，セッションごとの進捗を指している。したがって短期的サブゴールは，訓練室で設定されるのが普通である（時には日常生活場面でのゴールとの同時設定になることもある）。**表6-5**の下段「薬を飲む」が短期的サブゴールの例である。訓練技法（系統的教示），ターゲットタスク（定期的服薬），達成評価基準（5段階タスクの完了），自立度（単独でできるか否か），達成評価基準（2週間内の連続3セッションで成功），状況（訓練室），条件（アラーム音をキューとする）が，いずれも明確に示されており，このことはプログラムを進めるにあたって不可欠である。セッション中の刺激を徐々に変化させることで般化を促進するという技法の導入も考えられる。訓練の開始時から，目標とする状況でのタスクを教えることもある。たとえば，患者が通う学校内での訓練や，インターネットなどを介した遠隔訓練は，そ

表6-4 多段階タスクのゴール構成要素の例

誰が？	何を？（客観的かつ具体的）	どんな状況で？	何を達成評価基準として？	どの程度のサポートで？
患者	・系統的な指示に従い5段階の洗濯タスクを完遂する。 ・SRに従って4段階のシャワー浴タスクを完遂する。 ・系統的な指示と環境の修正を受け、6段階の芝刈りタスクを完遂する。	・直ちに ・5秒後に ・訓練セッション中に ・自宅で夕食の調理前に ・午後1時に自宅で ・職場の食堂で ・学校の休憩時間中に ・ボランティアの仕事に歩いて行く途中で ・仕事に行くためにバスに乗車しているときに ・レクリエーションセンターの受付で	<u>セッションデータの例</u> ・段階の完遂率（3回の連続したセッションの成功率が100％） ・患者が段階の内容を保持できた時間間隔（連続した2週間において、24時間経過後にも成功） ・すべての段階の完遂に要した時間（4回中3回について10分以内に完遂）	・治療者のモデリングを見て ・チェックリストを参照するように治療者が出したキューに応じて（キューは最大2回まで） ・配偶者からのキューに応じて ・配偶者が腕時計にセットしたアラームに応じて ・ボイスメモのインストラクションに応じて ・完全に自立して
看護師 介護者 配偶者	5段階の朝の日課の開始のためのキューを出す。患者にチェックリストを示す。		<u>実効果データの例</u> ・上司による仕事の評価（訓練終了までに上司の評価がすべてのカテゴリーで4以下） ・介護者の負担指数（ゴール達成から3週間後に配偶者が回答した介護者の負担指数のスコアが10以下） ・自尊心の評価（質問票における患者の平均評価が5以上、かつ、3未満のスコアがない） ・参加指数（主観・客観）（Brown et al., 2009）の総スコアの改善（5ポイント以上の改善）	

表6-5 訓練ゴールの例

<u>「料理をする」（家庭生活への般化を目指す長期的ゴール）</u>
系統的指示（主として誤りなし学習）を用いた訓練により、ブレッツ氏は5段階からなる料理タスクを自宅で3回連続して独力で完遂する（材料とレシピはすべて夫人が準備する）。夫人の介護者負担指数は3ポイントの減少を示す。

<u>「薬を飲む」（訓練の初期に習得を目指す短期的サブゴール）</u>
系統的指示を用いた訓練により、ヒル氏は、薬箱に薬をしまい、アラームに反応して正しい錠剤を取り出すための5段階のタスクを訓練セッション中に独力で行えるようになる。2週間のうち3回の連続するセッションで完遂する。

れら自体が般化の概念に近いものであるといえる．それでも評価方法の重要性は動かない．患者の達成度によってプログラムを随時修正しなければならないからである．データシートを作成することによって，セッション進行中のリアルタイムで達成度確認が可能になる．

■ポイント4　HOW　患者個別の計画デザイン

ニーズ評価の段階で得た情報を患者への援助にも活用することで，最善のプログラムを作成することができる．巻末の付表ワークシート6.1は，そのまま実地で活用できるワークシートで，第4章掲載のシートを多段階タスクに適用できるよう改訂したものである（医学書院のウェブサイトに拡大版がアップされている）．図6-1はワークシートの記入例である．さらに2人の患者のワークシート記入例を本章末に掲載した（図6-6〜6-9）．

I：Implementation　多段階タスク訓練の実行

上記のセクションで述べた「計画」の内容は，効果的なリハビリテーションを「実行」するためのものである．計画の過程では次の3つが完了している．
(1) タスク分析：訓練ターゲットとして，患者に個別化された多段階タスクを決定．このタスクは，患者の生活環境内のキューによって開始されるものでなければならない．
(2) 客観的評価可能なゴールの設定：訓練の過程で，そのときそのときの達成度がモニターできるプログラムでなければならない．
(3) タスクの実行を開始させるさまざまな刺激の決定．

さらに，タスク実行の前提知識を教示することが必要な場合もある．たとえば嚥下訓練では，最初に，嚥下できる食物の種類と，食物にとろみをつける方法についての知識が必要である．

第4章で述べたように，実行は，習得期，習熟・般化期，維持期の3期に分けることができる．具体的な教示法は期ごとに異なっている．タスクについての系統的な指示の前に，初期評価によって患者が多段階タスクを行う能力がどれだけあるかを確認し，それに応じて訓練方法を選択する．ここで患者にできるステップとできないステップを明確に峻別する．この点がニーズ評価と一線を画している．ニーズ評価は，各ステップについてではなく，全体としてのタスクの可否を判定するものである．

■初期評価

初期評価の目的は3つある．
(1) 患者がすでに身につけているステップの確認
(2) 訓練開始ステップの決定
(3) 最も効果的なタスク開始促進方法の選択

巻末の付表ワークシート6.2に掲載した初期評価ワークシートは，タスク達成のための各ステップと，それに必要なキューやサポートの記述に用いることができる（医学書院のウェブサイトに拡大版がアップされている）．

大部分のケースにおいて，初期評価の第一段階はベースライン評価である．これは，患者が単独で

そのタスクをどれだけできるかの確認である。もし患者があるステップを行うことができなければ，治療者はその1つ前のステップを行って見せて，それに続くステップを促すという手法がある。この初期評価の段階においては，あらゆるキューを用いて，患者にそのタスク全体を完遂させてみる。これは，患者がそのタスクを行うためのスキルと知識をもっているか否かを判断するためである。このベースラインを基準にリハビリテーションの効果が評価されることになる。また，このベースライン評価によって，患者が自力で実行可能なステップを特定することで，適切なステップからの訓練開始が可能になる。

　訓練により患者がなんらかのタスクを身につけたら，第二段階はキューを減らすことになる。ここで治療者は，次にはどのようなキューが最も有効かを決定しなければならない。具体的方法は，まずキューなしで患者にそのタスクをやらせてみて，順次キューを与えていき，どのキューで患者がそのステップをできるかを判定する。たとえば，まず治療者が見本としてある多段階タスクをやって見せる。そしていったん患者の注意をこのタスクからそらしたあとに，さまざまなキューの効果を評価する。キューは，たとえばヒントとしてのキーワードや質問による促しである（例：「次は何をするんでしたっけ？」）。こうしたさまざまなキューを試みることで，キューの有効性の順位を判断するのである。第3章で述べたように，通常は治療者が直接手本を示すことが最も効果的なキューになり，間接的なキューやいわゆる機会キュー（例：患者の反応を待つ）の効果は相対的に弱い。表6-6にキューの例を示す。

　以上のとおり，認知リハビリテーションの大部分は，まず初期評価から開始される。そこでは患者のパフォーマンスとキューの効果のベースライン評価がなされる。図6-2は初期評価のワークシート記入例である。

表6-6　段階的キューの例

キューのレベル	例1	例2	例3
I（最も容易）	手本を示す。	手本を示す。	手本を示す：チェックリストに記されたターゲットを指差して読み上げる。
II	口頭：「○○をしなさい」	口頭：当該段階に関するキーワード	視覚：チェックリストの次のステップを指差す。
III	視覚：次の対象を指差す。	口頭：キーワードの最初の1文字	一般：患者にチェックリストを見るよう促す。
IV	一般：1つ前の段階について述べる―「今○○をしたところです」	一般：激励する―「できていますよ。次のステップにいきましょう」	一般：チェックリスト使用に関する間接的なキューを出す―「次に何をするかどこを見ればわかりますか」
V	一般：自己モニタリングに関する間接的なヒントを出す―「これでいいですか」	該当なし	機会キュー：眉をひそめる，意味ありげに会話を中断して考えを促す。

初期評価		
患者：OS　　　　　　　　　　　　　　　　　　　　　　　　日付：5月23日		
タスク：朝，家を出る		
タスク開始の合図：音声キュー（アラーム）―「朝，家を出る時の持ち物を準備しましょう」		

ステップ	正確性 （+/−/キューあり）	コメント
1. アラームを止める。	+	自動的に実施した。
2. リュックが台所のカウンターの所定の位置にあることを確認する。	−	ホワイトボードのところに行った。
3. 台所のホワイトボードのところへ行ってマーカーを手に取る。	−	「ホワイトボードを見ました」と言ったがマーカーを手に取らなかった。
4. 持ち物1（冷蔵庫の2段目の棚にある昼食）を取り出してリュックに入れる。	−/キューあり	治療者：「今ホワイトボードを見ましたね。で，何をするんでしたっけ？」
5. ホワイトボードにチェック済みの印をつける。	−	
6. 残りの持ち物を1つずつ集め，リュックに入れ，ホワイトボードにチェック済みの印をつける。	−/キューあり	ペンが床に転がったときに持ち物に印を付けることを思い出した。持ち物を準備するよう促されると，必要な3つのうち2つをリュックに入れた。
7. ホワイトボードを消す。	−	
8. 2回目のアラームが鳴ったら，バスに乗るために家を出る。	+	アラームの「バスに乗るために家を出る」の表示を読んで玄関まで行った。

ベースライン：　2/8

キュー決定のための評価		
ステップ／先行行動	キュー	パフォーマンスへの効果
1. ステップ1～3の手本を見せ，30秒間数字を逆に数えさせて患者の注意をそらす。その後アラームを切る。	a) フックに掛けられたリュックに向かってうなずく。 b) キーワードによる促し：「リュック」	a) 無効。 b) 有効。リュックをフックから取り，ホワイトボードの近くのカウンターまで持ってきてリュックを開けた。
2. ステップ4～5の手本を見せ，30秒間数字を逆に数えさせて患者の注意をそらす。「リュックの用意ができました。次は何をすればよいのでしょう？」と言った。	a) ホワイトボードに書かれた持ち物を指差す。 b) 自己モニタリングキュー：「タスクのことを考える」	a) 有効 b) 無効。ホワイトボードにチェックをつけず，次の持ち物を見ることもせず，「次のステップは何でしたっけ？」と治療者に尋ねた。

キューの計画	
レベルI	手本を示す。
レベルII	指差す。
レベルIII	キーワード
レベルIV	自己モニタリング
レベルV	機会キュー

図6-2　朝のタスクに関する初期評価ワークシートの記入例

■習得期（初期習得期）

　この期の目標は，ターゲットとする多段階タスクの習得である．第4章に示したように，習得期の訓練のポイントは，患者のエラーの最小化，集中的な訓練から分散的な訓練への移行，十分な練習・繰り返しの提供である（Campbell et al., 2007；Cherry et al., 2009）．エラーを最小にするための最適の方法は，治療者が手本を示すことである．繰り返しは当初は多数回濃厚に行い，徐々に減らしていく．訓練は系統的かつ集中的に行うことで，十分に学習の機会を与え，患者の参加が途切れないようにする．

　各セッションの始めには，前回のセッションでの習得状況を確認し，それに基づき適切なステップから訓練を開始するようにする．この確認方法は，初期評価とは異なっていることに注意が必要である．初期評価は，その1回限りの評価で，適切なキューを見定め，ベースラインのパフォーマンスを決定するものであるのに対し，各セッション開始時の評価は，毎回行う評価で，キューや治療者からの援助なしに患者が前回セッションの習得内容を維持できているか否かを決定するものであって，その日のセッションの開始ステップを決めるためのものである．ここで有用なのが進捗状況をモニターするシートである（巻末の付表ワークシート6.3を参照．医学書院のウェブサイトに拡大版がアップされている）．この評価のあとに，そのセッションの訓練が開始される．治療者は前回までの訓練内容を患者に確認したのち，次のステップの手本を実演して見せ，前のステップとのつながりを示す．前のステップについての患者の習得状況によっては，治療者は前と今回のステップの手本を続けて実演して見せ，患者に実行させる．方略を示すことで積極性を促すのも有益であろう（例：パフォーマンスを予測させたり，自己記録を取らせたりする）．

　以下に示す例は，訓練第2日から第4日の記録シートである．第1日の初期評価のあとであることに注意されたい．カギ括弧内は，治療者から患者への言葉である．

訓練第2日（30分セッション）

　「洗濯の練習の続きをしましょう．はじめにこれまでのステップを確認しましょう．ここに洗濯物があります．洗濯をどうやるか，やってみていただけますか」

　このように誘導したうえで，患者のパフォーマンスを記録する（図6-3，第2日の欄．ここでは患者は2つのステップを完遂している）．

　「はい，よくできました．最初の2つのステップは卒業です．次のステップにいきましょう．洗剤の量を計って洗濯機に入れます．計って，入れる．もう一度よく見てください．計って，入れる．やってみてください．やりながら，「計って，入れる」と口に出して言ってください」

　治療者は新たなステップの手本を，既習の前回ステップに連続する形で示す．このとき，キーワードを強調する（上記の例では「計って，入れる」）．患者は治療者の手本を見て実行することを何回か繰り返す．この繰り返しの際，患者にキーワードを言わせるようにする．

　「では2分後に，「計って，入れる」を覚えていられるかどうか見てみましょう」［2分間，治療者

タスク：洗濯					
長期的ゴール：	ESは独力で洗濯物の仕分けと洗濯開始を遂行する。妻からの口頭キューでタスク開始。4回のうち3回成功。				
初期習得サブゴール：	系統的な指示に従い、独力で6段階の洗濯タスクを6分未満で完遂する。治療者からキューでタスク開始。				

	セッションデータ			
ステップ	5月15日(第2日)	5月16日(第3日)	5月17日(第4日)	5月18日(第5日)
6. 洗濯物を一山洗濯機に入れて蓋を閉める。	キューあり：準備完了ですか	キューあり：準備完了ですか	＋	＋
5. 水量を「中」に合わせ、注水開始のノブを引く。	−	−	−	＋
4. 温度設定ノブを「温水」に合わせる。	−	−	＋	＋
3. 洗剤を洗濯機に入れる。	キーワードによるキュー：洗剤	＋	＋	＋
2. 洗剤の量を計る。	＋	＋	＋	＋
1. 衣類の仕分けをする。	＋	＋	＋	＋
所要時間：	5分	5分45秒	6分	5分
開始促進の方略：		(a) 4/5	(b) ✓	(a) なし (b) ✓
訓練中の般化プログラム：			衣類の山を変えた。	洗剤の置き場所を変えた。
コメント：キーワード使用訓練施行した（仕分け、計る、洗剤、温水、中、注水、閉める）。				
注：完遂したステップ数をグラフにする				

図6-3 初期習得期における進捗モニタリングフォーム記入例

と患者がタスクと無関係の会話をする］

このように間隔を空けた分散的訓練を3回行う。

「はい，よくできました。では今回の2つのステップを加えて全体をやってみましょう。洗濯のやり方を，これまで練習したところまでやってみてください。ステップごとに，キーワードを言いながらやってみてください」

繰り返しのうち初めの2回は，治療者がキューとしてキーワードを出し，3回目からはキューなしで行う。患者は毎回キーワードを自分で言う。

「大変よくできました。これで最初の3つのステップは卒業です。4つ目のステップにいきましょう。洗剤を入れたら，洗濯機のダイヤルを「温水」に合わせます。私がやってみますから，見ていてください。「入れる，ダイヤル温水」」

治療者は新たなステップの手本を，既習の前回ステップに連続する形で示す。このとき，キーワードを強調する（上記の例では「入れる，ダイヤル温水」）。患者は治療者の手本を見て実行することを何回か繰り返す。この繰り返しの際，患者にキーワードを言わせるようにする。

「では2分後に，「入れる，ダイヤル温水」を覚えていられるかどうか見てみましょう」〔2分間，治療者と患者がタスクと無関係の会話をする〕

このように間隔を空けた分散訓練を3回行う。

「はい，よくできました。では今回の2つのステップを加えて全体をやってみましょう。洗濯を，これまで練習したところまでやってみてください。ステップごとに，キーワードを言いながらやってみてください」

繰り返しのうち初めの1回は，治療者がキューとしてキーワードを出し，2回目からはキューなしで行う。患者は毎回キーワードを自分で言う。

訓練第3日

「ここに洗濯物があります。洗濯物の分け方と洗い方を示してください。そのなかで，思い出すのが難しそうなのはどのステップですか」

患者は洗濯機のダイヤルの使い方が一番難しいと言う。このようにして治療者は評価を行い，患者のパフォーマンスを記録する〔図6-3（4ステップ）の第3日の欄参照〕。

「はい，よくできました。これで最初の4つのステップは卒業です。洗剤を入れたら，洗濯機のダイヤルを「温水」に回します」

患者は思い出す。「そうだ，「入れる，ダイヤル温水」でした」と言い，治療者の手本なしにこのステップを行う。

「では2分後に，「入れる，ダイヤル温水」を覚えていられるかどうか見てみましょう」〔2分間，治療者と患者がタスクと無関係の会話をする〕

このように間隔を空けた分散的訓練を3回行う。1回ごとに時間間隔を1分長くする。

「はい，よくできました。では今回の2つのステップを加えて全体をやってみましょう。洗濯を，これまで練習したところまでやってみてください。ステップごとに，キーワードを言いながらやってみてください」

繰り返しのうち初めの1回は，治療者がキューとしてキーワードを出し，2回目からはキューなしで行う。患者は毎回キーワードを自分で言いながら，4つのステップすべてを数回繰り返す。

「OKです。次のステップにいきましょう。ダイヤル温水の次は，水の量を「中」にします。「ダイヤル温水，ダイヤル中」です」

治療者は3回手本を示す。患者は手本を見て何回か繰り返す。治療者はキーワードを繰り返す。

「では2分後に，「ダイヤル温水，ダイヤル中」を覚えていられるかどうか見てみましょう」[2分間，治療者と患者がタスクと無関係の会話をする]

このように間隔を空けた分散的訓練を3回行う。1回ごとに時間間隔を1分長くする。

「はい，よくできました。では，今回の2つのステップを加えて全体をやってみましょう。洗濯を，これまで練習したところまでやってみてください。ステップごとに，キーワードを言いながらやってみてください」

繰り返しのうち初めの1回は，治療者がキューとしてキーワードを出し，2回目からはキューなしで行う。患者は毎回キーワードを自分で言いながら，5つのステップすべてを正しく行う。

訓練第4日

「ここに洗濯物があります。これまで練習したことをやってみせてください」

治療者がこのようにしてセッションを開始する。

「すばらしい。もう卒業ですね！ 洗濯の訓練は今日で卒業できそうです。まず今のレベルを確認しましょう。ここまできましたね」[進捗モニタリングフォームを示す]「ではここまでの5つのステップの横に卒業の印としてプラスのマークをつけてください。それから次に進みましょう」

このようにして患者につけさせたのが図6-3の第4日の欄である（4つのステップを完了）。最終ステップの教示も，ここまでと同様に行う。

上の記載と進捗モニタリングフォーム（図6-3）から，初期習得期におけるポイントとして以下を抽出できる。
・各セッション開始時に患者の達成度評価を行い，その日の訓練をどのステップから始めるべきかを決定する（データは進捗モニタリングフォーム [巻末の付表ワークシート6.3] に記述）。
・訓練中の患者のエラーを最小にする（例：治療者が手本を示す，キーワードを患者に言わせる）。
・集中的に反復訓練をしてスキルを確実に身につけさせる。
・患者がステップを身につけていくのに従い，練習の間隔を調整する。

患者：ES			日付：5月16日
ステップ	集中訓練の回数とキュー	分散訓練の持続時間と回数	コメント
1. 仕分け			
2. 量って			
3. 入れる			
4. ダイヤル温水		M+++ ++@3分 ++@6分	3分間の試行時のみのキーワードを使用
5. ダイヤル中			
6. 閉める			
要約	セッション終了時にはステップ1〜4を完璧にマスターした。		
次回セッションへのメモ	＿＿＿＿が維持されていれば，ステップ6に進む。		
注：＋正確；　−不正確；　M＝モデリング；　C＝キューあり			

図6-4　セッションデータ記入例（洗濯タスク第3日）

- メタ認知の方略を導入することにより，患者の積極的な参加を促し（例：難しいステップの意識や，自発的なデータ記録），気づきを促進する。

　セッションの記録方法は画一的なものではなく，治療者の工夫が望まれる。図6-4に示したのは，上記のリハビリテーションの第3日のセッション記録である。患者がステップ3までを完了したのち，治療者はステップ4の手本を示した。それが「水温を決める」である。患者はこのステップ4を3回連続して練習した。治療者は練習の時間間隔を空けていき，患者にステップ4をこれまでのタスクに続けて行わせた。この際，繰り返しの間隔を徐々に長くしていった。6分間の攪乱タスクののち，患者はここまでのステップを誤りなしに2回行うことができた。シート記載のとおり，患者は，次の第4日のセッションでもこのタスク内容を覚えていた。書き込みのないシートは本書に付表としてつけてある（医学書院のウェブサイトに拡大版がアップされている）。

患者のエラーや学習不能時の対応

　患者がある特定のステップができないときは，そのステップだけを集中的に練習することが重要である。たとえば，上述の洗濯訓練のステップ4で，繰り返し練習間隔を1分から2分に延ばすと患者のエラー回数が増すようであれば，練習間隔を1分（患者が誤らずにできた最長時間）に戻す。あるいは，ステップ4（ダイヤルを温水に合わせる）だけを何回も追加訓練し，その後に1分か2分の間隔でタスク全体を行う。訓練の過程で患者がエラーを犯した場合の対応法のガイドラインを以下に示す。

1. エラーが起こったとき，患者に正しい手順を考えさせるのではなく，すぐに治療者が手本を示し，すぐに患者にそれを繰り返させる。

2. 時間間隔を延長していく段階でエラーが起こったときは，患者が正しくできた直近の時間間隔に戻して訓練を再開する．
3. もし特定のステップの学習が困難であれば，そのステップだけを繰り返し練習させ，次に，1つ前のステップとそのステップを合わせて練習させ，正しく学習できてからまた全体のタスクに進む．
4. エラーが連続するようであれば，訓練のゴールを再検討する．そのステップは難しすぎるのかもしれないし，複雑すぎるのかもしれないし，他のステップに似すぎているのかもしれないし，その患者にとって不自然なのかもしれない．そうであるとすれば，ステップそのものを改変する必要があろう．

その日のセッションが終わる時点では，正しくできた回数がエラーした回数より多くなっていなければならない．そうでなければ，訓練によって患者にエラーを身につけさせてしまうことになりかねない．第5章の記載に加えて，これらのガイドラインはSR訓練のマニュアルに記されている（Brush & Camp, 1998）．同マニュアルには，セッションの記録シートも収載されている．そして，訓練結果は当然ながら般化されることが重要であるから，患者が実生活のなかでそのタスクを行う状況に訓練内容を拡大していくことが必要になる．

■習熟・般化期

訓練の第二期である習熟・般化期は，初期習得期が完了したときに始まる．ただし，初期習得期と第二期の境界は必ずしも明確に定められるものではない．この第二期に中心となるのは，習熟である．習熟とは，タスクに含まれるステップ全体を，より速く，より自動的にできるようになることにほかならないから，流暢性の増加と言い換えることもできる．また，キューなしでできるということも習熟に含まれる．一般論としては，患者が訓練したステップのすべてを正確に行うことができ，セッションの開始時点で治療者から出された課題が正確にできるようであれば，習熟・般化期に達したということができよう．そのためには次の3つを目指すことが必要である．

1. **タスク繰り返しの時間間隔の延長**：長い時間間隔を空けても患者がそのタスクを完遂できることを目指す．たとえば，SR訓練（Brush & Camp, 1998）では，24時間間隔，すなわちセッションの翌日にも正確に1人でタスクができたときを習熟の達成とみなしている．
2. **刺激の変動または増加**：タスクの基礎は習得期に身につけられる．習熟期には，あらゆる状況下でそのタスクを始めることを練習し，実生活への般化を目指す．この時期には刺激をさまざまに変化させ，できるだけ自然な環境で学習させる．変化させる主な刺激としては，訓練刺激，タスク開始のキューの回数と内容，タスク時に患者にかかわる人物，訓練場所などが挙げられる．
3. **メタ認知の増加**：患者の積極的な参加と気づきを強化する方法を確認し，それによって習熟と般化を促進する．患者自身を，目標や環境の修正方法の選択や，ゴールの設定，進捗状況のモニターにかかわらせる．

一例として表6-7に前述の洗濯タスクにおける訓練要素を示す．
以下に，初期習得期と習熟・般化期に共通する要素を示す．
・まず，前のセッションの訓練内容が身についているかをチェックする（進捗モニタリングフォー

第6章 多段階タスクの訓練　129

表6-7　訓練要素の例（洗濯タスクの習熟・般化期）

分散訓練の時間を長くする	刺激の多様化[a]	メタ認知の動員を増やす
患者がタスクに成功するごとに「仕分けをしてください」と言ってから「洗濯をしてください」と言うまでの時間を2倍にしていき，最長で30分の間隔をおく。	さまざまな人々（例：配偶者，介護者）に訓練セッションに来てもらい「さあ，洗濯の時間ですよ」と言ってもらう。 仕分けの練習にさまざまな衣類を使用する。 アイテム（洗剤，洗濯かご）をさまざまな位置や場所に置き，患者がそれらを積極的に探さなければならないようにする。すなわち，遂行しようとしている段階がどの段階であるかを患者が十分理解していなければならない状態にする。 雑音（テレビ，電話，交通騒音の録音）を発生させて家庭環境における気が散る状況のシミュレーションを行う。	開始時間，完了時間を患者が自分で記録する。 うまくいったことについて患者が行動シートで反省する。 患者が個人的な学習ゴール（例：日課の学習を終了したい日，治療者や配偶者からのインプットなしに自己モニタリングチェックリストに移行する）を設定する。

[a] ゴールは，この患者が自分の洗濯機を使えるように訓練することであり，般化された洗濯手順を教えることではなかったので，患者の訓練は患者自身の洗濯機でのみ実施された。

ム［巻末の付表ワークシート6.3］を用いる）。
・宿題など，セッション外でのパフォーマンス内容を聴取する。
・これまでに学習したステップと，これから新たに学習するステップを確認する。新たに学習するステップに関しては，集中的に練習を行う（［巻末の付表ワークシート6.4］のセッションデータを用いる）。
・練習と練習の間隔時間の増加
・学習した一連のステップの確認
・宿題を出す。

■維持期

　第4章で述べたように，維持期のプログラムの目的は，学習内容をセッション終了後も維持できるようにすることである。よくある問題は，リハビリテーションが終わると患者が学習したタスクをしなくなってしまうことである。タスクがいったん完全に身についたら，そのタスクを使い続けることが何より重要である。そのための基本は，**自然な支援の導入**と，**復習の積み重ね**である。その患者にとって自然な支援はどのようなものであるかを，治療者は計画段階で確認しておき，実行段階を通して，その支援に携わる人々の訓練も考慮する。ここでいう訓練とは，こうした人々に，患者がタスクを始めるためのキューの使い方を教えることを指す。また，患者がいったん身につけたタスクができなくなる兆しがあった場合に，誤りなし学習を繰り返すことの必要性を理解させる。こうした内容は前もってプログラムに組み込んでおく。関係者に実際にセッションに来てもらい，キューの出し方や誤りなし学習のテクニックを教えることは効果的であろう。復習の積み重ね，すなわち学習内容の反復復習は，訓練室でも患者の自宅でも行うことができる（家族などの協力が必要である）。反復練習が特に重要なのは，定期的に訓練していないタスクについてである。図6-5は家庭学習のチャート

日付	洗濯開始の状況（口頭キューでOK）	独力で完遂した段階の数	キュー	改善点など	患者の自己評価（1～3の尺度）
5月23日	「そろそろ洗濯の時間です」	7/7	キーワードを使ったヒント	動作が遅い—日課を順調に進行できるように声を出して指導した。	2=「うまく行えた」
5月30日	「洗濯を始めましょうか」	7/7	必要なし		2=「うまく行えた」
6月6日	「洗濯してくれてありがとう」	6/7—洗剤の投入を忘れた。	洗剤が戸棚にしまい込まれていた。	洗剤を棚に出しておく。	1=「ヒントを必要としたことが気に入らなかった」
6月13日	メモを残した。	0	開始しなかった。	開始を直接言葉で指示する人が必要と思われる。	1=「ヒントを必要としたことが気に入らなかった」
6月20日	「洗濯をしましょうか」	7/7	なし	私が監視していると気にするようだった。定期的なチェックだけをするようにしてはどうか。	1=「ヒントを必要としたことが気に入らなかった」

図6-5 家庭学習チャート（洗濯タスクの例：記入者は患者の妻。維持の促進と実効果の測定に役立つ）

で，記入者は患者の妻を想定したものである。このような図は，患者・家族・治療者の三者が協力して作成するのが理想である。なんらかの問題が発生し，解決方法を考えなければならないとき，この図に記されたデータが役立つ。タスクの複雑さなどにもよるが，フォローアップ訪問や電話相談によって経過やニーズを把握することが必要な場合もある。

E：Evaluation　多段階タスク訓練の評価

　評価は複数のレベルで行うことが重要である。先に述べたように，計画の段階で，長期的ゴールと短期的サブゴールが設定される。実例は図6-3に示したとおりである。

　訓練の進捗は，長期的ゴールと短期的サブゴールのそれぞれについて評価しなければならない。そのためには，**教示の直接効果**を測定する。通常これは，ステップ遂行の正確性・流暢性・効率の測定によってなされる。第4章で示した**セッションデータ**にあたるものである。洗濯訓練の例では，治療者は各セッションの初めに，進捗モニタリングフォームを用いて評価した（図6-3を参照）。これによって，患者が想起できたステップ数（これが正確性にあたる）と洗濯にかかった総時間（これが訓練効果にあたる）を知ることで，前回セッションでの習得状況を治療者は評価したのである。セッションデータは，個々のタスクの習得状況の評価に利用された。図6-4に前述の洗濯タスクのステップ4の訓練セッションのデータを示す。試行回数と時間が記録されている。

　さらに，**訓練の総合効果**も測定する。総合効果とは，般化，長期的維持，訓練の実効果などである。具体的には，ターゲット状況におけるパフォーマンス（正確性・効率・頻度），各状況において必要とされるサポートのレベル，介護者からの報告などである。洗濯訓練の例ではこれらのデータは図6-5に示した家庭学習チャートから得られた。この例におけるアウトカム目標の1つは，自立してきちんとできたという満足感を患者自身にもたせることであり，このアウトカムの測定は，患者と治療者が協同で作成した評価尺度によって行われた。必要とされるサポートのレベルに加えて，自力で達成できたステップ数とパフォーマンスの質が，配偶者によって評価・記録された。標準化された

尺度で介護者の負担を訓練前後で比較することが，訓練の実効果を知る一助になる。多段階タスク訓練の効果を，コントロールと比較して得ることはかなり困難である。多段階タスク訓練は高度に構造化されていて，領域特異的なターゲットを定めたものだからである。次善の方法としては，ステップ数と難易度が同等の他の行為をコントロールとするという手段がある。洗濯と比較するとすれば，浴室の掃除をコントロールの候補として挙げることができよう。週に 1,2 回行うという点でも，洗濯との比較に適しているといえる。進捗を測定するためのアウトカムデータの種類や訓練の最終的な実効果は，患者ごとに個別に決定することが必要である。

実例

施設入所中の外傷性脳損傷 2 例の認知リハビリテーションの実際を，パフォーマンスシートとともに説明する。その施設では週 1 回カフェが開かれており，入所者はカフェの運営に必要な多段階タスク訓練を，本章で述べたような方法で受けていた。タスクの内容は，コーヒーを入れる，パンや菓子を焼く，販売用の工芸品を作る，レジの操作をする，などであった。入所者は各自割り当てられた役割について，施設内のセッションで訓練を受けた。ここではレジの操作を割り当てられた 2 名の訓練を呈示する。

教示計画ワークシートには，レジ操作についてのタスク分析が記されている（図 6-6, 6-9）。**初期評価ワークシート**には，訓練開始時点でのタスクとキューが記されている（図 6-7, 6-10）。**進捗モニタリングフォーム**には，進捗状況の評価が記されている（図 6-8, 6-11）。**スタッフ記録**は，般化と維持の評価・促進に資するものである（図 6-12, 6-13）。

- 患者 1

4 年前に自動車事故で脳損傷。店員として働いていた経験があり，金銭の扱いに関する知識がある程度保持されていた。注意および遂行機能に軽度の障害，および記憶力に中程度の障害があり，特に陳述記憶を用いた学習に障害があった。患者 1 に対する訓練材料とデータを図 6-6, 6-7, 6-8, 6-12 に示した。

- 患者 2

3 年前に中大脳動脈領域の梗塞。重度の認知機能障害を有し，遂行機能とワーキングメモリーの障害が特に顕著。家族からの情報で，自動的な連続手順に対する手続記憶は比較的保持されていることが明らかになった。訓練では重篤な障害への対応策として，頻回のキューなどの強力なサポートを提供した。活動の際に必要な情報を維持できないことが最大の問題であったため，その情報を記録しておくという工夫をした。患者 2 に対する訓練材料とデータを図 6-9, 6-10, 6-11, 6-13 に示した。

患者 1 と患者 2 の訓練を比較すると，認知リハビリテーションにおける個別化と患者特異性が明らかになる。患者 1 は電卓を使用できたが，患者 2 は各ステップを書き出すことが必要で，時に応じて情報の記録にはグラフィック・オーガナイザーを用いた。

長期的ゴール：	「お金を受け取ってお釣りを渡す」タスクの自立。（訓練完了後2週間後の時点のコーヒータイムに）
初期習得サブゴール：	ジョンは治療施行中に3日連続して8段階の「レジ」段階のすべてをきっかけなしで，100%正確に独力で行うようになる。
	(訓練手技，ターゲットタスク，進捗評価基準，達成評価基準，自立度，タスクの内容と実行される状況を明記する)
前提条件となるスキル：	(1) お金（紙幣と硬貨）の数え方（タスク開始前に教えておく） (2) レジの使い方（特に，金額を合計するための数値の入力）

WHAT

タスク分析（段階をリストアップする）
1. まず，引き出しの中にすでにあるお金を計算機を使って加算して数える。
2. 金額をシートに書く。
3. メニューを見てコーヒーの値段を言い，計算機に入力する。「シングルエスプレッソは2ドルです」
4. 客からお金を受け取り，はっきりとその金額を言う。（例「5ドルお預かりしました」）
5. 計算機でその額を引き算する。
6. 計算機に表示されたお釣りを客に渡す。
7. コーヒータイムが終わったら引き出しの中のお金の合計金額を計算する。
8. シートに記入する。

☑ 実用的なターゲットである。
☑ 患者用に個別化されている。
☑ 状況が特定されている。
☑ 進捗基準が長期的ゴールおよび/または短期的サブゴールに明記されている。

モチベーション促進のための計画：	患者が自発的にこのタスクを選択．患者は社交的なので人との交流を好む；金額をはっきり声に出して言うことは課題を続けるのに役立つ。

WHEN and HOW

治療の頻度： ＿3＿回／週
セッションの持続時間： ＿5＿分
治療の持続期間： ＿6＿セッション，週，⑩

☑ セッション内に十分な練習をする機会がある。
☑ セッション間に十分な練習をする機会がある。

タスク開始に必要なアイテムをリストアップし，刺激の多様化についても具体的に計画する：	紙幣，硬貨，計算機，記録シート。開始時は2杯のエスプレッソの注文のみ。その後数を増やし，注文の選択肢も増やす。
モデリングから分散訓練への移行計画	(1) お金を数える段階と，(2) 正しいお釣りを渡す段階に分けてタスクを教え，後にこれらを結合させる。キーワードを用いた口頭キューで各段階の施行が可能になったら，キューを徐々に減らし分散訓練に移行する。(1)(2)それぞれの段階をマスターしたら，この2段階を結合させる。

図6-6 患者1に対する教示計画ワークシートの記入例

```
WHO（セッション外での協力者）
☑セッション期間中，自宅での追加訓練をサポートする人の決定
☑般化を促進するのに十分な人々の存在

サポートする人の訓練計画：  介護施設スタッフが週1回の訓練セッションに同席する。訓練3週目から，訓
                        練用にコーヒーのメニューを作成し，紙幣や硬貨を用いて訓練する。

WHERE
☑さまざまな状況への般化の計画がある。
☑さまざまな状況への般化の手段は長期的ゴールに組み込まれている。
```

図6-6　患者1に対する教示計画ワークシートの記入例（つづき）

初期評価

患者：**患者1**　　　　　　　　　　　　　　　　　　　　　　日付：＿＿＿＿＿＿＿＿
ターゲットタスク：**客から現金を受け取る**
タスク開始のキューとなる刺激：＿＿＿＿＿＿＿＿＿＿＿＿＿＿＿＿＿＿＿＿＿＿

ステップのリストアップ	正確性 （＋／－／キューあり）	コメント
1. 計算機を使用してお金を数える。	＋	
2. 金額をシートに書く。	キューあり 「金額を記録してください」	シートを読み，どこに合計を記入するかわかった。
3. 値段を言い，計算機に入力する。	－	金額を入力するように言われると，正しい数字を入力した。
4. 客から受け取った金額を言う。	キューあり 「金額を声に出して言ってください」	
5. 客から受け取った金額を計算機で引き算する。	キューあり 「引き算してください」	計算機を正しく使用した。
6. お釣りを渡す。	キューあり 「計算機に表示された金額を渡してください」	
7. 最後に引き出しの中のお金を合計する。	キューあり 「引き出しの中の合計はいくらですか」	開始にあたってモデリングを必要とした。
8. 金額をシートに書く。	キューあり 「金額を記録してください」	

ベースライン：　**0/8**

図6-7　患者1に対する初期評価ワークシートの記入例　　　　　　　　　　　　（つづく）

キュー決定のための評価		
ステップ/先行行動	キューの種類	効果
ステップ1	指差しキューと口頭キュー「金額を敢えてください」	段階を正しく完遂した―お金の敢え方と計算機の使い方がわかっている。
ステップ3	「メニューの金額を読んだあとにその金額をどうやって覚えておきますか」	「声を出して言ってください」(前回のデモンストレーションで前もって学習していた)
ステップ6	「コーヒーは1ドル50セントで、私はあなたに2ドル渡しました。私に正しいお釣りを渡すためにはどうしますか」	計算機を使った。
ステップ7	「コーヒータイムは終わりです。さて何をしますか」	無効
ステップ7	指差し/キーワード	「敢えてください」
キューの計画		
患者がステップをわかっていない場合,簡単な言葉と指差してキューを出す。わかっている場合,具体的な質問キューを用いる。		
レベルI	指差しとキーワード	
レベルII	キーワード	
レベルIII	具体的な質問キュー(次は何をするか質問する)	
レベルIV	機会キュー(治療者が間を置く,表情を変える)	

図6-7　患者1に対する初期評価ワークシートの記入例(つづき)

第6章 多段階タスクの訓練　135

タスク：レジ
長期的ゴール： ジョンはお金を受け取ってお釣りを渡すことを独力で行えるようになる（訓練完了から2週間後のコーヒータイムに）。
初期習得サブゴール： ジョンは訓練施行中に3日連続して8段階の「レジ」段階のすべてをきっかけなしに100％正確に独力で行うようになる。

ステップ	セッションデータ				
	7月3日	7月4日	7月5日	7月6日	7月7日
7. シートに記入する。	−	−	−	−	−
6. コーヒータイムが終わったら，引き出しの中のお金の合計金額を計算する。	−	−	−	−	−
5. 計算機に表示されたお釣りを客に渡す。	−	−	−	−	+
4. 計算機でその金額を引き算する。	+	−	+	+	+
3. 客からお金を受け取り，声に出して金額を言う（例「5ドルお預かりしました」）。	+	−	+	+	+
2. メニューを見てコーヒーの値段を言い，計算機に入力する（「シングルエスプレッソは2ドルです」）。	+	+	+	+	+
1. 開始時には，引き出しの中にすでにあるお金を計算機を使って加算して数える。	+	+	+	+	+
所要時間：	測定していない―事後的確認のみ行った。				
モチベーション/促進方略：	段階のリストをまず見て，難しいものに丸をつけた。				
訓練中の般化プログラム：			カフェの騒音を録音した音声を流した。		
コメント：	週末まで訓練内容が維持された！	休みの日―翌日を待ち遠しく思っている。	自信が深まった。		自信が深まった。

注：完遂したステップ数をグラフにする

図6-8　患者1に関する進捗モニタリングフォームの記入例

長期的ゴール：	SRおよびホワイトボードの図を用いてローラにコーヒーの時間にお金を受け取ってお釣りを渡すことを教える。訓練から2週間後の時点でローラはこのタスクを完遂できる。（客2人ごとに，スタッフがリストを見るように2回だけキューを出す）
初期習得サブゴール：	ローラは「次の段階を見てください」という非特異キューだけでレジの手順を完遂する。
	(訓練手技，ターゲットタスク，進捗評価基準，達成評価基準，自立度，タスクの内容と実行される状況を明記する)
前提条件となるスキル：	お釣りの計算

WHAT

タスク分析（各段階を記す）
1. 客から預かったお金を「客」と記された引き出しに入れる。
2. 客から預かった金額を引き出しの前のホワイトボードの右側の欄に記入する。
3. 引き出しの前のホワイトボードの左側の欄にコーヒーの値段を記入する。
4. お釣りを計算して客に渡す。
5. 客の目を見て「ありがとうございます」と言う。

☑実用的なターゲットである。
☑患者用に個別化されている。
☑状況が特定されている。
☑進捗基準が長期的ゴールや短期的サブゴールに明記されている。

モチベーション促進のための計画：

患者が段階を完遂したら言葉で褒める。
訓練セッション中に患者にタスク分析を見せ，どの段階が難しくどの段階がやさしいか予測させ，さらに進捗シートのレビューをさせる。

図6-9 患者2に対する教示計画ワークシートの記入例

```
WHEN and HOW        治療の頻度：        _3_ 回／週
                    セッションの持続時間： _50_ 分
                    治療の持続期間：     _6_ セッション，週，(月)
```

☑セッション内に十分な練習をする機会がある。
☑セッション間に十分な練習をする機会がある。

タスク開始のキューとなりうる刺激をリストアップし，それらをもとに具体的計画を立てる：
> 「客」などのラベルを貼付した金庫，現金，メニュー，ホワイトボード（タスクの段階を記載し，客から預かった金額とコーヒーの値段を記録するための欄を設けたもの）
> 1杯のコーヒーのみを対象として金額を計算することから始める。客が注文する数を増やしたのち，飲物の選択肢を増やす。

モデリングから分散訓練への移行計画
> 「リストを見てください」という口頭キューの3分後も段階の内容を保持できたら，時間間隔を延ばし，次の新たな段階を加える。

WHO（セッション外での協力者）
☑セッション期間中，自宅での追加訓練をサポートする人の決定
☑般化を促進するのに十分な人々の存在

サポートする人の訓練計画：
> 介護施設スタッフがニーズ評価に同席し，タスク分析とホワイトボードのフォーマットの作成を手伝う。これらのスタッフは2回のセッションに同席してSRのテクニックを観察する。

WHERE
☑さまざまな状況への般化の計画がある。
☑さまざまな状況への般化の手段は長期的ゴールに組み込まれている。

図6-9　患者2に対する教示計画ワークシートの記入例（つづき）

初期評価		
患者：患者2　　　　　　　　　　　　　　　　　　　　　　　　　日付：		
タスク：レジ		
タスク開始の合図：「コーヒータイムのレジの仕事の練習をしましょう。使うアイテムはここにあります。私が1ドル50セントのコーヒーを1杯注文して2ドル渡したら，あなたはどうしますか」		
ステップのリストアップ	正確性 （＋／－／キューあり）	コメント
1. 客から預かったお金を「客」と記された引き出しに入れる。	－	口頭による指示とモニタリングなしてはどのステップも完遂できない。
2. 客から預かった金額を引き出しの前のホワイトボード表の右側の欄に記入する。	－	
3. 引き出しの前のホワイトボード表の左側の欄にコーヒーの値段を記入する。	－	
4. お釣りを計算して客に渡す。	－	
5. 客の目を見て「ありがとうございます」と言う。	－	
ベースライン：　0/5		
キュー決定のための評価		
ステップ／先行行動	キュー	パフォーマンスへの効果
ステップ1	口頭による指示とモニタリング	ステップを正しく完遂した。
ステップ2	客から預かった金額をどうやって覚えておきますか。	「紙はありますか」
ステップ2	「私があなたにコーヒーの代金として2ドル渡したことを覚えておくために，このホワイトボードをどのように使いますか」	「コーヒーの代金として彼女から2ドル受け取った」と全文を書いた。
ステップ2	手本を見せたあとで「やってみてください」と言う。	正しく行った。
キューの計画		
（キューを減らしていく前にモデリングと指示が必要と思われる）		
レベルⅠ　モデリング＋口頭による教示		
レベルⅡ　モデリングのみ		
レベルⅢ　口頭による教示		
レベルⅣ　キーワード		

図6-10　患者2に対する初期評価ワークシートの記入例

タスク：レジ					
長期的ゴール：	SRおよびホワイトボードの図を用いてローラにコーヒーの時間にお金を受け取ってお釣りを渡すことを教える。訓練から2週間後の時点でローラはこのタスクを完遂できる。(客2人ごとに，スタッフがリストを見るように2回だけキューを出す)				
初期習得サブゴール：	ローラは「次の段階を見てください」という非特異キューだけでレジの手順を完遂する。				
	セッションデータ				
ステップ	8月23日	8月24日	8月25日	8月26日	8月27日
5. 客の目を見て「ありがとうございます」と言う。	−	−	−	キュー：モデリング	キュー：キーワード
4. お釣りを客に渡す。	−	キュー：モデリング	＋	＋	＋
3. お釣りを計算する。	キュー：モデリング	キュー：キーワード	＋	＋	＋
2. 引き出しの前のホワイトボードの左側の欄にコーヒーの値段を記入する。	＋	＋	＋	＋	＋
1. 客から預かったお金を「客」とラベルが貼付された引き出しの部分に入れる。	＋	＋	＋	＋	＋
完了時間：	NA	NA	8分	7分50秒	7分
モチベーション/促進方略：	介護施設での彼女の知り合いである「客」の役を私が行い，彼女はそれを楽しいと感じた。				
訓練中の般化プログラム：	私が始める前に彼女に「客が列を作っているコーヒーバーを思い浮かべ」させた。			ロールプレイを手伝ってもらうために他の入所者を招き入れた。	
コメント：		キーワードを与えると「ああ，そうだ」と言った。	タスク訓練をとても楽しんでいる様子		

注：完遂したステップ数をグラフにする

図6-11 患者2に関する進捗モニタリングフォームの記入例

日付	スタッフのイニシャル	パフォーマンス記録	コメント
6月10日	AT	4人の客に応対。4回とも段階完遂。一度混乱したが，客がコーヒーの値段をもう一度言い，エラーを直した。	
6月18日	MF	5人の客に応対。1人目のときはチェックリストを見る必要があったが，2人目からは独力でこなした。	数日経過しているような場合には，段階をリストアップしておいて毎回初めにそれをレビューさせるとよいかもしれない。

図6-12 患者1に対する維持・般化についてのスタッフ記録

日付	スタッフの イニシャル	客の人数	リストの参照を 促す促しの回数	コメント
月曜日	OS	4	3	練習すればもっと自立できるようになりそう。
水曜日	ES	4	2	
金曜日	ST	3	3	
月曜日	OS	4	2	
水曜日	ES	2	2	タスクリストを赤で書くことで、より自立的に参照することができた。

図6-13 患者2に対する維持・般化についてのスタッフ記録

要約

本章では PIE に沿った多段階タスク訓練を示した。計画の段階で重要なのはタスク分析である。タスク分析では治療者は，患者の特性，環境，その他関連事項を十分に考慮したうえで，ターゲットタ

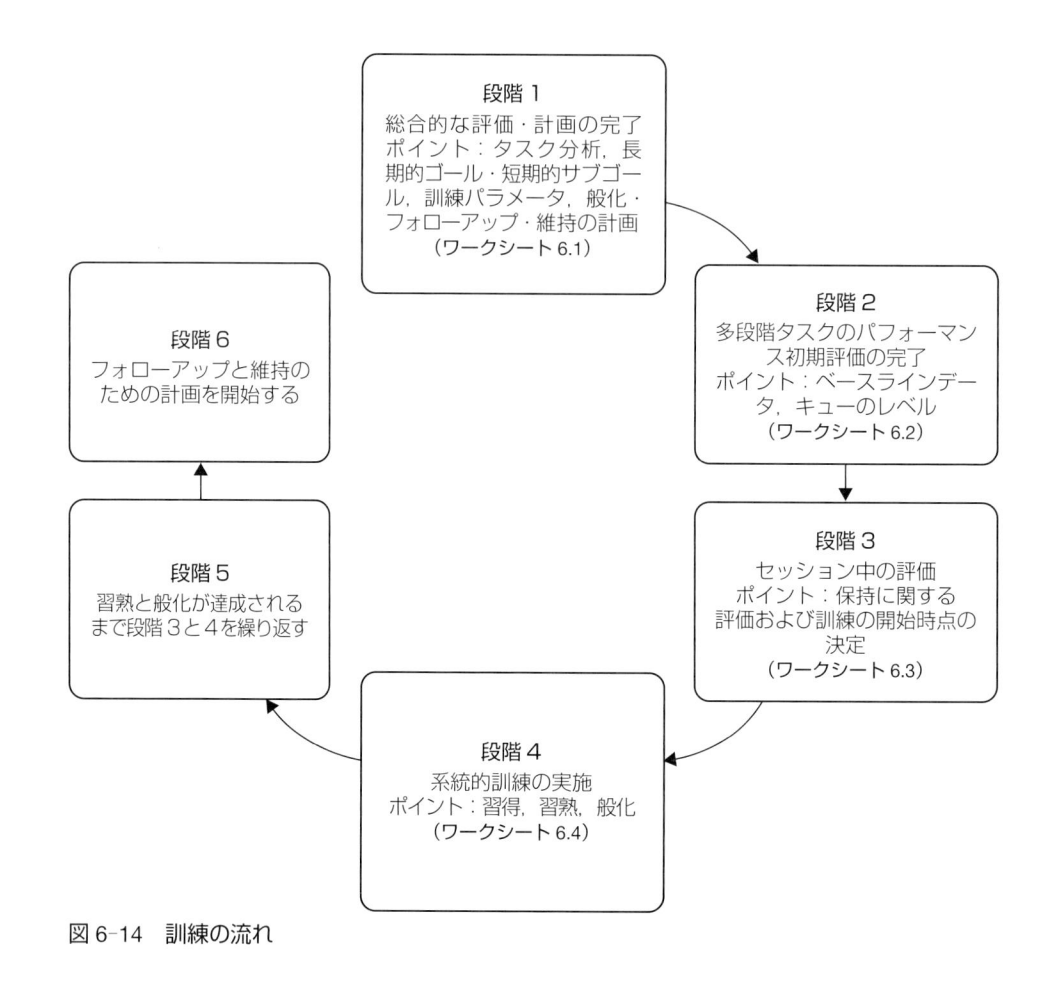

段階1
総合的な評価・計画の完了
ポイント：タスク分析，長期的ゴール・短期的サブゴール，訓練パラメータ，般化・フォローアップ・維持の計画
（ワークシート6.1）

段階2
多段階タスクのパフォーマンス初期評価の完了
ポイント：ベースラインデータ，キューのレベル
（ワークシート6.2）

段階3
セッション中の評価
ポイント：保持に関する評価および訓練の開始時点の決定
（ワークシート6.3）

段階4
系統的訓練の実施
ポイント：習得，習熟，般化
（ワークシート6.4）

段階5
習熟と般化が達成されるまで段階3と4を繰り返す

段階6
フォローアップと維持のための計画を開始する

図6-14 訓練の流れ

スクを多段階に分解する。**実行**の段階は，ベースラインのパフォーマンスの評価から開始し，その患者に必要なキューを決定する。初期習得期のポイントは以下のとおりである。(1) 患者に正しい反応をさせるようにする(エラー反応を最小限にする), (2) ステップの十分な繰り返しによりタスクが習得されていくにつれて, (3) 各ステップを連結していく。患者を訓練に積極的に参加させるためには，患者と治療者が協同でゴールを設定したり，患者を進捗モニタリングに参加させたりすることが有用である。習熟期に達してきたら，刺激の変化を増やし，練習の反復間隔を延ばし，メタ認知的方略に基づいた患者主導の活動を訓練により多く取り入れる。維持期には，般化と長期的な維持のための自然なサポートを行う。これらステップを図6-14に要約した。

演習

1. 表6-1に挙げた多段階タスクから1つ選ぶか，または，表6-1にない独自のタスクを作成せよ。そしてそれについてのタスク分析(ステップ)を初期評価ワークシートに記入せよ。仮想の患者のプロフィールを作成し，その患者の評価データをワークシートに記入せよ。
2. 表6-4を参考にして，上記1.のタスクについて，次の2例の長期的ゴールを設定せよ。(a) 施設に入所予定の重度の記憶障害を有する患者，(b) 現在一人暮らしをしているか，退所して独居生活を始める予定の患者。
3. 図6-3の進捗モニタリングフォームに示したサンプルデータで，5月17日のセッションで学習した情報が保持されていない場合を想定し，5月18日のセッションのデータを書き換えよ。そしてこの書き換えたデータに基づきセッションデータシートを作成せよ。このシートには，新たなステップ，集中訓練と分散訓練，キューについて明記せよ。
4. 般化と維持の評価例を2例作成せよ。

第7章

外的エイド使用の訓練

　外的エイド（External Cognitive Aids；ECA）とは，患者の認知機能障害を代償するツールを指す。患者自身の機能を補助したり，タスクや環境を患者の能力に適合するように変化させたりするさまざまな機器や道具が外的エイドである。これらを使用する目的は，患者の残存能力を最大限に活かすこと，活動を遂行するための代替方法とすること，タスク遂行の外的支援を提供することである（LoPresti, Mihailidis, & Kirsch, 2004）。

　外的エイドが認知機能障害をもつ患者に有効であることはいうまでもない。外的エイドを使うことで患者は自然な状況下で適切な活動ができるようになる。患者の自立性は高まり，介護者の負担やストレスも軽減される。しばしば見落とされがちな効果としては，患者の「デジタル・ディバイド（情報格差によって生じる経済格差）」の減少が挙げられる。認知機能障害患者によくみられる，テクノロジーの恩恵への懐疑を解消に向けることが期待できるのである（Sohlberg et al., 2005）。

　外的エイドを意味する用語は，これまでにいくつも提唱されてきた。たとえば，認知装具（cognitive orthoses），認知義肢（cognitive prosthetics），支援技術（assistive technology）などである（Cole, 1999；Kirsch, Levine, Fallon-Krueger, & Jaros, 1987）。最近では，認知機能のための支援技術〔Assistive Technology for Cognition；ATC（LoPresti et al., 2004）〕という用語が，外的エイドの総称として用いられることもある。

　研究者のなかには外的エイドという言葉をコンピュータテクノロジーに基づく機器に限定する人もいるが，本章ではローテクからハイテクまでの幅広いツールを指して用いる。認知機能障害を代償するテクノロジーの利用の増加は，近年の認知リハビリテーションにおいて最も注目に値する進歩の1つであろう（Wilson, 2009）。しかしながら，ハイテクの機器によるリハビリテーションの進歩の可能性や，手頃で身近な機器の増加にもかかわらず，外的エイドを活用した訓練は，期待されたほどには行われていない。その理由は，治療者の多くがテクノロジーの利用を億劫に感じたり自信がなかったり，あるいは経験が浅いからであろう（Hart, Buchhofer, & Vaccaro, 2004）。この状況を覆すためには，認知機能障害をもつ患者を訓練する治療者が，患者にとって有用な技術に精通しなければならない。

　外的エイドの効果的利用へのもう1つの障壁は，デバイス利用方法を訓練するための系統的な方法が確立されていないことである。本章のエビデンスのセクションで述べるが，訓練方法の詳細に関する検討は，過去の研究ではほとんどなされていない。このため，論文の記述は現実的なデバイス利用から大きくかけ離れてしまっているのが現状である。さらに，治療者と患者とその他の関係者が，

「外的エイドは家庭では忘れ去られ，日常生活では使われていない」と口をそろえて報告するのも珍しいことではない。本章の目的はこうした事態を解消することにある。そこでわれわれは，認知機能障害をもつ人々の自立を促すために用いられる外的エイド使用の訓練法を詳細にレビューすることにした。本章で扱うものは，注意障害，記憶障害，遂行機能障害の代償ツールに絞ったが，認知機能障害患者は他の障害を合併している場合が多い。たとえば身体的機能（微細運動コントロールや言語理解の低下など），感覚機能（視覚，聴覚，触覚），言語（読み書き），心理社会的機能（うつ状態など）などが挙げられる。これらに対応するデバイスについては本章で具体的に取り上げることはしないが，デバイスの選択や取り扱い方法の原則は，注意障害，記憶障害，遂行機能障害の代償ツールもその他の外的エイドも共通している。すなわち，コミュニケーション能力の強化・代用や環境コントロールの外的エイドの使用訓練に際しても，本章の評価や訓練手順を実地に応用することが可能である。

　脳損傷の場合，認知機能障害とそれによる実生活上の問題が患者ごとに異なるので，外的エイドの種類も患者ごとに選択することが必要である。PIEにおける計画（P）は，患者の個人プロフィールに注意を払って適切なデバイスを選択する段階である。たとえば，あるデバイスを導入する場合，ボタンを押すのに微細な運動制御を必要とし，利用を開始するのには十分なモチベーションと遂行機能を必要とし，ディスプレイに表示されたメッセージを読むのには十分な視力を必要とする。ある患者にとってはよりユーザーフレンドリーになるデバイスの特徴は，他の患者にとってはそうではないことが多々ある（LoPresti et al., 2004）。したがって，治療者は患者のニーズを慎重に評価しなければならない。

外的エイドの種類

　患者が外的エイドを長期にわたって活用できるか否かは，外的エイドの慎重な選択にかかっている。外的エイドは患者とその環境に適合したものでなければならない。したがって，使用する外的エイドの選択そのものが決定的に重要な臨床的技術であり，まずは患者がもつそれぞれの障害を代償するさまざまな方法に精通しておく必要がある。

　支援テクノロジーに関する文献には，精密な機器からローテクな道具まで，実にさまざまな外的エイドが記載されている。精密なハイテク機器は幅広い環境・タスク領域において認知機能障害を代償することができる。これに対してローテクな道具は単一のタスクを対象とするものである。図7-1は外的エイドの使用にあたって検討すべき5つのポイントを示したものである。その5つとは，機器の複雑性，ターゲットタスク，認知機能障害のタイプ，機器のもともとの対象ユーザー，入手方法，ある。まず，**機器の複雑性**とは，機器を使用する際に必要とする認知機能と言い換えることができる。したがって，より複雑な手順や技術的知識を必要とするハイテク機器は，複雑性が高い外的エイドであるといえる。代表はアップル社のiPhoneであろう。iPhoneを使うためには，ある程度Macのコンピュータの素養があり，この種のタイプの端末を普段から使い慣れていることが望ましい。ただし，認知機能障害やコミュニケーション障害の患者のためのアプリケーションも開発されている（例：'Locabulary'という，iTunesからダウンロードできるアプリケーションは，コミュニケーションをサポートするものである）。外的エイド使用にあたって考慮すべき項目の二番目は，**ターゲットタスク**である。ツールは多機能のものもあれば，単一機能のものもある。たとえば，個人情報端末（Personal Digital Assistant；PDA）である電子カレンダーやスマートフォンは，スケジュール管理，to-do

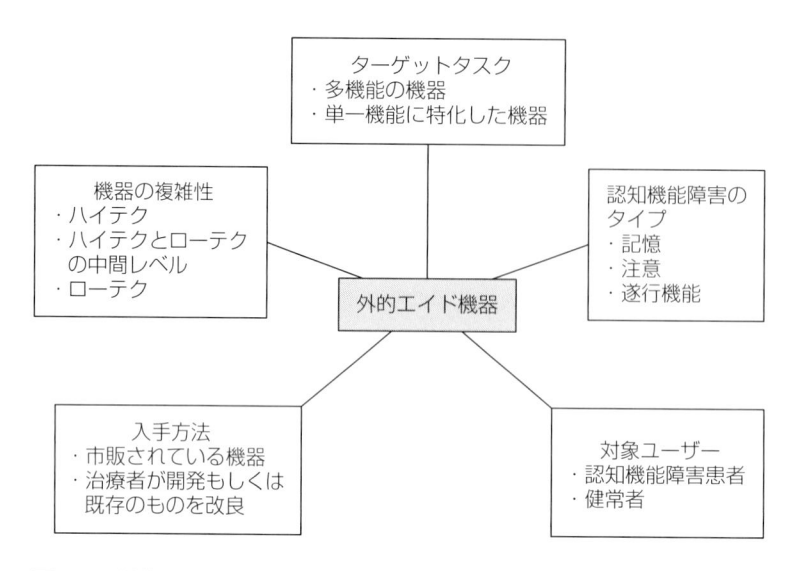

図7-1 外的エイド選択において検討すべき5つのポイント

リスト，服薬時間管理などの多機能に使うことができる。これに対して，「キーファインダー」という機器（iPhoneと連携して常に置き場所を確認できる紛失防止機器）は物品探しという単一機能に特化した機器である。表7-1は機能の複雑性とターゲットタスクをもとに分類された機器のリストである。

　認知機能障害のタイプも外的エイドを選択するうえで重要な考慮点である。たとえば，1時間ごとに鳴る時計のチャイムは，注意障害のある人にとっては正確な見当識や注意喚起を促すシグナルとなる。一方，リマインダーは展望記憶障害のある人にとってはこれから行う予定の確認に役立つ。このように，多くの機器はさまざまな認知機能障害を支援するのに役立っている。四番目の要素である**対象ユーザー**，すなわちその機器がもともとはどのような人々を対象として開発されたものかという点も重要な点である。またこれは五番目の要素である**入手方法**とも関連してくる。表7-1のリストの中には，特定の認知機能障害の人々に特化した機器もある一方，携帯電話のように健常者が使う一般的な機器の場合もある。つまり外的エイドは，一般の店で市販されていることもあれば，工場に特別にオーダーしなければならないこともあるのである。一般の店で購入したものに治療者が手を加えて使いやすくすることもできる。たとえば，個人情報端末（PDA）のマニュアルをやさしく書き換えることや，あまり使わないボタンを隠して見えないようにする工夫を行ってもよい。実際に，洗練されたハイテク機器のなかには，治療者が手を加えやすいように工夫されたものが存在する。そうした機器は，患者の認知機能の改善に応じて，患者が自分で操作する部分を多くできるようにデザインされている〔例：The Planning and Execution Assistant and Trainer（PEAT）は，記憶障害や注意障害などの認知機能低下を示す人々へスケジュール管理やアラーム機能などを提供するAndroidスマートフォン対応のアプリケーションであり，頭部外傷や脳血管障害，進行性変性疾患，注意欠如/多動性障害などの疾患を対象としている。PEATはwww.brainaid.comから入手可能である〕。また，治療者自身が機器を作成することもできる。たとえば，患者との協同作業でアラーム機能とリンクさせたオリジナルのチェックリストを作成するケースも考えられよう。

表7-1 外的エイド機器の分類

ローテク・特定機能
- 計算機
- ダイアル機能付き電話
- 電子スペリングブック，電子シソーラス，電子辞書
- 時計
- キーファインダー
- 郵便物分類かご
- 電化製品の取扱説明書（例：洗濯機の取扱説明書）または業務の手順書（例：文書の仕分け管理方法）
- 服薬仕分けボックス
- アラーム付き時計
- キッチンタイマー
- テプラ
- 色分けファイル，説明書，仕分け用の箱
- 地図；方向案内サイン

ハイテクとローテクの中間・特定機能
- カメラ

ハイテク・特定機能
- ソフト（文書作成：SeeWord，読み：www.kurzweiledu.com，e-mail：www.coglink.com など）
- GPS機能

ローテク・多機能
- ポストイットメモ
- チェックリスト
- カレンダー付き予定表
- 車用のメモパッド
- ボイスメール
- 留守番電話
- 腕時計のアラーム

ハイテクとローテクの中間・多機能
- データウォッチ（住所録やスケジュールデータなどの管理が可能な腕時計）（例：Timex のデータウォッチ，Fossil の Wrist Palm，CASIO のデータバンク）
- ボイスレコーダー・デジタルレコーダー
- 携帯電話
- ポケベル

ハイテク・多機能
- スマートフォン（例：iPhone，Blackberry）
- 特定のタスクのガイドシステム（Planning and Executive Assistant and Trainer-PEAT，ISAAC，Pocket Coach など）
- 携帯情報端末（PDAs）

　表7-2に脳損傷患者での有効性が立証されている外的エイドの例を示す。それぞれの外的エイドについて，機器の複雑性，ターゲットタスク，代償する認知機能，対象ユーザー，入手方法の5項目を記してある。デジタル機器の革命的な進歩に伴い，選択できる外的エイドは膨大な数にのぼっており，それらに常に目を向け精通していることは，認知リハビリテーションにかかわる現代の治療者の務めであるといえる。

エビデンス

　認知機能障害をもつ人々の自立を向上させるうえで外的エイドが有効であることが多くの研究によって支持されている。過去20年間にわたる脳損傷患者を対象とした外的エイドに関する文献のレビューよれば，多数のケースで，認知機能障害のせいで不可能だった多くの活動が，外的エイドにより可能になったと結論づけられている（LoPresti et al., 2004）。また，21件の研究結果（脳損傷患者総数270人）をまとめた論文によれば，現代の認知リハビリテーションでは外的エイドを使用した訓練

表 7-2 外的エイド機器活用の実際

認知機能障害	主な生活上の問題	外的エイド機器	エイドのタイプ
記憶：想起困難	要求される言語または視覚情報へのアクセスができない	ボイスレコーダー(Van den Broek et al., 2000)	ハイテクとローテクの中間レベル，多機能，購入可能，健常者向けのデザイン
記憶：展望記憶の障害	未来の指定されたタイミングで意図した行為を実施することができない	ポケベル(Alphanumeric pager) (Wilson et al., 2001)	ハイテクとローテクの中間レベル，多機能，購入可能，健常者向けのデザイン
記憶：全般的障害	電話をかけることを忘れる，予定を忘れる	スマートフォン(Svoboda et al., 2009)	ハイテクとローテクの中間レベル，多機能，購入可能，健常者向けのデザイン
注意：持続的注意の障害	タスクを持続することが困難，時間とともに誤りが多くなる	タスクガイダンスシステム(LoPresti et al., 2008)	ハイテク，多機能，購入可能，認知機能障害者向けのデザイン
注意：選択的注意の障害	干渉刺激による集中困難，学業や職務における成績低下	パーテーションの使用(Sohlberg & Mateer, 2001b)	ローテク，特化した機能，治療者が認知機能障害者に合わせてデザイン
注意：注意の転換障害	1つのタスクから別のタスクへと移ることができない，あるいは中断されたときにどこまでタスクを行っていたかわからなくなる	チェックリストとアラームを組み合わせて使用(Sohlberg & Mateer, 2001b)	ローテク，多機能，治療者が認知機能障害者に合わせてデザイン
遂行機能：開始困難	目的とした行為を開始しない	セルフモニタリングチェックリスト付きのリマインダーカード(Sohlberg & Metzelaar, 1988)	ローテク，特定機能，治療者が認知機能障害者に合わせてデザイン
遂行機能：管理機能の低下	中途半端にいくつものタスクに手をつけてしまう	携帯情報端末(PDA) (Gentry et al., 2008)	ハイテクとローテクの中間レベル，多機能，購入可能，健常者向けのデザイン
遂行機能：自己調整の欠如	計画なしに行動してしまい，その結果エラーが生じる	作業スペースに「ストップサイン」というメモを貼り付けておく(Sohlberg & Mateer, 2001b)	ローテク，特定機能，治療者が認知機能障害者のために作成
問題解決：連続行為の困難	複数のステップのあるタスクを実行することができない	タスク系列を記したメモリーブック(Donaghy & Williams, 1998)	ローテク，多機能，治療者が認知機能障害者のために作成
問題解決：推論の困難	修正することが困難であり，方略を作成することができない。それにより，誤りが生じたあと，あるいは新奇場面でタスクを遂行することができない	特定課題のガイドシステム(行為計画アシスタントトレーナー[Planning and Executive Assistant and Trainer：PEAT]; Levinson, 1997)	ハイテク，多機能，購入可能，認知機能障害者向けにデザインされている

は標準的な治療として位置づけられるべきと結論づけられている。ただしその論文では，「外的エイドは有効か」という問いにはイエスと答えることができるものの，外的エイドの適応患者，機器の選択，ユーザー評価，具体的な訓練プログラムなどに関する問いはまだ重要な検討課題として残されていると指摘されている。

　最近のBowmanら(2010)の研究では，認知機能障害患者に外的エイド使用を訓練する際には，綿

密な計画と系統的教示が必要であることが示されている。この研究では，脳損傷患者14名が5日間の入院訓練中に作業療法士から電子記憶機器（例：コンピュータ化されたスケジュール，ストーブやドアをチェックするリマインダー）の使い方について訓練を受けた。初日は機器の使い方についての3時間以内の一般的な導入が行われた。2日目，3日目は患者の習得度に応じた内容の訓練が行われた。訓練時間は1日1〜3時間で，機器を使うステップについての誤りなし学習を行った。その際には教示を明確にするためのメモを示した。リマインダーやキューのレベルはそれぞれの患者の学習能力に合わせて調整した。その結果，プログラム完了時に14名中3名は1人で機器を使用できるようになり，8名は機器使用が上達し，当初より少ないリマインダーで使用できるようになった。最後まで機器を使用することができなかったのは3名だけであった。この結果から著者らは，習得段階においては誤りなし学習のような系統的教示が有用であること，患者によっては，オーダーメイド的な訓練を行う必要があり，学習プロセスにおいてより多くの時間とサポートが必要になること，患者のモチベーションや，患者のニーズに合った機器の選択が重要であることを指摘している。

今後の研究課題として，機器の導入を容易にする因子や，般化や維持を促進する方法を挙げることができるが，現時点でのエビデンスからは，外的エイド使用を成功させる要因は以下のとおりである（Wilson, 2009）。
・年齢：若いほうが成功しやすい。
・障害の重症度：軽いほうが成功しやすい。
・障害の特異性：障害されている領域が限局しているほうが成功しやすい。
・脳損傷前の使用状況：以前から機器を使用していた人のほうが成功しやすい。

外的エイドの適応に影響する因子に治療者は常に気を配らなければならない。また，ニーズの評価，機器使用の訓練，習得度と効果を，常に系統的に行わなければならない。本章の以下の部分では，これらについて論ずる。

P：Plan　外的エイド使用訓練の計画

第6章までに詳述したとおり，PIEの計画（P）の部分には4つのポイントがある。
ポイント1　WHO　患者の特性
ポイント2　WHAT WHERE WHEN　訓練プログラムの決定
　・WHAT：ターゲットタスク（何を教えれば生活が改善するのか）
　・WHERE：ターゲット環境（どこでターゲットタスクが使われるのか）
　・WHEN：ターゲットタスク実行のタイミング
ポイント3　WHY　ゴールの設定
ポイント4　HOW　患者個別の計画デザイン

外的エイドの評価プロトコールは，上記のポイント1，2，3には直接回答できる形になっている。そしてそれらの回答はポイント4につながるものである。さらに，このプロトコールの上位にニーズ評価がある。ニーズ評価とは，患者に適した機器をマッチさせるプロセスである。機器の選択は治療者と患者の協同作業だという原則は，外的エイド選択における重要なコンセプトである。したがって，患

者の好みを把握し，機器を実生活のなかで使用する状況を作ることが重要である．こうした配慮がなされてはじめて，最終的な成功を収めることができるのである．以下に外的エイドの評価プロトコールを4つ示す．どれも，患者の能力，ニーズ，使用環境に適合した機器の選択にかかわるものである．

■外的エイドに対するニーズの評価

人とテクノロジーのマッチング評価

　Schererら（2007）の「人とテクノロジーのマッチング評価」（Matching Person and Technology assessment；MPT）は，現時点で最も包括的で形式の整った評価手技といえよう．MPTには，外的エイドに関する臨床的なアドバイスを容易に実行するための各種のフォームがファイルされており，実際に市販されている．MPTのゴールは，対象とする患者の，対象とする目的の，対象とする環境に最適な機器を決定することである．MPTで行う評価は，まずテクノロジー関連事項の検討から始まり（例：患者のニーズ，好み，病歴），次に選択したテクノロジーと患者のマッチングを検討し，最後にフォローアップとして，患者がその選択されたテクノロジーを実行したあとに，「マッチングの質」の評価を行う．MPTにファイルされたフォームは，患者自身が記入してもよいし，治療者がフォームに沿って面接してもよい．

　MPTが評価するのは，限界，能力，ゴール，介入方法である．これらに関連してくるものとして，(1)身体機能（言語，コミュニケーション，運動機能，器用さ，視覚，聴覚，読み書き），(2)活動（家事，健康維持，レクリエーション，セルフケア，仕事，思考力，理解力，記憶力），がある．これら(1)，(2)に関して，その患者が過去に受けたサポートや，過去と現在におけるテクノロジーの使用状況に関する情報を，MPTを用いることによって整理できる．評価プロセスにおける最も重要な部分は，自己決定，自己の能力についての自覚，モチベーション，機器使用にあたっての治療者への信頼度である．MPTのスクリーニング評価は15分以内に記入可能で，全評価の記入は45分以内で可能である．

代償テクニック質問票

　代償テクニック質問票（Compensation Techniques Inventory；CTI，付表のフォーム7.1；医学書院のウェブサイトに拡大版がアップされている）はSohlbergが臨床で使用しているもので，以下の3つの情報を効率よく収集することができる．

　(1)患者の最優先ニーズ，(2)過去における方略や機器の使用の成否，(3)現在使用している方略．

　CTIは，Mayo Clinicで開発されたCTQ（Compensation Techniques Questionnaire）の改良版である．CTIの利点の1つは，さまざまなスケジュールツールとその付加的機能についての系統的チェックを行うことにより，患者が自立して外的エイドを使用できるか否かを決定できることである（例：予定の入力，to-doリストの入力，入力内容のチェック，アラームのセット，済んだ項目にチェックをつける，スケジュールの修正入力などができるか否か）．これは，他の質問票にはないCTIの利点である．他の質問票は，画一的に機器の使用について評価するのみで，機器ごとに異なる個々の機能には着目していない．それぞれの機器がいかに認知機能を代償できるかは，こうした個々の機能にかかっているのである．

CTIはニーズ評価面接の一部として利用することもできる。治療者はCTIを参考にして，その患者が使い慣れている機器や使用経験のある機器を選び，また，その患者の認知機能障害に起因する問題のおおよその発生頻度を把握し，これらを機器による代償計画の基礎資料とすることができる。さらには，患者の認知的・身体的・感覚的・心理社会機能についての情報に加え，患者の好みや環境によるサポートについての情報も把握することができる。

外的エイド選択のためのニーズ評価

ニーズ評価プロトコール（Needs Assessment；NA）(Sohlberg and Mateer, 2001b；本章末の**フォーム7.2**参照）は，患者にとって最適な機器を選択するために治療者が行う包括的なニーズ評価のプロトコールを定めたものである。このプロトコールに基づき，以下の3つの広範な領域における情報収集を行う。
(1) 器質的要因（認知機能，学習能力，身体的機能），(2) 個人的要因（代償方略における患者自身の好み。自己の障害への気づき，障害受容，リハビリテーションのゴール），(3) 状況的要因（財源，サポート，機器を使用する場面）。

TechMatch

TechMatchのウェブサイト（www.coglink.com/techmatch；本章末の**フォーム7.3**参照）のコンテンツに，患者に最適な外的エイドをマッチさせるためのプログラムが収載されている。治療者や介護者が患者とともにこのプログラムの質問票の回答を記入すると，コンピュータが自動的に適切な外的エイドを決めるためのアルゴリズムを提示する。質問票は，本章末の**フォーム7.3**に示した。質問の内容は次の5つの項目にわたっている。(1) テクノロジー（経験，興味，能力），(2) 環境（共用のコンピュータ使用，利用可能なアシスタント，移動補助のニーズ），(3) 患者のニーズ（運動，読み書き），(4) 認知機能，(5) 個人的状況（経済的状況，モチベーション）。

TechMatchが対応している機器は次のとおりである。デスクトップPC，ノートPC，ネットブック，PACKドライブ（特別なプログラムがインストールされた携帯用のUSBドライブ），携帯電話（スマートフォン）。TechMatchの結果は，報告書としてまとめられ，保険会社に提出する場合もある。

患者と外的エイドのマッチのために考慮すべき要因は多岐にわたることが明らかにされており，そのポイントは表7-3にまとめてある。特に重要な点は，1つの質問票や1回の面接で最適な外的エイドを決めることはできないということである。さまざまな情報源からの情報を統合し，臨機応変に思考することによって，その患者にとって外的エイドが役立つ機能を見極める必要がある。言い換えれば，ニーズ評価とは，単に患者にマッチする外的エイドを選択するだけでなく，患者のニーズに外的エイドをいかに合わせるかというプロセスも含まれているのである。しかし，たいていの場合，初回評価が済んだあとにも，解決すべき問題が残されている。以下が具体例である。

・例1：患者がアラーム機能を必要とすることが明らかになった場合には，次に治療者はアラーム間隔の長さをどの程度に設定するか検討しなければならない（たとえば，1時間ごと，設定時間が近づいていることを知らせる警告，年間設定，繰り返しアラームなど）。機種によってはアラーム機能が固定されている場合もあるので，機器選択にあたっては，アラームの可変機能の有無を考慮しなければならない。

・例2：行為開始のために患者が明確なキューを必要とすることが明らかになった場合には，特定の人からのコールに異なる着信音を割り振ったり，アラーム刺激をカスタマイズして効率を高めたり

表7-3 ニーズ評価のポイント

評価の領域	対応するツール	追加情報
認知機能, 学習能力	MPT, CTI, NA, TechMatch	神経心理学的検査；関係者との面接
機器使用に関連する身体的能力	MPT, NA, TechMatch	作業療法もしくは理学療法評価, 関係者との面接
ゴール	MPT, CTI, NA, TechMatch	関係者との面接
ツール利用経験	MPT, CTI, NA, TechMatch	関係者との面接
ツールに対する好み	MPT, CTI, NA, TechMatch	関係者との面接
経済状況など	MPT, NA, TechMatch	関係者との面接
障害への気づきやモチベーション	MPT, NA	神経心理学的検査；関係者との面接
自己決定力や期待	MPT	神経心理学的検査；関係者との面接
サポート状況	MPT, CTI, NA, TechMatch	自宅での観察；関係者との面接
特定の機器の適用	CTI, TechMatch	関係者との面接（実際のサンプルツールがあると役立つ）

代償テクニックインベントリー（CTI：Compensation Techniques Inventory), 人とテクノロジーのマッチ (MPT：Matching Person and Technology), ニーズ評価 (NA：Needs Assessment)

するなどの工夫を考慮する。
- 例3：外出の際にGPSを必要とし, 一方で陳述記憶の障害があることが明らかになった場合には, 患者にGPSの充電をリマインドする方法を工夫する。GPSはすぐにバッテリーを消費してしまうが, 患者がリマインドなしに充電することを思い出すことは期待できないためである。
- 例4：書く能力に障害があるため, ボイスメッセージシステムの利用が望ましい場合には, 患者が適切にメッセージ再生・削除することができるかを考慮する。ボイスレコーダーの機種選択は, この点を考慮して決める必要があろう。

患者にマッチした外的エイドを決定するために包括的な評価プロセスが必要であることは, 文献でも実際の臨床場面でもたびたび強調されている。また, いったん下した評価を, 時間経過に従って再検討を繰り返すことも重要である。生活環境の節目で状況が変わることはもちろんだが（例：退院, 退所, 就職, 復学など), その他にも, 患者の遂行機能の変化や, 障害への気づきや受容などによっても変化する。生活環境の節目では, 多くの場合, その患者をサポートする人が交替することが多い。このとき, 交替した人に外的エイドの使用法をあらためて訓練しなければならない。こうした事態まで見越したうえで, 機器を選択する必要がある。

以上より, 治療者に求められることは, 以下の3点に要約できる。

(1) ニーズ評価によって得られた情報をまとめる, (2) 外的エイドの種類に精通する（患者に合わせてツールをカスタマイズする方法を含む), (3) その外的エイドが現在のニーズと今後予想されるニーズにどのように適合するかを予測する。

外的エイド：携帯電話のスケジュール機能			
基本的機能	必要とされるスキル	実効果・ゴール	
^	^	短期	長期
スケジュールを作成し，それに従う	・カレンダーにスケジュールを登録する ・アラームをセットする ・アラームをキューとしてタスクを実行する ・完了したイベントにチェック済みの印をつける	マリアはアラームが鳴ったらタスクを開始できる	マリアは1人でスケジュールを設定し，それを実行できるようになる

長期的ゴール：マリアは朝，夫と立てた一日のスケジュールを自分で携帯電話のカレンダーに登録する．1週間にアラームの設定されたイベントのうち90%を完遂する

初期習得サブゴール：マリアが自分で携帯電話のカレンダーにスケジュールを登録し，アラームをセットするステップをリハビリ室で10分間隔で2，3回行う

（訓練手技，ターゲットタスク，進捗評価基準，達成評価基準，自立度，タスクの内容と実行される状況を明記する）

WHAT（ツールの使い方）
タスク分析（ステップをリストアップ）

1. スケジュールが決まったら，カレンダーを表示する
2. 正しい日付と時間を認識する
3. スケジュールを登録する
4. アラーム機能を表示する
5. 正しいアラームオプションを選択する
6. アラームが鳴ったらバックから携帯電話を取り出す
7. アラームを切る
8. タスクを実行する（リハビリ室ではタスクのシミュレーション）
9. 終了したタスクにチェックをつける

図7-2　教示計画ワークシート記入例　　　　　　　　　　　　　　　　　　　　　　　　（つづく）

■患者に応じた個別計画をデザインする

　ニーズ評価の次にすべきことは，患者に応じた個別計画をデザインするために必要な情報の収集である．すなわち，具体的な機器，長期的ゴール，実際に使用される状況などである．そして次のステップはタスク分析である．これは，機器使用の各ステップを教えるためのものであり，使用をサポートしたり逆に妨げたりする要因について考慮しなければならない．また，計画プロセス開始の時点で，機器による患者の生活への実効果の評価法を考えておく必要がある．というのも，時には，機器の使用法自体を患者に習得させることができても，結局その機器が日常生活には期待されたほどの恩恵をもたらさないことがあるからである．こうした事態に陥らないためには，機器が患者の生活に実際にどう役立つか（＝実効果）評価し，それに応じて訓練計画を適宜調整する必要があるのである．

　巻末の付表に示した**ワークシート**7.2は教示計画ワークシート（医学書院のウェブサイトに拡大版がアップされている），図7-2はその記入例である．こうしたワークシートを用いることで，外的エイド使用訓練，使用の般化，期待される実効果の達成が促進される．本書第4, 6, 8章でもワークシートを実際の記入例とともに示したが，本章のワークシートは外的エイド使用訓練に特化したものであ

☑患者用に個別化されている
☑状況が特定されている
☑進捗基準が長期的ゴールや短期的サブゴールに明記されている

モチベーション促進のための計画：

> 最初に好きな活動をスケジュールに入れる（TV を見る，孫に電話をかける）

周囲からのサポートを得るための計画

> ・マリアの夫が協同で家での一日の 2 人の計画を立てる
> ・夫に各セッションで最後の 15 分に参加してもらう

WHEN and HOW

> 訓練頻度： ＿＿2＿＿／週
> 1 セッションの時間： ＿＿50＿＿分
> 訓練期間： ＿＿4＿＿セッション．(週) 月

☑セッション内に十分な練習の機会がある
☑セッション間に十分な練習の機会がある

ツールを使う練習と刺激の多様化に必要なアイテム：

> 携帯電話；家での計画シート；スケジュール項目のリスト（好きな項目とあまり好きではない項目に分類）；データシート

モデリングから分散訓練への移行計画

> 何度も繰り返すこと；各段階を連結し，さらには各段階の時間間隔を空ける．最初に段階 6〜9 を単純なタスクを使ってリハビリ室で練習することで，携帯電話を使う必要性を確立させる．その後に段階 1〜5 の操作方法を教える

WHERE

> 家庭

WHO（訓練やツールの利用をサポートする人）

> 夫

状況の記述

> 夫婦は朝のコーヒーを飲みながら一日の計画を立て，夫はこの時間内に計画シートの記入を終える．夫が片づけをしている間，マリアは計画シートの情報を携帯電話に入力する．計画内容が行われるのは，家または家から徒歩圏内の場所である

サポートする人の訓練計画：

> 夫が訓練の最後の 15 分に参加する

図 7-2　教示計画ワークシート記入例（つづき）

る。ワークシートの上部は，訓練前の患者のスキル評価に利用することができる。訓練のゴールは，その機器のすべての機能を習得することであるとは限らず，1つの機能だけの習得で十分という場合もある。たとえば，カレンダーシステムへのスケジュール入力は家族などが行い，患者自身はスケジュールのチェックと実行ができればよいというようなケースである。

　図7-2に示した教示計画ワークシートは，マリアという患者に携帯電話のスケジュール機能の使い方を教えるための訓練計画を記したものである。マリアは右側脳血管障害をもつ62歳の女性で，入院リハビリテーションを受け，自宅に退院した。その後，彼女は毎週外来で言語療法と作業療法を受けている。以下は，ニーズ評価によって彼女に適した機器を選択し，個別の訓練計画をデザインするまでの経過の要約である。

- **患者の最優先ニーズ**：マリアと彼女の夫にとって何よりも重要なことはマリアが一人で留守番することや生産的な活動をすることであった。彼女の夫は，自分が仕事に行っている間中，マリアがずっとテレビを見て過ごしているのではないかと心配していた。
- **患者の外的エイド利用歴**：病前にはマリアは手書きの予定表を使っており，訓練のときもそれを使っていた。このように彼女はスケジュールを決めて従うという習慣をすでにもっていた。したがって，障害後の現在においても，スケジュールの使い方を習得することができるのではないかと期待された。
- **認知機能障害のポイント**：面接や検査の結果，陳述記憶，行動開始，障害への気づきにおける問題が，外的エイド利用の主な障壁になっていることが明らかにされた。マリアには，記憶障害を代償するため，詳細に記されたスケジュール表と，スケジュール中の完了項目を記録する方法が必要であった。気づきの障害に対しては，聴覚的キューによってスケジュールのチェックをリマインドする必要があった。行動開始の障害に対しては，スケジュールシステムの利用で得られる利点を具体的に示す必要があった。これらの分析に基づいて(1)アラームの意義を理解させる，(2)アラームに応じて予定されていた行動をする，といった具体的な訓練が計画された。ただし，マリアには気づきの障害があるので，1人でスケジュールを作ることはできず，家族と協同で行う必要があった。
- **環境要因**：面接や自宅訪問を通じて，夫婦にとって朝食とコーヒーが毎朝の習慣であることがわかり，この時間を計画の立案にあてることができた。治療者は夫婦と協力して「望ましい」活動のリストを作成した。その内容は，余暇活動と社会活動（散歩，家族との電話，ガーデニング，株価のチェックなど），それから家事である。なかでも家事は，今でも彼女がルーチンに行うことができ，彼女自身重要と考えていた（掃除機，モップ，玄関の掃き掃除）。そしてこのリスト内容が訓練計画に組み込まれた。

　上記の各項目を念入りに検討することによって，患者に応じた訓練計画が作成され，期待されるゴールが達成される見込みをよりいっそう高めることができるのである。

I：Implementation　外的エイド使用訓練の実行

　「計画」のプロセスでは，外的エイド選択と訓練計画の立案について述べた。本セクションではその訓練計画の「実行」における重要な要因について述べる。外的エイドの使用法を教えることは，次の2点に帰着すると考えてよい。

（1）機器としての外的エイドの使い方を教える。
（2）ターゲット環境で患者が外的エイドを使うために必要なサポートと機器使用の強化因子を整理する。

「計画」のプロセスで求められたのは，この2点のために重要な要因を確実に抽出することであったが，「実行」の開始時点で重要なのは，選択された機器を患者がターゲット環境で使うために，集中的な教示が必要か否かを決定することである。たとえば，重度の陳述記憶障害がある患者に機器の使用法を教えるためには，高度に構造化された誤りなし学習が必要であろう（第5章のSRワークシート参照）。これは第6章で述べた多段階タスクの訓練に沿って行う。

外的エイド使用のためのタスク分析は，計画シート（巻末の付表ワークシート7.3：医学書院のウェブサイトに拡大版がアップされている）に基づいて行うとよい。シートを作成したら治療者は，機器使用のために構造化された訓練が必要かどうか，それとも患者がすでに機器使用方法を知っていて，訓練の目標はその使用の習慣を確立することかどうかを判断する。前述の図7-2から，マリアには両方の訓練が必要なことがわかる。これらの観察に基づき，治療者はマリアが夫の外出中にも1人でこの機器を使うことができるようにするために，iPhoneスケジュール管理ソフトの使用と，家庭内使用の習慣化がより確実にサポートされるような教示計画を立てた。図7-3のフローチャートに，訓練を開始する際の教示目標が患者によって異なることが示されている。

本書の前章までで述べてきたように，認知機能障害患者の訓練は，習得期，習熟・般化期，維持期という3つからなっている。習得期は，概念，行為，手順を決めるもので，新たな学習あるいは再学習のために必要なプロセスである。次の習熟・般化期は，患者がそのツールを頻繁に使用することを学ぶ（習熟する）と同時に，般化，すなわち学習内容を別の状況やタスクに拡大していくために必要なプロセスである。最後の維持期は，そのツールをターゲット環境で継続的に使用するために必要なプロセスである。以下，この3つの期の外的エイド使用訓練の実際について述べる。

■習得期

習得期での目標は，外的エイド使用のモチベーションをもたせ使い方を確立することである。最初の時点でその機器が患者から積極的に受け入れられるか否かが，訓練の成否の鍵を握っている。これまでの研究によれば，外的エイドの受け入れと長期使用の可否を左右するのは，患者の最初の反応であるとされている。この反応とは，外的エイドのメリット・デメリットや生活への実効果を患者がどう考えるかということなどを指している（Lenker & Paquet, 2004）。つまり重要なのはそのツールを使った第一印象である。最初に成功体験を得て，外的エイドのメリットを実感できれば，これからも使っていこうというモチベーションが強化される。そのために重要なポイントは以下の5つである。

1. 外的エイドの選択が十分なニーズ評価に基づいていること。このニーズ評価がターゲット状況や患者自身の要因を十分考慮してなされていること。
2. 外的エイドの選択が患者と協同で行われていること。機器のカスタマイズについても同様である。
3. 外的エイドとその実際の使用が，患者と患者の生活環境に合わせたオーダーメイド仕様になっていること。
4. 外的エイド最初の使用が成功体験になるように設定されていること。そのためには，系統的教

```
┌─────────────────────┐         ┌──────────────────────────┐
│ 認知機能障害がありツール │   ──▶  │    初期習得サブゴール      │
│ 利用の手順を学ぶ必要があ │         │       （習得）           │
│ る患者                │         ├──────────────────────────┤
└─────────────────────┘         │ ツール利用のための手順を系統的に│
                                │ 教示する．各ステップを結合させる │
                                │ ・困難なステップを抽出し，集中訓 │
                                │   練を行う                  │
                                │ ・分散訓練によって手順を確実に身 │
                                │   につけさせる               │
                                └──────────────────────────┘

┌─────────────────────┐         ┌──────────────────────────┐
│ ツールに精通している患者・│   ──▶  │    初期習得サブゴール      │
│ 迅速に学習できる患者・単純│         │     （習熟・般化）         │
│ なツール              │         ├──────────────────────────┤
└─────────────────────┘         │ ツールの円滑で効果的な利用に焦点│
                                │ ・特にためらいのあるステップに  │
                                │   絞って練習する（ツール利用の │
                                │   所要時間を測定することができ │
                                │   る）                      │
                                │ 応用する，または利用の実例に即し │
                                │ た訓練                       │
                                │ ・いつ，どのように患者がツール  │
                                │   を使うかのリストを作る手助け │
                                │   をする                    │
                                │ ・プログラム内容もしくは入力項  │
                                │   目を充実させる             │
                                │ ・ツール利用を容易にする補助ス  │
                                │   テップを充実させる（例：ア   │
                                │   ラームのセット）           │
                                └──────────────────────────┘
```

図7-3　患者のプロフィールによって初期習得サブゴールは異なる

示によって使い方を効率的に，しかも患者の学習能力や症状に合わせて教えることによって，患者ができるだけ早くその外的エイドを使えるようにする．

5. 外的エイドを使用する際の具体例として，患者の実生活に役に立ちそうなものを示すこと．これによって患者のモチベーションを強化する．訓練の最初の時点から，患者が外的エイド使用のメリットを理解できるような使用例を呈示する．

上記1と2については，機器の選択にかかわる事項で，すでに本章で述べてきたことである．3, 4, 5については，習得期における系統的教示が必要で，これについては第6章（123〜128頁）と第8章（197〜199頁）に述べられている．図5-1のフローチャート（95頁）やSR訓練ワークシート（232〜233頁）も訓練計画に利用することができる．以下に訓練の実例3例を示す．

症例1　ティローン

60歳男性．心臓発作による無酸素脳症の10か月後に外的エイド使用適応の評価を受けることになった．彼は入院・外来の両方で認知リハビリテーションと心臓病のリハビリテーションを受けた．検査では重度の陳述記憶障害が明らかになった．彼は日々の出来事を記憶することができなかった．病識は乏しく，刺激に直接的な反応をする傾向が強かった（つまり，明確な「即決を要する」指示を必要とし，抽象的な思考はできなかった）．手続き記憶は保たれていたので，学習することは可能だった．ただし陳述記憶障害があるため，学習したという事実についての記憶はなく，学習した内容

について質問されても答えることはできなかった。しかし，いったんタスクを始めれば，そのタスクがもともと身についていたものであった場合や，訓練で系統的に教わったものであれば，正しい手順で行うことができた。易疲労性がみられたが，運動や感覚の障害は目立たなかった。病前の仕事は自動車整備士で，修理店を経営しており，ジャズの大ファンだった。ティローンの入院後，家族は店を弟のウェインに売却した。

ニーズ評価では，ティローンがその店で働く能力を回復させることが優先的課題であることが明らかになった。そこで，店での記帳の仕事ができるようになるというゴールが定められた。基本的なデータ入力の能力は保たれており，簡便な記帳システムを学習するための手続き記憶も保たれていた。ティローンは，記帳タスクを毎日行うことで，生産的な活動を行っているという感覚が得られると思うと述べた。

症例2　ローリーン

43歳女性。脳内出血により重度の認知機能障害と嚥下障害を呈していた。評価時，彼女は入院リハビリテーション中であった。神経心理学的検査では多彩な認知機能障害が明らかになり，特に顕著なのは陳述記憶と問題解決能力の障害であった。最も優先的なニーズと判断されたのは，嚥下訓練による摂食の改善と，目標に向けて活動を開始する頻度の増加であった。その目標は，退院先の施設の環境に合わせて設定された。その施設では，スケジュールは壁掛けカレンダーやリマインダーに掲げられているという環境であった。

ニーズ評価により，ローリーンは病前にはアラーム付きの腕時計をしており，家事も仕事も手書きのスケジュール帳で管理していたことがわかった。リハビリではタスクの指示に素直に従い，訓練プログラムに表面的にはやる気を示したが，実際には自発的にはタスクを開始しようとせず，タスクの材料を見せて行動を促す必要があった。これらの情報に基づき，訓練の最優先事項を，リマインダーの使用によって嚥下訓練などの行動を開始するという点に定めた。リハビリのチームは，大きな壁掛けカレンダーに，予定を見やすいイメージとして記す工夫を行った。ローリーンの学習ゴールは，アラームを聞いたら時計を見て，そのとき表示された時刻をキューとして，カレンダーの中から必要な予定を見つけることである。カレンダーには，嚥下訓練，食事オーダー表の記入，服薬を要求するコールボタンを押す行為などを，視覚的イメージとして記した。さらに，嚥下訓練，食事オーダー表，コールボタンの図表を壁掛けカレンダーの隣に設置した。

症例3　エマ

17歳高校生。3か月前にサッカーの最中に軽度の頭部外傷を受けた。その結果，注意障害，断続的な頭痛，易疲労性などの症状が残り，いずれも学業成績に影響を及ぼすものであった。頭痛のため集中力の限界は30分になっていた。受傷前は，エマは平均的な生徒で，手書きの手帳を使って学校や私生活のスケジュールを管理していた。彼女は携帯電話を持っており，電話，メール，インターネットを普通に使用していた。彼女にとっての優先訓練事項は主治医から指示された頭痛マネジメントプログラムを実行することと，勉強に集中するように注意力を高める行動をとることであった。そこで治療者がエマ自身と協同で決定したのは，携帯電話のスケジュール機能を使い，頭痛マネジメントと注意行動のリマインダーを設定することであった。さらに，エマが頭痛と注意行動を自己評価し，母親にメールで送ることもタスクとして設定した。母親はこれらをシートに記録し，治療者に提出し

た．これらのタスクは，治療者が訓練進捗状況を把握することだけでなく，エマにセルフモニタリングを促すことにも役立った．

初回評価（第1回の訓練セッション前）

　大部分のケースで，評価プロセスはベースラインの評価から開始される．ここでは患者に外的エイドを実際に使わせてみる．このとき，ターゲット状況で想定しているキューを与えて使わせる．治療者は，ベースラインにおける患者の能力を把握し，患者がすでに習得したステップを確認するために，外的エイド使用のためのステップが記された初回評価フォームを使う．図7-4～7-6がその定型フォームの記入例であるが，特定の患者用にカスタマイズしたフォームを作成してもよい．治療者は，フォームの結果を見て，訓練をどこから開始するかを決定することができる．ベースライン評価は数分で終わることもあるが，機器の種類などによって所用時間は異なる．

　もし初回評価で患者がそもそも機器を使うというステップまでも到達していないことが判明したら，治療者が各ステップを実演してみせ，ステップごとに「次は何をするんでしたっけ？」と問いかけ，患者が次のステップをわかっているか否かを確認する．このようにすることで，各ステップを一連のものとしてつなげられるかどうかを，そして必要な訓練の量を知ることができる．患者が習得できていないステップが確認されたら，訓練中に必要なキューの種類を決定する．患者がステップを習得するにつれてキューは減らしていくことになるので，キューの中でどれが最も有効かを知ることも重要である．

　図7-4，7-5，7-6は前記3症例（ティローン，ローリーン，エマ）の初回評価フォーム記入例である．ティローンは初回評価の時点で，自分でコンピュータの電源を入れて記帳ソフトを立ち上げることができたので，この2つのステップはタスク分析で1つのステップにまとめられた．ローリーンは初回評価の時点で，時計のアラーム音に反応して時計のメッセージを見るところまではできたが，そのメッセージの指示に従うことができなかった．ただし，治療者がメッセージを指し示せば指示内容に従うことができたので，訓練計画は，まずこの指示をキューとして使い，自動的に行動できるようになったらキューを消していくというものになった．エマは初回評価の時点で，携帯電話のリマインダー機能を用いて頭痛マネジメントプログラムを行うことができた．そこで治療者はエマと相談して学校での行動を改善するシステムを作成した．エマはこのシステムの学習は1人でできたが，実生活で適用するためにはサポートが必要だった．

セッションの実際

　初回評価において，患者に機器の使い方を教える必要があることが明らかになったら，習得期の訓練を開始する．患者がすでに機器を1人で使える場合は直ちに習熟・般化期に移行する．上記3例のうちでは，ティローンとローリーンの2人は使い方を教える必要があったが，エマはそれがなかったので直ちに習熟・般化期に移行した．

　再確認しよう．習得期の訓練には3つの基本原則がある．すなわち，**①患者のエラーを最小限にする，②訓練間隔を徐々に広げていく，③十分な練習や反復を実施する**，ことである．各セッションは前回のセッションでの内容の習得度の確認から始め，それに基づきそのセッションではどのステップから訓練を始めるかを決める．注意すべきことは，この際の確認手法は初回評価とは異なることである．初回評価は前記のとおり，1回限りの評価によって有効なキューとベースラインでの患者の能力

初期評価

患者氏名：ティローン　　　　　　　日付：10/28
外的エイド機器：PC の記帳システムソフト
エイド使用の先行条件：書類，コンピュータ，ペン，タイマー，ラジオを利用するワークスペースを弟が整える

ステップのリストアップ	正確性（＋/－/キュー）	コメント
1. タイマーを 45 分にセットする	キューあり	「この作業に何分かけますか」と聞いた
2. コンピュータの電源を入れ，プログラムを開く	＋	
3. まず棚から顧客ファイルを取り出し，ペーパースタンドにセットする	－	
4. ファイル内の当日顧客部分を開き，必要項目を PC 入力する	－	
5. 入力したら，ファイル内の対応する部分を赤線で消す	－	
6. ステップ 3 と 4 をすべての当日顧客について行う	－	
7. 必要な入力をすべて終了したら，ファイルをボックスに戻す	－	
8. 新しいファイルについても 3〜7 を繰り返す	－	
9. タイマーが鳴ったら作業をやめて休憩する．弟が来て，これまでの作業をチェックし，次のサブゴールを設定するまでジャズを聴いて待つ	－	

ベースライン： 2 / 9

キュー決定のための評価

ステップ・先行行動	キューの種類	効果
「今日のお客様のページを開きましょう」	直接の言語的キュー	＋
ファイルの当日顧客ページを開いて示す	指示	＋ 時間間隔が短い場合は正しく行える．長くなるとタスクを忘れてしまう
「最初に何をするんでしたっけ？」	質問キュー	＋ コンピュータの電源を入れる

キューの計画

レベル I 　直接の言語的キュー
レベル II 　指示
レベル III 　質問キュー
レベル IV

図 7-4　症例 1　ティローンの初期評価ワークシート記入例

初期評価

患者氏名：ローリーン　　　　　　　日付：6/4
外的エイド機器：スケジュール表
エイド使用の先行条件：腕時計のアラーム音

ステップのリストアップ	正確性（＋/－/キュー）	コメント
1. 腕時計のアラーム音に気づく	＋	
2. 腕時計のメッセージを読む	－	直接の言語的キュー
3. 壁のスケジュール表のところまで歩いていく	－	
4. 腕時計を見て，スケジュール表の記載と照合する	－	
5. 当該スケジュール実施のためのアイテムを見つける（文書，訓練イラスト，押しボタンなど）	－	
6. 行動を開始する	－	
7. 腕時計の赤ボタンを押す	－	
	－	

ベースライン：1 / 9

キュー決定のための評価

ステップ・先行行動	キューの種類	効果
1. 腕時計のアラーム音が鳴る	直接の言語的キュー「メッセージを読んでください」	＋
2. 腕時計のアラーム音が鳴る	腕時計を指さす	＋
3. 腕時計のアラーム音が鳴る	質問キュー「次はどうしますか」	＋
4.「メッセージを読んで，それに従ってください」	直接の言語的キュー	＋ 「スケジュール表まで歩いていく」
5.「メッセージを読んで，そしてどうしますか」	質問キュー	－ （治療者がスケジュールを指さすと，そこに歩いて向かう）

キューの計画

レベルⅠ　直接の言語的キュー
レベルⅡ　指さし
レベルⅢ　質問キュー
レベルⅣ

図7-5　症例2　ローリーンの初期評価ワークシート記入例

初期評価

患者氏名：エマ　　　　　　　　　日付：8/23
ECA：電話
エイド使用の先行条件：腕時計のアラーム音

ステップのリストアップ	正確性(+/-/キュー)	コメント
1. 腕時計のアラームが鳴ったら，アラームを止める	+	
2. スケジュール画面を見る	+	
3. 呼吸法と首・肩のストレッチを始める	+	
4. 母にそのとき行っていることをメッセージで送る（例：授業を聞いている；教科書を読んでいる），そして，注意と頭痛スケールの評価を行う	キュー	「メモ」を見ることを忘れないようにする
5. もしも上記のどちらかのスケールが2以上であれば，休憩を取る	+	

ベースライン：_4_/_5_

キュー決定のための評価

ステップ・先行行動	キューの種類	効果
	必要なし	

キューの計画

レベルⅠ
レベルⅡ
レベルⅢ
レベルⅣ

図7-6　症例3　エマの初期評価ワークシート記入例

を確認するものである。これに対し毎回のセッション開始時の習得度確認は，患者がキューやサポートなしにその機器をどれだけ使う能力があるかを観察するものである。その目的は前回セッションまでの習得度の確認と，そのセッションでどのステップから訓練を開始するかの決定である。進捗モニタリングフォーム（巻末の付表ワークシート7.4を参照：医学書院のウェブサイトに拡大版がアップされている）は，各セッションでの習得度確認データを記録し，経時的な習得状況を示し，次のセッションでどこから訓練を開始するかを決めるためのデータになる。

図7-7と7-8はそれぞれ，ティローンとローリーンの進捗モニタリングフォームである。ティローンは各セッションで1つか2つのステップを習得していることが示されている。ローリーンは，4回のセッション後においても，時計のアラーム音に反応して表示を読むことができていないことが示されている。

第7章 外的エイド使用の訓練　161

外的エイド：一覧表タスク
長期的ゴール：ティローンは1人で一覧表タスクに45分間取り組む．少なくとも10シート中に誤りは1つ以下にとどめる．
初期習得サブゴール：開始と継続の言語的キューがあれば，ティローンは訓練室で100%正確に3枚のデータ入力を1人で行うことができる

方略のステップ	セッションデータ				
	11/1	11/2	11/3	11/4	
9. タイマーが鳴ったら，それまで行っていたシートを終了する．兄が来て，進行状況を見て，次の目標をセットするまでの間，ジャズを聴いて待つ	−	−	−	−	
8. 次のシートに取りかかり，ステップ3～7を繰り返す	−	−	−	−	
7. シートのすべてを入力したら，レシピを箱に入れる	−	−	−	+	
6. リストにあるすべての行についてステップ3と4を繰り返す	−	−	−	+	
5. 入力したら，それに対応する部分を赤線で消す	−	キュー（指さし）	+	+	
4. 入力する部分を探し，1行目に番号を入力する	+	+	+	+	
3. 束の中から1番目の顧客シートを取って，ペーパースタンドに置く	+	+	+	+	
2. コンピュータのスイッチを入れ，一覧表のプログラムを開く	+	+	+	+	
1. タイマーを45分にセットする	キュー	キュー	+	+	
所要時間：	N/A	N/A	5分で3シート	8分で6シート	
サポート：					
モチベーション/促進方略	・コンピュータのプログラムを立ち上げる ・テーブルにペンとシートを置く ・「入力はダブルチェックする」と書いたキューカードを置く ・ティローンは何日分のタスクを行ったか覚えている（店の仕事に戻るまでの間） ・タスクの時間配分を行う ・休憩の間はジャズを聴いている				
般化の計画：					
コメント：					
	店のシートとコンピュータを使う				
	見えるところに45分とメモを貼っておく必要がある				
注：完遂したステップ数をグラフにする					

図7-7　症例1　ティローンの外的エイド進捗モニタリングフォームの記入例

外的エイド：腕時計とスケジュール表
長期的ゴール：ローリーンは1人で腕時計のアラーム音に気づき，スケジュール表を見て，そこに書かれているタスクを実行する．1日に少なくとも3回，3日間連続で成功する．
初期習得サブゴール：治療者が壁のスケジュール表を指さしたのに応じて，ローリーンは腕時計のアラーム音に対応するスケジュールを読んで確認し実行する．これを3試行連続で成功する

ステップ	セッションデータ			
	6/7	6/8	6/9	6/10
7. 腕時計の赤ボタンを押す	−	−	−	−
6. タスクを実行する	−	−	−	−
5. スケジュール表に書かれたアイテムを探す（文書，訓練イラスト，押しボタンなど）	−	−	−	−
4. 時計を見て，対応するスケジュールを探す	−	−	−	−
3. 壁のスケジュール表まで歩いて行く	−	−	−	−
2. 時計のメッセージを読む	−	直接の言語的キュー	直接の言語的キュー	直接の言語的キュー
1. 時計のアラーム音に気づく				
所要時間：	N/A	N/A	N/A	N/A
サポート：	指さしキュー（スケジュール表とアイテムを指さす）タスク開始前にゴールをローリーンに思い出させる			
モチベーション/促進方略	ことばで励ます			
般化の計画：	退院後に生活する施設環境を考慮			
コメント：				キュー直後でないとできない

注：グラフは完遂段階の数を示す

図7-8 症例2 ローリーンの進捗モニタリングフォームの記入例

　前回セッションでの習得確認に続いて，前回セッションで訓練したステップの復習を行い，さらに，タスク分析によって明らかにされた次のステップの手本を示す．患者の習得度に応じて，治療者は2連続ステップ（習得したステップと，それに連続する次のステップ）の手本を実演して見せ，続いてそれを患者に模倣させる．患者のステップ学習を促進するために方略の呈示が必要なこともある（行為の予測や自己記録など）．治療者はセッションの内容を記録し，その後の訓練方法に役立てる（巻末の付表ワークシート7.5参照：医学書院のウェブサイトに拡大版がアップされている）．

　図7-9と7-10はそれぞれ，ティローンとローリーンのセッションデータの例である．ティローンのセッションでは，前回の学習で習得したステップ4に連続する形でステップ5に入ることから始めた．まず治療者が手本を示し，次にはキューを与えて患者に実行させた．その後，ステップ5のみを独立して集中的な練習を行わせ，もう一度ステップ5をステップ4に続けて行わせた．最後に，ス

第7章 外的エイド使用の訓練　163

氏名：ティローン			日付：11/2	
ステップ	集中訓練の回数とキュー	分散訓練の持続時間と回数		コメント
1. タイマーを45分にセットする		1分 +	5分　10分 +　　+	
2. コンピュータの電源を入れ，一覧表プログラムを開く		+	+　　+	
3. 1人目の顧客シートをペーパースタンドに置く		+	+　　+	
4. 入力する部分を探し，1行目に番号を入力する	CC+++	+	+　　+	
5. 入力したらそれに対応する部分を赤線で消す	MC+++++	+	+　　+	
6. リストにあるすべての行についてステップ3と4を繰り返す				
要約	集中訓練を行った 患者自身が進捗モニタリングフォームを記入することで，励みになったようである			
次回セッションへのメモ	ステップ5は卒業としてよさそう．明日のセッションでも1〜5まで完遂できたら，6に進む			

注：+正反応，−誤反応，M：モデリング，C：キュー

図7-9　症例1　ティローンのセッションデータの例

氏名：ローリーン			日付：6/10
ステップ	集中訓練の回数とキュー	分散訓練の持続時間と回数	コメント
1. 時計のアラーム音に気づく	+++++++++++		ローリーンは手本提示あるいは直接的言語的キューがあれば，メッセージを読める．しかし，もしも遅延時間があると，メッセージを読むことができない
2. 時計のメッセージを読む	MMMMMMCMMCMMC		
3. 壁のスケジュール表まで歩いて行く			
4. 時計を見て，対応するスケジュールを探す			
5.			
6.			
まとめ	プロンプトを減らすことができない 開始困難は非常に重篤		
次のセッションへのメモ	メッセージをなくし，オーディオトーキング時計の使用を試みる		

重要：+正しい，−誤り，Mはモデリング，Cはキュー

図7-10　症例2　ローリーンのセッションデータの例

テップ1~5までの連続ステップを1分，5分，10分の間隔で行わせた。図7-10を見ると，ティローンに比べ，ローリーンの学習はあまりうまくいっていないことがわかる。特にステップ2の学習段階が難航しているのが見てとれるだろう。ローリーンは治療者の手本を見ながらであればステップ2を行うことができたが，手本なしになった途端に，言語的キューがないとできなくなった。この段階で治療者は，ボイスレコーダーなどを用いた言語的キューの呈示を検討することにした。

上記の訓練内容の概要を時系列で示すと下記のようになろう。

1. 各セッションの初めに前回までの習得度を確認し，進捗モニタリングフォームに記録する。治療者はこの記録を参照して，訓練をどのステップから開始するかを決める。
2. 各セッションでは，以下のポイントに焦点を絞って行う。
・エラーを最小化する（治療者が正しい見本を示す。キューを漸減していく）。
・必要に応じ，習得段階では集中的な反復訓練を行う。
・新しく学習するステップと前回に学習したステップを連結する。
・習得したステップについては反復練習の間隔を拡大する。
・メタ認知方略を活用させる（困難なステップの予測，患者自身によるデータ記録，強化など）。

■習熟・般化期

習熟・般化期には2つの目標がある。第一は，患者が外的エイドを使う能力を高めることである。第二は，外的エイドを使う状況の拡大と自立的な使用の促進である。上記の症例におけるエマのように最初から外的エイドが使える患者においては，訓練の開始は日常生活でそれを普通に使えるようにすることになり，カウンセリング，教育，セルフモニタリングなどを組み合わせて行うのが通例である。

上記の症例におけるティローンやローリーンのように外的エイドの使い方から訓練した患者では，基本的な使用方法を習得したら直ちに習熟期に進ませる。習熟期の訓練の焦点は外的エイドを安定かつ円滑に使用できることであり，これは訓練要因を変えること（練習間隔の拡大など）や，キューを減らすことで達成に向けることができる。訓練のゴールは，患者が外的エイド使用のステップを迅速かつ自動的に1人で実行できることになろう。Bourgeoisら（2007）はSR訓練を評価するRCT（ランダム化統制試験）を行っているが，その際の訓練の主眼は，使用を習得した外的エイドを安定して適切に使えるようにすることであった。機器を円滑に使用できるか否かは決定的ともいえる因子であるが，プログラムに組み入れられていないケースが少なくない。

外的エイドの習熟・般化を促進するための教示のポイントは以下のとおりで，これらは本書ですでに述べた（第5章のSR訓練ワークシート参照）。

1. **訓練間隔を延長する。**段階的な延長により，患者が1人で外的エイドを使う機会を増やしていく。セッション開始時の習得度確認によって，学習中のステップを円滑に行えることが明らかとなったら，訓練の状況を変えて般化を促進してもよい。
2. **いかなるエラーも即座に修正し，そのステップの反復練習を追加してからキューを減らしていく。**エラーがあった場合の対応は次のとおり。
・患者にストップをかけ，正しいステップを示す。
・訓練間隔を1つ前の正しくできた時間に戻し，そこから訓練を再開する。

・エラーを生じたステップだけを取り出し，集中的な練習により習得させる。その後にそのステップを全体の中に組み込む（つまり，そのステップを何回も練習させ，その後に1つ前のステップと合わせて実行させてから，練習間隔を延長していく）。

　ティローンやローリーンのような患者が外的エイドの基本操作をスムーズに行えるようになったら，訓練は般化の段階に移行する。一方，エマのように訓練開始の時点で外的エイドが使える場合は，最初から般化を目指した訓練を行う。般化を促進するテクニックとして以下の2つを挙げることができる。

自然なサポートと状況変化を訓練に導入する

　自然な状況下で外的エイドの使用を促進するためには，患者の日常生活で外的エイドを使用するキューを確認することと，訓練刺激として多様なものを用いることが重要である。具体的方法は以下のとおり。
・外的エイド使用の必要性を喚起するキューをさまざまに変化させる。
・ターゲット環境で実際に患者をサポートする家族などを訓練に参加させる。
・訓練をターゲット環境で行う。

自然な強化因子の活用

　患者が外的エイドを安定して利用するためには，十分な使用機会と強化因子が必要である。具体的方法は以下のとおり。
・外的エイドを利用する機会があることを理解させる。たとえばカレンダー使用の訓練期間には，使用しなかった場合に発生する問題を理解させる。治療者は介護者とコンタクトをとり，その患者にとってカレンダーを使用することが実際に必要となる日時をチェックしておく。時には訓練用の人工的なイベントの創出も必要であろう（例：火曜日の午後3時にリハビリ施設に電話をかけて検査結果を聞くよう指示する）。ただし，こうしたアプローチはあくまでも暫定的な練習でしかなく，できたとしてもそれでこのステップを卒業できたわけではない。日常生活のなかで外的エイドの使用が確立されることがゴールなのである。
・強化因子を確立する。外的エイド使用を促す外的キュー・内的キューを確認すべきである。たとえば，to-doリストのためのPDA使用を学習する際には，通常の予定以外に患者の好きなイベントを入力させることで般化が促進されるであろう。ゴールの設定にあたって患者の意見も取り入れ，そのゴールのための外的エイドの有用性を確認しておくことも，外的エイド使用の強化因子になるであろう。同様に，外的エイドを使用した結果の実効果をそのつど確認していくこと（例：PDAを使うことでどれだけスケジュールを確実に行えたかなど）も強化因子になる。

　前記症例3，エマの訓練目標は，携帯電話を使ってセルフモニタリングと頭痛のマネジメントをすることであった。そのためにエマが習得すべき教示内容は，時計のアラームに反応して呼吸法とストレッチをすることであった。実際に呼吸法とストレッチを行うことができた場合には，その旨を母親にメールで送信させた。同時に，症状の重症度も母親にメールで伝えさせた。これら一連の行為はエマと母親と心理士の協同作業を通じて決められた。さらに，心理士が学校の先生に計画書を送り，エ

マの席をドアの近くにして，時計のアラームが鳴ったらストレッチのために静かに教室から出られるよう許可を求めた．エマの担当心理士は般化のために以下のテクニックを試みた．

- 自然なサポートの導入（エマの先生によるサポート）：先生は教室のドアの外側にいすを置き，そこでエマがストレッチをできるよう手配してくれた．
- 方略使用の強化：エマからのメールに対し，母に即座に支持的な内容の返信をしてもらうことで，エマの意欲を強化した．
- 自己評価内容のフィードバック：注意機能や頭痛が徐々に改善していることをエマにフィードバックすることで，ストレッチと呼吸法の有効性を示した．

■維持期

多くの機器は結局クローゼットの中で埃をかぶっている．そうならないための最善の方法は前節で詳しく述べたとおりである．(1)患者のニーズにあった外的エイドの選択，(2)外的エイド使用の効果的な訓練，(3)外的エイド使用の強化とサポートの継続．

さらに，各セッションの間隔延長や般化促進のためのフォローアップ訪問の実行，外的エイド使用法を患者の日常生活に合わせて微調整することなども考慮すべきである．

訓練効果の判定は，結局は長期的な外的エイド使用状況の調査ということに尽きる．そのようなフォローアップシステムを有している訓練施設やプログラムもある．習得したスキルの維持までは経済的に手が回らない場合でも，患者から治療者に外的エイドの使用状況などをメールでフィードバックさせることによって，外的エイド使用を強化し，必要に応じてアップデートすることも可能である．また，患者と家族に維持データを提出させること自体が，機器使用のサポートにつながる．図7-11に示した継続フォーム記入例は，症例1ティローンの維持データを得るために患者の兄弟に送られたものである．フォローアップシステムと訪問スケジュールは，訓練プログラム終了前に確立しておくべきである．巻末の付表ワークシート7.6は未記入のフォローアップ質問紙である（医学書院のウェブサイトに拡大版がアップされている）．

E：Evaluation　外的エイド使用訓練の評価

前章までで述べてきたように，訓練効果の評価は複数のレベルで行うことが必要である．具体的には，外的エイド訓練効果については以下の3点から評価する．(1) **外的エイドの使い方の学習の進捗状況**，(2) **ターゲット環境での機器使用状況**，(3) **外的エイドの使用の実効果**．

上記項目(1)は習得訓練を必要とする患者，たとえば，ティローンやローリーンにとって重要な評価項目である．こうしたケースでは，外的エイドを使用する患者の正確さ，円滑さ，あるいは効率性を測定することで，治療者は初めに長期的ゴールと短期的サブゴールに対する進捗状況を見極める．これらの効果測定の具体例は，図7-7および7-8に示した．

評価にあたっては，学習による総合的なメリットだけでなく，患者の実生活での外的エイドの使用状況に目を向ける必要がある．効果判定の具体例は，外的エイドの効果を評価した文献（Sohlberg et al., 2007）に記載されているので参照されたい．Sohlbergらによる総説では，アウトカム指標として以下の7つが示されている．

1. 外的エイドの使用頻度（Ownsworth & McFarland, 1999；Schmitter-Edgecombe et al., 1995；Wilson, Emslie, Quirk, & Evans, 2001；Wright et al., 2001；Yasuda et al., 2002）。外的エイドの中には，使用頻度に関するデータを直接得られるものがある。たとえば，服薬手帳に日時と服用量を記録するという訓練では，その記録自体がデータとなる。同様に，心理社会的なスキルの向上や記憶障害の補助を目的とした日記帳も，記録内容がそのままデータとなる。

2. 評価のために構造化されたタスク（van den Broek, Downes, Johnson, Dayus, & Hilton, 2000）。治療者は外的エイドが訓練されたとおり使用されたかを確認する評価法を構造化するとよい。たとえば，携帯電話のスケジュール機能の使用訓練効果を測定するためには，調査項目を設定し，スケジュールする必要のある複数のイベントを患者に与え，そして患者がそれらのスケジュールの作成に着手し，正確に行われたかどうかを記録する。理想的には，ベースラインと治療後のデータを取ることによって，治療効果を評価する。

3. アウトカム自己評価質問票（Donaghy & Williams, 1998；Hart, Hawkey, & Whyte, 2002；Ownsworth & McFarland, 1999；Quemada et al., 2003；Schmitter-Edgecombe et al., 1995；Wilson et al., 2001）。既存の質問票も評価に利用できる。たとえば，日常記憶質問紙によって記憶に対する外的エイドの効果を知ることができる。

4. 外的エイド使用下でのタスクのパフォーマンス（Kim, Burke, Dowds, & George, 1999；Kerns & Thomson, 1998；Kirsch, Levine, Lajiness-O'Neill, & Schnyder, 1992；Kirsch et al., 2004 a, Kirsch et al., 2004b；Squires et al., 1996；Wade & Troy, 2001；Wilson, Evans, Emslie, & Malinek, 1997；Wilson et al., 2001；Yasuda et al., 2002；Zencius, Wesolowski, & Burke, 1990）。たとえば，GPSシステムのようなナビゲーション機器の使用訓練の効果の評価にあたっては，1週間に何回外出できたかの記録が有用であろう。同様に，業務遂行を目的としてチェックリストの使用訓練を導入した場合には，自力でこのリストを使用できた回数を雇用主に記録してもらうことが訓練効果の評価に有用であろう。

5. 外的エイドに対する満足度と改善度に関する自己評価尺度（Kim, Burke, Dowds, Boone, & Park, 2000；Ownsworth & McFarland, 1999；Schmitter-Edgecombe et al., 1995；Wilson et al., 2001；Wright et al., 2001）。外的エイドの使いやすさ，日常生活での実効果に関連する要因について，患者に自己評価を求める。

6. 患者の報告に基づいた外的エイドの有効性（Burke, Danick, Bemis, & Durgin, 1994；Fluharty & Priddy, 1993）。外的エイドの使用について患者自身が述べた感想が，アウトカムデータとしてしばしば論文に引用されている。その多くは日記や半構造化面接から得た記録である。

7. 障害の客観的検査（Donaghy & Williams, 1998；Kerns & Thomson, 1998；Quemada et al., 2003；Schmitter-Edgecombe et al., 1995；Wilson et al., 2001；Wright et al., 2001）。既存の標準化された認知機能検査も訓練効果の評価に用いられることがある。ただしそれは，外的エイドの使用によって当該認知機能の改善が期待できる場合に限られる（例：上記エマのケースでは，リラクゼーション方略の使用回数が増加した結果として注意力検査の成績が改善することが期待される。他の例として，運動を促進する外的エイドでは，結果として身体的機能検査の成績が改善することが期待できよう）。ただし，実際にはこうしたケースは例外的である。ほとんどのケースで外的エイドは代償を目的としており，認知機能や身体機能の改善を期待して導入するものではないからである。

上記の1〜7によって外的エイド使用訓練の般化と実効果を評価できる。訓練や外的エイドの種類や，評価しようとするアウトカムに従って，最も適切な評価方法をとることが望まれる。

外的エイドが患者に長期的に使用されるようになった場合，究極的な意味で訓練が成功したといえよう。では，逆に使用されなくなった場合，それはいかなる理由によるのか。これを調べたのが，支援テクノロジーアウトカム測定システムプロジェクト〔The Assistive Technology Outcomes Measurement System project（Lauer, 2004；Rust, & Smith, 2006）〕である。使用中断の理由に関する回答の多くはネガティブな内容であったが〔放棄（abandonment），拒否（refusal），回避（avoidance），不適合（noncompliance）〕，なかにはポジティブな回答もみられた。特に注目すべきは，よりシンプルな機器への変更や，認知機能が改善したことによって機器がもはや必要なくなったという回答である。このような結果に基づき，アウトカム評価にあたっては，よりニュートラルな「停止（discontinuance）」という表現を用いることが提唱されている。このプロジェクトで得られた結果は，患者が機器の使用を停止する要因が複合的であることを示している。治療者は，患者の認知機能や環境の変化に常に目を向け，時には新たなシステムや機器が必要となるケースが存在することをあらかじめ理解しておく必要があるといえよう。フォローアップ訪問や介護者に協力を依頼することは，アウトカム評価の重要な一側面である。図7-11にアウトカム評価の実例を示した。データ収集には，携帯電話，Eメール，郵便などを用いるとよい。

日付：2月9日
　4　週経過
ウエイン　　　　　様

本日お手紙を差し上げましたのは<u>ティローンさんのコンピュータを使った請求システム</u>の作業がどのように進められているか確認させていただくためです．現在，リハビリテーションで学習したツールを使ってどのくらい支援が必要か，あなたが予想される支援の必要性と比較して評価してください．また，そのツールの使用頻度についてもお答えください．情報を記入し，この手紙を返信していただくことで，回復や結果の経過観察を行うことができます．ご協力に感謝いたします．

自立レベル	期待自立レベル	ツール使用頻度	コメント

自立レベル
1＝不可
2＝多くの手伝いが必要
3＝ときどき手伝いが必要
4＝声掛けのみ
5＝自立

ツール使用頻度
0＝まったく使用なし
1＝週に1回
2＝週に数回
3＝ほぼ毎日

もし何かご質問があれば，または訓練についてのリマインダーが必要，あるいはフォローアップ訪問の日程調整が必要であれば，<u>サラ（電話番号 223-4444）</u>までご連絡ください．

図7-11　維持データのフォローアップフォーム記入例

実例

　重度の前向性健忘患者に行われた訓練に関する症例報告を紹介する。この患者に行われたのはスマートフォンを使用して展望記憶や近時記憶を代償する訓練で，本章で述べたPIEと一致する手法が採用された (Svoboda, Richards, Polsinelli, & Guger, 2009)。訓練は基本スキルの習得と実生活への般化の二段階からなっており，第一段階では，スマートフォンの使用に必要な内容と手順が誤りなし学習の原則に従って教示された。

　治療者は患者に必要な一つひとつの機能を複数のステップに分割し，ステップごとに患者のパフォーマンスを分析した。すべてのステップで98％の達成率が単一のセッション内で得られたとき，訓練は次の段階に進められた。患者は，ターゲットである3つのカレンダー機能を，1回あたり1時間，計8回の訓練セッションで習得することができた。

　第二段階の般化では，第一段階と同様に誤りなし学習の原則に基づいた，より応用的なタスクが導入された。さらに，宿題を与えて徐々に複雑なタスクが課されていった。この結果，患者は速やかに，アドレス帳，カメラ，ビデオ，ボイスレコーダーなどのスマートフォンの機能を使うスキルを習得することができた。訓練のアウトカムは，各機能の使用に成功するまでのセッション数に加えて，毎週5件の電話をかけるというタスクの成功率に基づいて評価された。実効果は，記憶全般の誤りの頻度とスマートフォン使用状況についての項目を介護者に尋ねる質問紙を用いて評価された。

　この訓練の結果，実生活で記憶を必要とする多彩な場で安定した般化が達成されただけでなく，新たな状況への般化もみられた。この症例報告は，理論に導かれた系統的，階層的な訓練を行えば，重度の記憶障害患者においても，スマートフォンのように容易に入手できるツールで記憶障害を代償できることを示した好例といえよう。

要約

　テクノロジーの急速な進歩により，認知機能障害患者の自立を援助する外的エイドの選択肢は無限といってよいくらい膨大になった。しかしながら治療者にとっては，その多様な外的エイド訓練の計画と実施が大きな負担になりつつあるという無視できない側面もある。外的エイド使用訓練の原則は次のようにまとめることができる。(1) 総合的なニーズ評価。これにより患者に最適なツールを特定する，(2) 訓練の系統的な計画と実施。これはエビデンスに基づく認知リハビリテーションの教示原理に従ったものでなければならない。

　多面的な評価によって，その外的エイド使用に関して，患者が習得した部分と習得していない部分を明確に峻別し，その時点でのより効果的な訓練方針を立てることができる。般化や実効果を評価し，長期的ニーズをモニターすることによって，患者が長期にわたって外的エイドを有益に使用できる可能性を最大限にすることができる。外的エイドの選択と訓練の手順は，要約すれば以下のとおりである（図7-12はこれを図示したものである）。

1. ニーズ評価。これに基づき，適切な外的エイドと教示方法を選択する（本章末の**フォーム**7.1，7.2，7.3）。
2. 患者に応じた個別の訓練計画を作成し，訓練ニーズ，タスク分析，機器使用に対する援助方法

```
┌─────────────────────┐
│ ステップ1            │
│ ニーズ評価           │
│ ポイント：適切なエイドの選択，│
│ 教示のニーズ，般化・フォローアッ│
│ プ・維持の計画（付表7.1～7.3）│
└─────────────────────┘
             │
             ▼
┌─────────────────────┐
│ ステップ2            │
│ 訓練計画の作成        │
│ ポイント：ニーズに適合した訓│
│ 練方法，タスク分析，必要なサ│
│ ポートの決定（フォーム7.2）│
└─────────────────────┘
             │
             ▼
┌─────────────────────┐
│ ステップ3            │
│ 初期評価             │
│ ポイント：ベースラインデータ│
│ とキュー（ワークシート7.3）│
└─────────────────────┘
```

┌─────────────────────┐
│ ステップ7   │
│ ニーズ評価   │
│ フォローアップと維持の計画│
│ を開始する（ワークシート7.6）│
└─────────────────────┘
       ▲
┌─────────────────────┐
│ ステップ6   │
│ 習熟されるまでステップ4・5│
│ を繰り返す   │
└─────────────────────┘
       ▲
┌─────────────────────┐
│ ステップ5   │
│ 系統的訓練の実施：習得，習熟，│
│ 般化   │
│ ポイント：セッションデータ│
│ （ワークシート7.5）   │
└─────────────────────┘
       ▲
┌─────────────────────┐
│ ステップ4   │
│ エイド使用に教示が必要な患者には，│
│ 前回セッションでの習得度評価を行│
│ う   │
│ ポイント：機器使用のどの段階から│
│ 訓練を開始するかを決める（ワーク│
│ シート7.4）   │
└─────────────────────┘

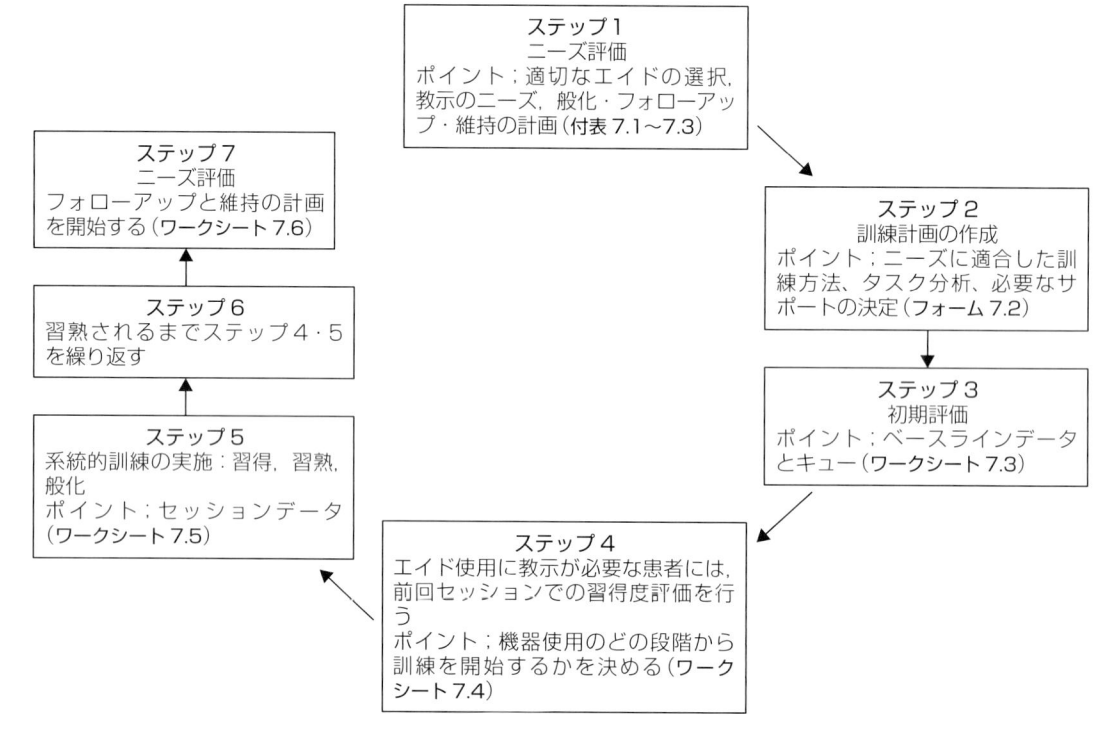

図7-12　外的エイド使用の選択と訓練の手順

の概要を記す（巻末の付表**ワークシート7.2**の外的エイド教示計画ワークシート参照）。

3. 初回評価では，ベースラインのパフォーマンスを確認し，キューの順序を決定する（巻末の付表**ワークシート7.3**の外的エイド初期評価シート参照）。
4. 外的エイド使用に関する教示を複数のステップに分けて与えなければならないケースでは，各セッションの開始時に，前回セッションの習得度を評価し，訓練開始ステップを決定する（巻末の付表**ワークシート7.4**の外的エイド進捗モニタリングフォーム参照）。
5. 系統的訓練を，習得，習熟，般化の各段階の原則に基づいて行う（巻末の付表**ワークシート7.5**の外的エイドセッションデータフォーム参照）。
6. 外的エイド使用に習熟するまでステップ4と5を繰り返す。
7. 習得したスキルのフォローアップと維持の計画を開始する（巻末の付表**ワークシート7.6**の維持データフォローアップフォーム参照）。

演習

1. 以下の手順でペアワークを実施せよ。まず，**付表A**を参考にして，CTI（代償テクニック質問票）を使ったニーズ評価の練習をする。同僚には，記憶障害によって日々の課題を実施することが難しく，かつその問題に対して病識をもっている患者を演じてもらう。あなたは患者役の同僚に対して，適切な外的エイドを決めるための質問を工夫する。次に，治療者と患者の役割を交代する。
2. **表**7-1から外的エイドを1つ選ぶ。選択した外的エイドの使用に対するタスク分析を行い，訓練に必要なステップを書き出す。この回答を以下の3〜5で使用する。
3. あなたが2.で選んだ外的エイドについて，機器使用に向けた訓練の長期的ゴールと短期的サブゴールを書き出す。どちらも客観的評価が可能なものでなければならない。また，これらのゴールについて，ターゲット環境と必要な支援を書き出す。
4. 訓練進捗の評価方法を，下記(a)(b)(c)のそれぞれにつき2つずつ考える。(a)外的エイド使用の学習（セッションデータ），(b)ターゲット環境における外的エイドの使用（般化データ），(c)日常生活における外的エイド使用の効果（実効果データ）。
5. 外的エイド使用の般化を促進する具体的な方法を考える。
6. 進捗モニタリングフォーム（**ワークシート7.4**）を使って，ある日のセッションの症例1のデータを記入する（ここでは11月4日とする。その日に行われたセッション時の習得度確認に基づき，仮想データを作成する）。これまでの訓練の進展から，この日のセッションではどのような結果が予想されるかを考える。
7. 翌日（11月5日）のセッションを行うにあたって，**ワークシート**7.4に習得度確認のデータを2種類記入する。患者が前日（11月4日）のセッションにおける訓練内容を習得した場合と，習得しなかった場合の2種類である。

フォーム 7.1. 代償テクニック質問票

氏名：		日付：	
Ⅰ．自立度			
日常生活タスク	どの程度，支援が必要か （評価スケール参照）	コメント （重要項目には右の欄にチェックをつける）	✓
アポイント			
金銭管理			
対人調整			
買い物			
食事の計画と準備			
掃除			
洗濯			
車の運転			
パーソナルケア			
1＝不可；2＝多くの支援が必要；3＝ときどき支援が必要；4＝声掛けで可能；5＝自立			
Ⅱ．認知機能			
認知的な問題	問題の頻度 （評価スケール参照）	コメント （特に困っていることには右の欄にチェックをつける）	✓
日付がわからない			
アポイントを忘れる			
鍵を失くす			
ダブルブッキング			
家事や仕事のやり忘れ			
来週の予定がわからない			
完了すべき仕事や日程調整が困難			
タスクに手をつけるが，終わらせることができない			
時間経過を忘れる			
何か別のことがあるとそれまで集中していたことに戻れなくなる			
昨日したことを忘れる			
1＝常に起こる；2＝しばしば起こる；3＝ときどき起こる；4＝ほとんど起こらない；5＝問題なし			

フォーム 7.1. 代償テクニック質問票（つづき）

これまで取ってきた対策				
エイドの種類	使用頻度 過去	どの程度，役立つか 過去	使用頻度 現在	どの程度，役立つか 現在
外的スケジュールエイド				
壁掛けカレンダー　　　場所				
予定の記入				
すべきことの記入				
予定の振り返り				
終了のチェックを入れる				
必要があればスケジュールを組み直す				
プランナー　　　種類				
予定の記入				
すべきことの記入				
予定の振り返り				
アラームの設定				
終了のチェックを入れる				
必要があればスケジュールを組み直す				
電子手帳　　　種類				
予定の記入				
すべきことの記入				
予定の振り返り				
アラームの設定				
終了のチェックを入れる				
必要があればスケジュールを組み直す				
その他の外的エイド機器				
ボイスレコーダー				
車のメモパッド				
ストップウォッチ				
腕時計				
掲示板				
家庭用ファイル				
ポストイットメモ				
冷蔵庫に貼るリマインダー				
服薬管理システム				
ボイスメール				
計算機				
カメラ				
その他：				

（つづく）

フォーム 7.1. 代償テクニック質問票(つづき)

エイドの種類	使用頻度 訓練前	有用性 訓練前	使用頻度 訓練後	有用性 訓練後
方略				
代償テクニックのキューカードの利用				
手を止めて考える				
注意して仕事するようにスピードを落とす				
正確に仕事をするように再確認する				
必要であれば，直接質問する				
書かれた指示に従う				
わからないときには助けを求める				
自分に話しかける（計画を話す）				
繰り返す（やったことを振り返る，あるいは繰り返し情報を見直す）				
情報を書き出して，繰り返し自分に読み聞かせる				
その他：				
環境適応				
家の戸棚や食器棚などにラベルを付ける				
ファイルシステムを整理する				
整理整頓した空間を保つ				
仕事をする静かな場所に座る				
不必要で邪魔なものは片づける				
その他：				
使用頻度の評価：0＝まったくない；1＝週に1回程度；2＝週に2〜3回；3＝ほぼ毎日 支援の評価：0＝適応なし，または有効ではない；1＝ほとんど有効ではない；2＝かなり有効である；3＝とても有効である				

フォーム 7.2. ニーズ評価

氏名：	日付：
Ⅰ．認知プロフィール	
問題項目にチェック	チェックした項目についての具体的説明
□エピソード記憶（日々の出来事や個人的な経験の記憶）	
□意味記憶（事実や知識の記憶）	
□展望記憶（未来の決められた時間に予定されていたことを行う）	
□手続き記憶（意識することなしにいくつかの段階の手続きを学習する）	
□逆行性健忘（発症以前の出来事の記憶の喪失）	
□学習（新しいことを学習する能力・スピード）	
□注意の低下	
□遂行機能（例：行為開始，計画，組織化）	
□推論・問題解決能力の低下	
□言語機能（読み書き，あるいは文字入力の問題）	
Ⅱ．身体的プロフィール	
当てはまる項目にチェック	チェックした項目についての具体的説明
□視知覚的問題（読み書き，あるいは文字入力能力に影響）	
□運動の困難（記入する，操作する，道具を運ぶ能力に影響）	
□聴覚的問題（アラーム音やビープ音を聞く能力に影響）	

(つづく)

フォーム 7.2. ニーズ評価（つづき）

Ⅲ．個人的要因

A．現在あるいはこれまでの記憶・構造化エイドの利用（当てはまるものすべて）
☐ システムを使ったことはない　　　　　　　　　☐ 自身のメモ
☐ 家のカレンダー　　　　　　　　　　　　　　　☐ 腕時計をつける
☐ 手帳　　　　　　　　　　　　　　　　　　　　☐ 電子システム
☐ 配偶者・パートナーからの直接サポート　　　　　☐ その他
コメント：

B．記憶障害への受容・気づきのレベル（最もよく当てはまるもの）
☐ 障害への理解あるいは気づきはほとんどない（器質性脳損傷による病識欠如）
☐ 明らかな心理的否認を示す（障害を受け入れることが困難）
☐ 障害の自覚はおおむねあるが，エイドは必要ないと考えている
☐ 障害の自覚は明確にあるが，エイド利用の意思は一定しない
☐ エイドの使い方を学び，実際に使いたいという意思がある

C．エイド機器に関する患者の好み

外見（色，形，大きさ）	
機能のタイプ（例：カレンダー，to-doリスト，家計簿）	
モード（電子，紙，聴覚，視覚）	

D．経済状況
☐ 保険（あるいは第三者が支払う）
☐ 選択したシステムを購入する個人的な資金がある
☐ ＿＿＿＿＿ドルまでのシステム購入可能な資金がある
☐ 支払い方法なし

E．サポート
☐ サポートなしで自立的にシステムを使えるようになる必要がある
☐ 家族・スタッフ・近親者がサポートのための訓練を受けることが可能だが，構造化されたプログラムが必要である
☐ 患者にかかわる人が替わる；システムの内容やその使い方の手順，支援するときの方法を伝えておく必要がある

Ⅳ．状況要因

内容：外的エイド使用のゴール＿＿＿＿＿＿＿＿＿＿＿＿＿＿＿＿＿＿＿＿＿＿＿＿＿

いつ，どこで使うか：＿＿＿＿＿＿＿＿＿＿＿＿＿＿＿＿＿＿＿＿＿＿＿＿＿

外的エイドに求められる機能

☐ 自伝的記憶情報（個人史，写真，その他の個人記録）　　☐ 日々の日記・イベントの記録
☐ 日々のスケジュール　　　　　　　　　　　　　　　　☐ 決められたトピックについての記録（例：怒りの記録）
☐ カレンダー　　　　　　　　　　　　　　　　　　　　☐ 訓練ゴール
☐ to-doリスト　　　　　　　　　　　　　　　　　　　☐ その他

コメント：

Sohlberg & Mateer（2001bより）

フォーム 7.3　TechMatch Survey

テクノロジー

1. 認知機能障害後に活用しているテクノロジーをすべてチェック
   ☐ 電子機器のリモコン，たとえばテレビのリモコン
   ☐ テレビゲーム機器（xBox，Nintendo，Wii）
   ☐ 電子カレンダーあるいは電子手帳（携帯情報末端）
   ☐ 留守番電話機能
   ☐ DVD プレーヤー
   ☐ 携帯音楽プレーヤー（iPod，MP 3）
   ☐ なし

2. 認知機能障害後に活用している IT 機器をすべてチェック
   ☐ ノート PC
   ☐ デスクトップ PC
   ☐ 電子カレンダーあるいは電子手帳
   ☐ 携帯電話
   ☐ Blackberry（ビジネスマン向けのスマートフォン）
   ☐ USB メモリ
   ☐ その他＿＿＿＿＿＿＿＿＿＿＿＿＿＿＿＿＿＿＿＿＿＿＿＿＿＿＿＿＿＿＿＿＿＿＿＿
   ☐ なし

3. 活用しようとしたが複雑すぎて使えなかった機器をすべてチェック
   ☐ ノート PC
   ☐ デスクトップ PC
   ☐ 電子カレンダーあるいは電子手帳
   ☐ 携帯電話
   ☐ Blackberry（ビジネスマン向けのスマートフォン）
   ☐ USB メモリ
   ☐ その他＿＿＿＿＿＿＿＿＿＿＿＿＿＿＿＿＿＿＿＿＿＿＿＿＿＿＿＿＿＿＿＿＿＿＿＿
   ☐ なし

4. コンピュータを使って行っている活動をすべてチェック
   ☐ E メールの受信・送信
   ☐ 1 人でゲームをする
   ☐ 人とゲームをする
   ☐ 情報を得るため，あるいは楽しみのためにインターネットを見る
   ☐ カレンダーやアドレス帳を使う
   ☐ インターネット上の音楽を聴く
   ☐ インターネットで音楽を購入し，保存する
   ☐ 手紙やその他の文書を作成する
   ☐ 文書を作成し，保存する
   ☐ 地図あるいは運転ルートを調べる
   ☐ 写真を保存し，編集する
   ☐ その他＿＿＿＿＿＿＿＿＿＿＿＿＿＿＿＿＿＿＿＿＿＿＿＿＿＿＿＿＿＿＿＿＿＿＿＿
   ☐ なし

5. 将来コンピュータでやってみたい活動をすべてチェック
   ☐ E メールの受信・送信
   ☐ 1 人でゲームをする
   ☐ 人とゲームをする
   ☐ 情報を得るため，あるいは楽しみのためにインターネットを見る
   ☐ カレンダーやアドレス帳を使う
   ☐ インターネット上の音楽を聴く
   ☐ インターネットで音楽を購入し，保存する

フォーム 7.3　TechMatch Survey（つづき）

　　□ 手紙やその他の文書を作成する
　　□ 文書を作成し，保存する
　　□ 地図あるいは運転ルートを調べる
　　□ 写真を保存し，編集する
　　□ その他_____
　　□ なし

6. 現在のインターネットの知識（当てはまるもの 1 つにチェック）
　　□ ほぼどのコンピュータを使っても，インターネット上で必要なものを探し出すことができる
　　□ 使い慣れたコンピュータであれば，インターネット上で必要なものを探し出すことができる
　　□ 使い慣れたコンピュータでやり方が段階的に示されていれば，インターネット上で必要なものを探し出すことができる
　　□ わからないときに聞くことができる人がいれば，インターネット上で必要なものを探し出すことができる
　　□ まだインターネットをうまく使えていない

環境

1. 現在訪れる場所すべてにチェック
　　□ グループホーム，介護つき住宅，マンションの公共スペース
　　□ 図書館
　　□ 障害センター
　　□ コミュニティセンター
　　□ コミュニティカレッジ，大学のコンピュータルーム
　　□ 支援技術センター
　　□ 労働環境，職業指導センター
　　□ 頭部外傷リハビリテーションセンター
　　□ その他_____
　　□ 上記のいずれもなし

2. コンピュータ使用を手伝ってくれる可能性のある人すべてにチェック
　　□ 治療者あるいは介護者
　　□ 家族
　　□ 友人
　　□ 職場の同僚あるいは学校の友人
　　□ 公共機関での見知らぬ人

3. コンピュータを快適に使用できると思う場所すべてにチェック
　　□ グループホーム，介護つき住宅，マンションの公共スペース
　　□ 図書館
　　□ 障害センター
　　□ コミュニティセンター
　　□ コミュニティカレッジ，大学のコンピュータルーム
　　□ 支援技術センター
　　□ 労働環境，職業指導センター
　　□ 頭部外傷リハビリテーションセンター
　　□ その他_____
　　□ 上記のいずれもなし

4. 電子機器を支援してくれる人すべてにチェック
　　□ 家族
　　□ 家に手伝いに来てくれる人
　　□ 電話サポート
　　□ 家以外の場所のパーソナルアシスタント
　　□ 支援なし

フォーム 7.3　TechMatch Survey（つづき）

5. 生活環境におけるインターネットアクセスの有無
    - ☐ 有
    - ☐ 無
    - ☐ 不明

6. 近隣への移動の方法すべてにチェック
    - ☐ 事業所の近くまで歩く
    - ☐ 街の事業所までバイクに乗る
    - ☐ 街の事業所までバスに乗る
    - ☐ 自分の車を運転
    - ☐ サポートなしでは移動できない

7. 旅行など遠くへの移動の方法すべてにチェック
    - ☐ サポート不要
    - ☐ 出かけるときに車を運転してくれる人がいる
    - ☐ 障害者移送サービスを使う
    - ☐ 家から出ない

8. 家庭のデスクトップ PC の有無
    - ☐ 有
    - ☐ 無

利用者のニーズ

1. 紙のような薄いものを拾うときの状況
    - ☐ どちらの手でも紙を拾うことができる
    - ☐ 片方の手で紙を拾うことができるが，反対の手ではできない
    - ☐ 手には震え・振戦がある
    - ☐ 可能だが，非常にゆっくりである
    - ☐ おそらく紙がしわくちゃになる
    - ☐ 紙を拾うことかできない。あるいは紙を掴むことができない

2. 手を使ってできることすべてにチェック
    - ☐ ビデオゲームのスティックコントローラーを使う
    - ☐ ドアノブを掴んでドアを開ける
    - ☐ 練り歯磨きのチューブの蓋を開ける
    - ☐ ピンセットを使う
    - ☐ これらのうちどれもできない

3. 「読む」の状況として当てはまるものすべてにチェック
    - ☐ 1 冊全部読める
    - ☐ 新聞や雑誌などの短い記事を読む
    - ☐ 図版が多い本を読む
    - ☐ マンガを読む
    - ☐ 録音書籍を聴く
    - ☐ 本を読まない

4. すらすら読める最小のフォントにチェック
    - ☐ 最も小さい文字
    - ☐ 小さい文字
    - ☐ 中くらいの文字
    - ☐ **大きい文字**
    - ☐ 上記のいずれの大きさの文字も読めない

フォーム 7.3　TechMatch Survey（つづき）

5. スペルや書字について当てはまるものすべてにチェック
   □ スペルの誤りはまったくない
   □ スペルの誤りは多くはない
   □ しばしばスペルを誤る
   □ かなりスペルの誤りがある
   □ 字は書かない

6. かなり重い物（例えば，複数の大型本）を運ぶ能力にチェック
   □ リュックサックなどからの取り出し・収納ともに可能
   □ サポートなしに重いものを運ぶことはできない

7. やや重い物（例えば，大型本 1 冊）を運ぶ能力にチェック
   □ リュックサックなどからの取り出し・収納ともに可能
   □ サポートなしに大型本を運ぶことはできない

8. 小さな物（例えば，鍵）を運び，使う能力について当てはまるものすべてにチェック
   □ 首から掛けたひもへの鍵の着脱ができる
   □ 鍵を挿入して回し，ドアを開けることができる
   □ 鍵を使うのに支援が必要である

認知機能

1. 日々の活動の計画と整理の能力について当てはまるものすべてにチェック
   □ 特に計画しなくても自発的にできる
   □ 前もって毎日の活動の計画を立てる
   □ 活動を計画するが，それに従うことが困難
   □ 日々の計画にはサポートが必要
   □ 毎日ルーチンに従っている

2. 新しい機器やテクノロジーの使い方を学習するときの状況について当てはまるものすべてにチェック
   □ マニュアルを読んで，1 人で学習できる
   □ 付属の説明書を利用できる
   □ 人に教わりたがる
   □ それぞれのステップを教える経験あるインストラクターが必要
   □ その他＿＿＿＿＿＿＿＿＿＿＿＿＿＿＿＿＿＿＿＿＿＿＿＿＿＿＿＿＿＿＿＿

3. パスワードや暗証番号の記憶について当てはまるものすべてにチェック
   □ パスワードや暗証番号を覚えておくことができる
   □ パスワードや暗証番号を秘密のメモに記しておくことができる
   □ パスワードや暗証番号を覚えておくのに助けが必要である
   □ 不明

4. 小物（例えば，図書館カード）を出かけるときに持って行くことを忘れないようにする能力について当てはまるものすべてにチェック
   □ おそらく忘れる
   □ まず忘れない
   □ 持ち物のチェックリストを使う
   □ 決った場所に置くことで忘れないようにする
   □ 人からのサポートが必要

5. 図書館に行くとき，返却期限を過ぎた本を持って行くことを忘れないようにする能力について当てはまるものすべてにチェック
   □ まず忘れない
   □ 忘れないようにチェックリストを本に貼り付ける
   □ 家を出るときに目につきやすいところに本を置いておく

フォーム 7.3　TechMatch Survey（つづき）

　　□ 人からのサポートが必要
　　□ おそらく忘れる
　　□ その他＿＿＿＿＿＿＿＿＿＿＿＿＿＿＿＿＿＿＿＿＿＿＿＿＿＿＿＿＿＿＿＿＿＿＿＿

6. スーパーのセルフレジのように初めて使う機器使う能力について当てはまるもの 1 つにチェック
　　□ 説明を読めば 1 人でできる
　　□ 説明を読んで，必要であれば手助けを求める
　　□ 最初から手助けを求める。説明を読もうとしない
　　□ セルフレジのスキャナーのような機器はほとんど使えない；常にセルフでないレジを利用する
　　□ その他＿＿＿＿＿＿＿＿＿＿＿＿＿＿＿＿＿＿＿＿＿＿＿＿＿＿＿＿＿＿＿＿＿＿

7. 雨の日に，濡れてはいけない大切な持ち物があるときの行動について当てはまるもの 1 つにチェック
　　□ 天気予報を見て，濡れない工夫をする
　　□ 天気予報は見ないが，雨が降ったら濡れない工夫をする
　　□ 人からのサポート（濡れない工夫をするよう言ってもらう）が必要

8. 静穏でない環境でのパフォーマンスについて当てはまるもの 1 つにチェック
　　□ かなり騒音がある落ち着かない環境でもタスクに最後まで集中できる
　　□ タスクを始めることができるが，周りで人の話や動きがあると注意散漫になり，正確さやスピードが低下する
　　□ タスクを始めることができるが，周りで人の話や動きかあると集中力を失い，もう一度最初から行わなければならない
　　□ 静穏でなければタスク不能
　　□ 静穏であってもタスク困難

個人的状況

1. 新しい機器やサービスを購入するための経済的余裕について当てはまるもの 1 つにチェック
　　□ 必要なものであれば何でも購入可能
　　□ 本当に役に立つものに対してなら数百ドル使うことができる
　　□ 予算は 100 ドル以内
　　□ 無料のテクノロジーのみ使いたい

2. 新しいことを行うに取り組む態度について当てはまるもの 1 つにチェック
　　□ 新しいタスクでも最後まで取り組む
　　□ 取り組みはスムーズだが，うまくいかないとすぐあきらめる
　　□ 消極的。取り組ませるにはかなりのサポートを要する
　　□ 拒否的。慣れているやさしいことだけを好む

3. 困難なタスクへのモチベーションについて当てはまるもの 1 つにチェック
　　□ かえってモチベーションが上がる
　　□ 困難さの程度による
　　□ すぐやる気をなくす
　　□ 困難なことは拒否する

4. 行動範囲拡大や生活の変化について当てはまるもの 1 つにチェック
　　□ 拡大や変化を強く希望
　　□ ある程度の拡大や変化を希望
　　□ わずかな拡大や変化を希望
　　□ ほぼ毎日同じような生活を希望
　　□ 変化のない構造化された生活を希望。変化があると面倒なだけ

第8章

メタ認知的方略の訓練

　メタ認知（metacognition）とは，「考えることについて考える」能力である。方略をいつどのようにして用いるかという知識をもつことがメタ認知に含まれる。方略は，自分の理解や学習や想起の手助けになる性質をもっているからである。メタ認知能力の発達は幼少期から始まり思春期後期まで続くが，その頃には，たとえば試験勉強を前々からする必要があるか，それとも一夜漬けで大丈夫かを判断できるようになっている。あるいは，しなければならないことがたくさんあるときにはリストに書き出すことが有用（これが「方略をいつどのようにして用いるかという知識をもつこと」の一例である）だとわかるようになっている。メタ認知には2つの要素がある。1つは自分自身の考えをモニターできることであり，もう1つはそのモニター内容を使って自分の思考や行動を改善できることである（Dunlosky & Metcalfe, 2009）。外傷性脳損傷者は，しばしばこの両方の要素に問題をかかえている。自分の障害への気づきがないか，不十分であり（例：モニタリング不良），必要に応じて思考を変化させることが困難である（例：遂行機能障害）（Kennedy & Turkstra, 2006）。このため，方略の訓練をしないと残存する認知機能を効果的に使えないことが多い。

　本章では，行動や思考の統制が必要な患者にメタ認知的方略の使用を訓練するための教示について論じる。方略はシンプルでよい。たとえば，遂行機能障害患者に対して，タスクの一つひとつのステップを声に出して言わせる。これによって，ステップを正しい順番で行うよう意識させることができる。ほとんどの種類の教示は，方略の要素をもっている。たとえば，第5章で述べた精緻化と連合も，事実や概念の学習を助けるために活用できる方略であるといえるが，本章では患者が方略を自主的に使って思考や学習を改善するための訓練だけに焦点を絞る。

　効果的なメタ認知的方略教示の第一段階は，どんな方略があるかを治療者が知ることである。方略は2つの基本的カテゴリーに分類できる。(1) **タスク特異的**方略：たとえば文章の理解や保持の改善に特化した方略，(2) **一般的**方略：さまざまなタスクに適用できる方略で，たとえば自己モニタリング方略は多段階タスク一般に適用できる。

　本章は，これら2つのタイプの方略と，それぞれを支持するエビデンスを記述することから始める。まず方略の教え方とそのエビデンスについて述べ，次にPIEに沿って教示のポイントの説明と整理を行う。このポイントはあらゆる方略の訓練に共通するものである。

一般的方略とタスク特異的方略

■一般的メタ認知的方略とは何か

　認知リハビリテーションの分野には，メタ認知的方略の有効性を示す強力なエビデンスがある。メタ認知的方略が，認知機能障害患者の訓練ゴール達成のために効果的であることは確実だといえる。メタ認知的方略の研究の大部分は次の3つの認知機能に焦点を絞っている。注意機能（たとえば注意の持続や切り替え），遂行機能（たとえば組織化，抑制/衝動コントロール，自己修正），記憶機能（たとえば想起，そもそもの意図を覚えていること）である。メタ認知的方略の訓練の中核にあるのは，思考・行動の自己コントロールを教えること，すなわち，「自分自身の考えについて考えること」を教えることと，行為中の自己モニター行動を教えることである（Kennedy & Coelho, 2005）。メタ認知的方略の訓練のゴールは，自分自身の学習と行動をコントロールする方法を患者が使えるようになることである。

注意と遂行機能の障害に対する方略

　注意や遂行機能を改善するための方略教育を支持するエビデンスの大部分は，メタ認知方略教示（Metacognitive Strategy Instruction；MSI）の研究から得られたものである（Kennedy et al., 2008）。MSIは一種の直接教示法で，自分自身の行動を制御し，タスクをどのように実行するか意識的にモニターし，行動を適切に変えることを教えるというものである（Sohlberg et al., 2005）。自己制御のためには以下のことが必要である。(1) 適切なゴールを定める，(2) ゴールに到達するために何をする必要があるか見通しをつける，(3) 取り組むべきタスクについての可能な解決策を明らかにする，(4) 自己モニターし，進捗状況を評価する，(5) 十分な進捗が得られない場合は，行動あるいは使用している方略を修正する。

　このようにMSIは，問題解決や計画，行動の開始，組織化，タスクの持続——これらはいずれも外傷性脳損傷などの後天的な認知機能障害者に共通する障害である——の障害に対して活用できる。表8-1は有効性のエビデンスが得られているMSIテクニックの例である。

　若年から中年の脳損傷例の日常行動問題に対するMSIの有効性は，エビデンスのレビューとメタアナリシスによって示されている（Kennedy et al., 2008）。大部分の患者は学習内容を維持できていたが，方略の般化という点では患者によってばらつきがみられた。MSIは学習障害を有する学生の訓練でも有効であることが多くの文献で示されている。学習障害の学生は，外傷性脳損傷患者に類似した注意機能障害と遂行機能障害を呈することが多いのである（Ylvisaker et al., 2002）。学習障害の学生に対して学校のタスクを行う際に思考と行動を自己モニターするように教えることは，正確さと生産性の向上およびタスクに向かう行動を促進するために，非常に効率的な手法であることが示されている（Hughes, Ruhl, Schumaker & Deshler, 2002, Reid, Trout & Schartz, 2005）。学習障害の分野での効果的なMSIアプローチとしては，このほか，注意や能動的関与のレベルを自己モニターするよう教えることや，自分のパフォーマンスを記録・評価するように教えることが挙げられる。成人の疾患の場合と同様に，段階的な自己制御法の教示が学校活動の支援になることのエビデンスは蓄積されつつある。膨大な研究を検討したレビューによれば（Reid et al., 2005），学習に問題のある学生に対して，不適切な

表 8-1 メタ認知的方略

メタ認知的方略	解説	文献
問題解決セラピー(PST)	**問題解決過程**： 「問題の発見と分析」「仮説の設定と意思決定」「解決方法の評価」の教示	von Cramon et al.(1991)* von Cramon & Matthes-von Cramon(1994)
時間プレッシャー管理(TPM)	**問題解決過程**： 自己の障害への気づきを高め，障害の受容をサポートするために介入を行う。段階的な問題解決アプローチを教示し，妨害刺激を強めながら試みる。	Fasotti et al.(2000)*
衝動コントロールを含む問題解決	**問題解決過程**： 問題となる状況に対する衝動的反応を書いて示し，反応を回避する方略を定める。	Rath, Simon, Langenbahn, Sherr & Diller(2003)*
言語化	**問題解決とゴール達成のための自己教示**： 課題の各段階を言語化し，小声で口に出し，さらには内言語とする。	Cicerone & Wood(1987) Cicerone & Giacino(1992)
ゴール達成	**ゴール設定過程**： ゴールを設定し，進捗状況を積極的にモニターする。	Webb & Gluecauf(1994)
ゴール管理訓練(GMT)	**ゴール達成過程**： 立ち止まる，主なタスクを明確にする，各段階を列挙する，各段階を学習する，タスクを実行する，結果をチェックする。	Levine et al.(2000)*
自己モニタリング	**自己モニタリング過程**： 行動の結果を予測したり，課題の進捗状況を記録することによって，結果を予測しモニターする。	Cicerone & Giacino(1992) Suzman, Morris, Morris, & Milan(1997)
自己モニタリング(WSTC)	**自己モニタリング過程**： WSTC を段階的に自己モニタリングする。 　What：何をしようとしているのか 　Select：方略の選択 　Try：方略の実行 　Check：方略のチェック	Lawson & Rice(1989)
自己モニタリング(エラーの自己制御)	**自己モニタリング過程**： 過去の行動を自己評価し，今後の困難を予測し，最適な方略を検討する。 予測は治療者の評価と照らし合わせる。	Ownsworth, Quinn, Fleming, Kendall & Shum(2010)

注：* は RCT 無作為比較対照試験を用いたエビデンスの質が高い研究

行動を減らし成績を向上させる方法として，自己モニタリングを教えることの大きなエフェクトサイズが証明されている。同様に，Mooney らのレビューによれば，積極性と成績に問題がある学生に対して，自己マネジメント方略を教えることの大きなエフェクトサイズが示されている（Mooney, Ryan, Uhing, Reid & Epstein, 2005）。

　方略を教えることが有効なものとしてはこれらのほかに，タスクに含まれる複数のステップを正しい順序で行うことの援助を挙げることができる。たとえば Butler ら（2008）は，タスク準備段階・タスク中・タスク後のそれぞれにおいて使うようにデザインした認知方略セットを開発した（表 8-2）。この方略セットの評価は，がん治療における放射線および化学療法の作用により注意機能と遂行機能の障害を呈する学齢期の子どもと青年を対象に行われた（Butler et al., 2008）。表 8-2 に示すように，この方略セットは，学業成績を妨げる障害をクリアするようにデザインされたものである。結果は，「有効」であったが，この研究では，認知方略の訓練は広範にわたる介入セットの一部として行われ

表8-2 注意機能障害・遂行機能障害を有する学生に対してタスクの各段階で用いるメタ認知的方略の例

タスク準備段階の方略	タスク実施中の方略	タスク後の方略
「マジックワード」 自信を増すあるいは感情の状態を助けるための言葉	「自分に話しかけましょう」 言語を介在させる	「自分のやったことをチェックしましょう」 自己モニタリングの強化
「深呼吸」 リラクゼーションテクニック	「今を意識しましょう」 注意持続のため	「フィードバックしましょう」 自己モニタリングの強化
「ゲームフェイス」 自信をもち，気の緩みを最小限にして課題にアプローチする	「最初からやりましょう」または「順番にやりましょう」 組織化と注意のため	「自分にご褒美をあげましょう」 能動的関与の強化
「世界記録」 能動的関与の強化	「タイムアウトしましょう」 ペースを整える方略	
「脳のウォームアップ」 準備の強化	「床を見ましょう」 人前で話したり読んだりするタスクで集中力を増す	
	「ヒントを求めましょう」 サポートを求める	

注：Butlerら（2008）に基づく

ており，ターゲットも，感情の状態，モチベーション，自信といった広範囲に及んでいるため，有効といってもどこまでが認知方略のみによる改善かを見極めるのは困難であった。

陳述記憶訓練の方略

一般に「記憶術」と呼ばれる記憶の方略は，ターゲットとなる情報の学習や想起を強化ないし向上させるために使われるテクニックである。これらは本人の意識的思考を用いる方法であることから**内的記憶方略**と呼ばれる。これに対し，ノートや予定表などを用いる方法は**外的記憶方略**と呼ばれ，本人の認知機能への負担を減らすことで機能低下を代償するものである（第7章参照）。内的記憶方略は，どれも，ターゲットとなる情報に対して注意を向けさせることが基本にあるが，この「注意を向けること」自体が学習を強化する方向に作用するものである。第5章で事実と概念の学習法として述べた精緻化や視覚化，記憶術などが内的記憶方略の例である。本章では，患者による内的記憶方略の自立的な使用に焦点を絞る。そのためには患者は十分なメタ認知能力をもち，その方略が有用であることを認識できることが条件になる。内的記憶方略が目指すのは，患者に保たれている意味的な情報ネットワークへのアクセスを促進し，そのネットワークを記憶の貯蔵と想起に利用することである（West, 1995）。内的記憶方略が特に有効なのは，複数の事項を合わせて1つの記憶として覚えるような場合である。

Wilson（1995）によれば，内的記憶方略が効果的な理由は以下のとおりである。
- 深いレベルの処理過程を促進することにより想起を改善する。
- ばらばらの情報を統合する。
- 検索手がかりを提供する。

表8-3 記憶方略

記憶方略	説明	文献
視覚的イメージ化 　構造化されたイメージ訓練	階層的訓練および般化・転移訓練を，3段階の訓練過程で実施する。	Kaschel et al.(2002)
視覚的イメージ化 　場所法	知っている場所を一連のセットとして記憶し，各々の場所に対して覚えておくべき情報の視覚イメージを付与する。	West(1995)
言語的精緻化 　頭文字法，韻を踏む	ターゲット情報を覚えるために，頭文字で語句を作る，または韻を踏む。	Wilson(1995)
言語的精緻化 　符号化	短期記憶に保持されている情報を意味的あるいは音韻的に関連した情報と関係づけて変換することによって，長期記憶への貯蔵を促進する。	Oberg & Turkstra (1998)；O'Neil-Pirozzi et al.(2010)
視覚的イメージ化と言語的精緻化 　物語法	覚えておくべき情報を合体させた物語や視覚的イメージを作る。	O'Neil-Pirozzi et al.(2010)；Wilson(1995)
検索テクニック 　追想	前に行った行為を系統的にレビューすることでターゲット情報のトリガーとする。	Wilson(1991)
検索テクニック 　アルファベットによる検索	アルファベットが単語や名前の手がかりとして働くことを期待して，検索に使用する。	Moffat(1984)
検索テクニック 　アルファベットによる検索	ターゲット情報の音韻的トリガーを得る試みをアルファベットによって系統的に進める。	Wilson(1991)

表8-3に内的記憶方略の例と関連文献を示す。

ただし，内的記憶方略は無効という結果を示す研究もあり，有効性に対する根強い疑問もある。Kaschelら(2002)は内的記憶方略の問題点を次のようにまとめている。

・認知機能障害患者にとって複雑すぎることがある。
・不自然で難しく，日常生活には適用しにくいことがある。
・般化しにくい。特に遂行機能障害患者では，般化はほとんど期待できない。

これらの指摘は正鵠を射ている。記憶障害患者の多くはメタ認知機能障害を有しているからである。Kaschelら(2002)は，内的記憶方略をめぐる問題点について厳密な研究を行った結果，視覚的イメージ化を用いた訓練が想起を促進することを示した。視覚的イメージを用いることによって，個々のタスクを適切に合体させる効果がもたらされるのである(202〜204頁の文献からの実例を参照)。加えて，有関係言語材料(文章やアポイント)の遅延想起を改善させるためには系統的な教示が有効であることも示している。ここでいう系統的教示には階層的訓練が含まれており，これは方略の使い方を練習させ，日常生活への般化を援助するものである。

また，O'Neil-Pirozziら(2010)による研究では，受傷後1年以上経過している成人の外傷性脳損傷患者54名に対して16週間にわたり小グループプログラムを行い，記憶テストの得点をコントロール群と比較した。プログラムの内容は，意味的連合(例：カテゴリー化や意味による項目クラスター化)，精緻化，視覚的・聴覚的イメージ化である。効果は著明で，学習内容はプログラム終了1か月後にも維持されていた。先に，内的記憶方略が使えるためには，患者に十分なメタ認知能力があり，その方略が有用であると認識できることが条件になると述べたとおり，この研究においても，効果が

認められたのは軽度から中等度の外傷性脳損傷患者であった．第5章で述べたように，重度の認知機能障害患者は方略訓練の適応にはなりにくい．方略とは，自己の障害についての洞察をもち，自立的に使用するものだからである．

　メタ認知的方略は，単純なものから複雑なものまで大きな幅がある．その多くは多次元的なアプローチであり，一定の範囲の行動や過程を訓練することでゴールの達成やさまざまなタスクの保持を目指すものである．たとえば，ゴールマネジメントトレーニング（Goal Management Training；GMT）（Levine et al., 2000）とWSTC〔What（自分は何をするのか），Select（方略の選択），Try（方略の実行），Check（方略のチェック）；Lawson & Rice, 1989〕は，いずれも自己質問を順次行っていく訓練であり，計画，組織化，自己モニタリング，問題解決のための方略である．また，YlvisakerとFeeney（2000）によって開発された人物イメージ法においては，患者はまず自分が選んだ人物の行動を真似して演じ，その後この行動を内在化して，そのモデルと同じようにふるまうことを目指すものである．人物イメージ法は，認知機能障害を有する患者にとっては抽象的にすぎるように見えるかもしれないがむしろ逆で，複雑な情報をシンプルにし扱いやすくする方法であるとYlvisakerとFeeneyは述べている．その証拠として，この手法はメタ認知が発達する前の幼い子どもに対しても効果的であることを示している（例：子どもに対して「大きな女の子のように」やってみなさい，と言う）．

　これまで行われた認知方略訓練の効果の研究対象としては，ライフスタイル（例：健康的な食事や運動の習慣をつける），組織化と計画（個々のゴールをターゲットとしたタスクを作る），注意（例：マインドフルネスエクササイズ）を挙げることができる（Spikman, Boelen, Lamberts, Brouwer, & Fasotti, 2010）．これとは対照的に，特定のタスクに絞った単一の方略についての研究もある．たとえば，語想起の問題の対処法としてアルファベット検索を教える（Wilson, 1991），パフォーマンスの自己評価を記録することによってセルフモニタリングを向上させる（Butler et al., 2008；Cicerone & Giacino, 1992）などである．このように，遂行機能や注意機能の障害に焦点を絞った単一の方略が利用できる場合もあれば，より一般的な方略が複数の障害の対処法として利用できる場合もある．

　以上，さまざまなメタ認知的方略について述べてきた．どの方略にもそれぞれ特徴があり，それらの有効性については，注意，記憶，遂行機能障害を有する患者を対象にした十分なエビデンスがある（Ehlhardt et al., 2008）．アウトカム評価法としては，次のような例がある．

・エラー数（その方略を実行してタスクを行ったときのエラー数）
・正反応数（その方略を実行して問題解決できた回数）
・達成ステップ数（多段階タスクにおける達成ステップ数）
・記憶などの誤りの数（その方略のターゲットタスクにおける記憶やその他の誤り）
・ストレスの強さの自覚（方略訓練後に評価）
・障害による症状の強さの自覚

回復か代償か

　メタ認知的方略訓練によって得られた効果は，回復によるものなのか（すなわち，認知障害が改善し，その結果，受傷前と同じ方法でタスクができるようになったのか），代償によるものなのか（すなわち，受傷前とは違った方法でタスクをこなしているのか）は明らかではない．一般的には，方略を教えることによる効果は，検査成績（記憶，注意，遂行機能など）よりも実際の活動に現れる傾向があり，このことは，回復よりも代償の要因が強いことを示唆している．しかし，メタ認知的方略教

示MSIにより障害そのものが改善したとする報告も複数あり，このことは，代償でなく回復を示唆している。たとえば，von Cramon, Matthes-von Cramon, Mai (1991) は，問題解決方略の教育などの治療を受けた患者において，知能検査の5つの下位検査のうち3つの成績が改善したことを示している。同様に，Fasotti, Kovacs, Eling, と Brouwer (2000) は，時間プレッシャー管理（Time Pressure Management；TPM）と呼ばれる方略の研究において，3つの標準化された記憶検査のうちの2つ，および3つの注意検査すべてが顕著に改善したと報告している。有効性の評価法と訓練タスクとがよく似ている場合，回復か代償かの判断は難しい。たとえば，Kaschelら（2002）は，軽度記憶障害の患者を対象に，はっきりしたイメージをすばやく思い浮かべ，情報の想起や意図した行動の実行にそのイメージを用いるよう教えたところ，標準化された記憶検査で改善が認められたが，その検査には訓練刺激に類似した項目が含まれていた。検査項目の1つに文章やアポイントの想起があり，それらは訓練で使用されたのと同種のものだったのである。訓練に反応して脳が変化していくという現象はどんな認知リハビリテーションにも共通しているので，回復か代償かということを個々の患者で論じることには意味がないというべきかもしれない。

　改善のメカニズムがいかなるものにせよ，方略の使用が訓練以外の状況にまで般化するか否かは，その状況と訓練状況の類似性にかかっている。たとえば，注意機能についての方略は，陳述記憶障害の患者においては，新しい事実を学習することの改善には有効でない。しかし，新しい事実を学習することの障害の原因が注意障害である患者においては，注意機能についての方略は有効であろう。こうした事情を考慮すると，自己モニタリングと自己制御をターゲットとした方略の幅広い有用性が理解できる。自己モニタリングと自己制御は，日常生活の多くのタスク達成に共通して必要とされるからである。結局のところ治療者にとって重要なのは，エビデンスに基づいたメタ認知的方略の範囲を熟知し，患者に応じて適切な方略を選択することである。

■タスク特異的メタ認知的方略

　ここまで述べてきた方略は，特定の認知機能（たとえば，注意機能や記憶機能）を標的としたものであった。このセクションでは，特定のタスクや行動（たとえば，本を読む，料理をする，外出する）をターゲットとする方略，すなわちタスク特異的方略について述べる。タスク特異的方略はどんなタイプの活動に対しても作成することが可能であり，また患者のプロフィールに合わせて修正できる。ということはつまり，多段階タスク（第6章で示した洗濯のように，時系列的に行う作業を指す）の訓練と多くの共通点がある。第6章で述べたように，多段階タスクでは，患者はそのタスクをステップごとに学習していく。用いられる学習法は，たとえば誤りなし学習である。そして最終的にはタスク全体を自動的にできるようになることを目指す。タスク特異的方略のポイントも，**どのようにしてタスクを達成するか**ということである（例：本を読むときには**メモを取る**，料理を作るときには**レシピをチェックする**，外出するときには**目印を見る**）。このように，タスク特異的方略はメタ認知的方略であって，特定のタスクを，多くは特定の状況のなかで達成するためのものである（Sohlberg & Mateer, 2001b）。タスク特異的方略は2つのパートから構成されている。第一は，タスクとそのタスクの使用状況を明確化すること，第二は患者の認知機能の障害による具体的問題を減ずる効果的な方法を定めることである。表8-4にタスク特異的方略の例を挙げる。

　表8-4に掲載されている5つの例のうち，最初の3つの方略は学校教育に関連するものである。

表8-4 タスク特異的方略

タスク特異的方略	説明	文献
読解方略 　相互教示 　　PQRST（下読み，質問，復習，叙述，テスト） 　　SQ3R（通覧，質問，読み，暗唱，復習）	文脈を理解すること，検索すること，復習することを強化するためのテクニック	Bussman et al. (2000)；Rosenshine & Meister (1994)；West et al. (1995)；Wilson (1992)
書字方略 　内容を構造化するためのグラフィック・オーガナイザー	論旨と細部を明確にできるようにフローチャートを用いたグラフィック・オーガナイザーの使用	Ylvisaker & Feeney (1998)
学習項目集	時間軸つきの学習項目集。宿題のゴールと予想所要時間を併記	Sohlberg & Mateer (2001b)
初めての場所に行く	公共の場所へ行くための目的地到達プロトコル 以下を確認する段階を併記 　（1）身障者用のパーキングや通路 　（2）化粧室 　（3）休憩する席 　（4）介助者	未発表の著者自験例
視覚的イメージと名前の対連合	名前を覚えるための手順	McCarty (1980)

　学校教育は最近最も注目されている研究領域であり，エビデンスに基づく方略の代表例となっている。読解の方略については多くの研究があり，その対象患者は，脳損傷患者，高齢者，発達性の認知機能障害者，読字障害者などに及んでいる。読解の方略が特に有効なのは，脳損傷などが原因で後天性にコミュニケーション障害をきたした患者である。方略が自己制御や記憶の障害を代償するからである。たとえば，脳損傷の学生が自分の学習能力について客観的に判断できないような場合，読解の方略に示されている構造化されたステップによって，教材の完全な理解を促進できる。

　読解についての方略の大部分は，次の3つのレベルに働きかけるものである。(1) 下読み，(2) 実際の読み，(3) 内容の復習。

　小児で最もよく行われているのは相互教示（Reciprocal Teaching；RT）と呼ばれる方略である。この方略は，物語文の読解を改善するための4つのポイントを定めている。その4つとは，予測すること，意味を明らかにすること，疑問をもつこと，まとめること，である（Palincsar & Brown, 1984）。RosenshineとMeister（1994）によるメタ解析で，相互教示が読解の改善に有効であることが示されており，多くの追試によっても確認されている（例：Souvignier & Mokhlesgerami, 2006）。

　タスク特異的方略の例としては，イメージ–人名の組み合わせ法がある。これは人物の名前を覚えることに特化した方略で，次の4つの段階からなる（Wilson, 2009）。

1. その人物の目立った特徴を同定する（例：縮れ毛）。
2. 名前に対応する具体的なものを思い浮かべるキーワードを作る（例：Colemanであれば，炭鉱夫）。
3. キーワードを心的イメージに変える（例：男の頭の上に石炭のランプが置いてある）。
4. 顔を思い浮かべる。このとき，1.の特徴を2.のキーワードに重ねる（その人物の縮れ毛の塊の上に炭鉱夫を重ねる）。

この方法は，認知機能が低下している高齢者（Yesavage, 1984）や脳損傷患者（Wilson, 1992）などで，名前を覚えることが重要なゴールである人に対して使われている。しかし，前述のように，イメージ-人名の組み合わせのような方略を自主的に使用することは，後天的認知機能障害者にとっては不可能であることが多いので，イメージを作る過程は，第5章で述べたように，治療者が主導する必要があろう。

以上のように，タスク特異的方略や行動特異的方略についてこれまで行われてきた研究の結果，これら方略の有効性についてのエビデンスが蓄積されてきている。

P：Plan　メタ認知的方略訓練の計画

認知リハビリテーションの計画において重要な4つのステップについてはすでに繰り返し述べてきた。このセクションではメタ認知的方略の計画におけるこれらのステップについて述べる。

■ステップ1　WHO 患者の特性

最初に検討するのは，その患者の神経心理学的プロフィールである。患者の認知-言語的，身体的，感覚的能力，さらには関連する感情的・社会的サポートを評価することによって，適切な方略の選択とその方略を用いた最良の訓練方法の計画についての重要な情報が得られる。このステップ1は，次のステップ2（方略の選択）と同時並行的に行うことが多い。患者のプロフィールが方略の選択のための情報になるのである。患者のプロフィールについての検討は，標準化された検査，観察（患者の機能評価），患者や関係者との面接などを組み合わせて行うべきである。

方略訓練の適応という観点からは，前述のように，患者自身が方略の利益を認識し，十分なモチベーションと気づきをもっていることが必須である。患者自身が方略の必要性を認知し，その認知を行動に移すことができてはじめて，方略が活用されたといえるからである。これに対し，事実と概念（第5章），多段階タスク（第6章），外的エイドの使用（第7章）は，自動的な行動として身につけることが可能である。これらは手続き記憶として脳に刻まれるので，患者自身の洞察は不要なのである。これに対し，メタ認知的方略を最初に使用する際には，いつそれを実行するか，そしてそれがどのように役に立つかを患者が理解する必要がある（Sohlberg & Mateer, 2001b）。ただし，理想的には，方略使用も，練習するにつれて自動的なものになっていくことが望まれる。

■ステップ2　WHAT WHERE WHEN 訓練プログラムの決定

患者のプロフィール作成と同時並行的に必要なことは，どの方略を選択するかを決定し，具体的な内容を作成することである。そのためには以下の3点を検討する。
・WHAT：ターゲットタスク（何を教えれば生活が改善するのか）
・WHERE：ターゲット環境（どこでターゲットタスクが使われるのか）
・WHEN：ターゲットタスク実行のタイミング

計画の第一段階はニーズの特定である。最も適した方略を選択するにはニーズの系統的な評価が必

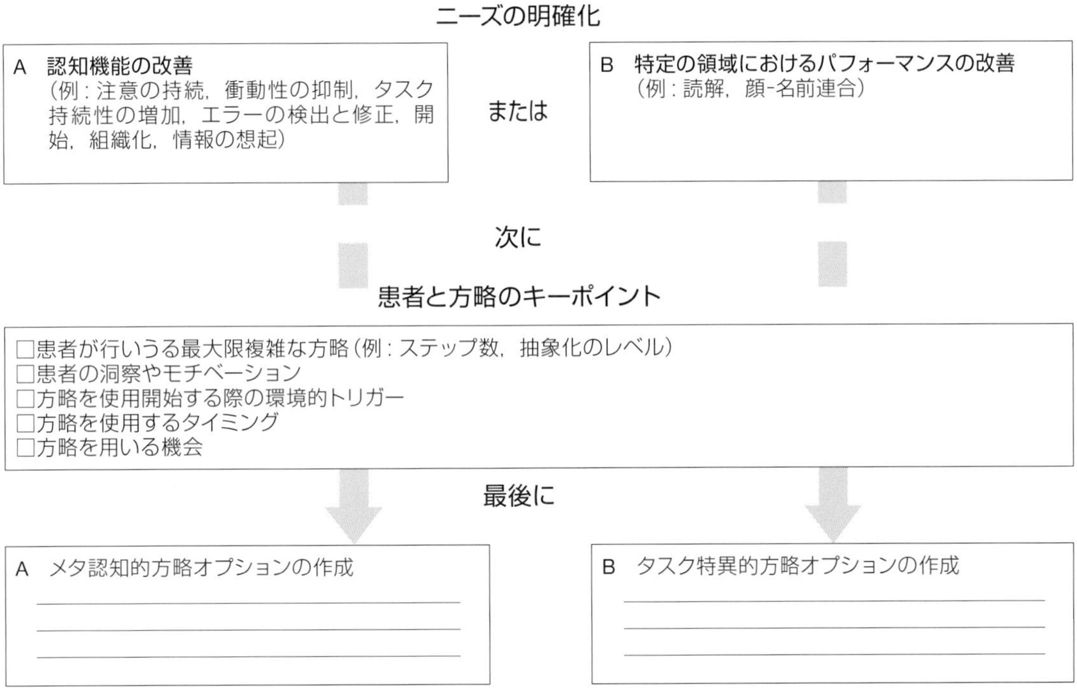

図8-1 方略，ニーズ，患者のマッチング

ニーズの明確化

- A 認知機能の改善
  （例：注意の持続，衝動性の抑制，タスク持続性の増加，エラーの検出と修正，開始，組織化，情報の想起）

または

- B 特定の領域におけるパフォーマンスの改善
  （例：読解，顔-名前連合）

次に

患者と方略のキーポイント

- □ 患者が行いうる最大限複雑な方略（例：ステップ数，抽象化のレベル）
- □ 患者の洞察やモチベーション
- □ 方略を使用開始する際の環境的トリガー
- □ 方略を使用するタイミング
- □ 方略を用いる機会

最後に

- A メタ認知的方略オプションの作成
- B タスク特異的方略オプションの作成

要である。実際の評価方法は患者によって異なり，本人だけの面接による場合もあれば，家族などの関係者同席の面接による場合もある。さらには患者の家や地域を訪れ，ターゲット環境を調べることが必要になることもある。方略の使用に影響を及ぼす環境要因に関してほかに情報を得る方法がない場合，この訪問は必ず行わなければならない。たとえば，訓練の一貫として患者に宿題を出しても，家にワークスペースがなければ無意味である。治療者には，必要かつ適切な評価法を決定することが求められるのである。

　ニーズ評価とは，患者と環境の特性を決定するプロセスであり，患者のニーズを満たすのに最適な方略を決定するうえで必要となる。これは一種の環境アセスメントであり，患者の特性（認知-言語的，心理社会的，身体的，感覚的な特性）と環境の特性を統合する作業である。その後，ニーズに適合し，かつ，患者と環境からみて実行可能な方略の選択を行う。図8-1は，方略とニーズと患者のマッチングのためのフローチャートである。方略の決定にあたってはダイナミックな評価が必要になる場合もある。ダイナミックとは，たとえば，患者に2つの方略を教えて実行させ，効果を比較するような評価方法を指す。患者の側からも，方略の中でどれが好みに合うかを述べる（特に，治療者が呈示した方略が，人の目につくような場合や，患者が病前にまったく経験していないものである場合など）。患者が行いやすい方略とは，患者自身がその選択にかかわり，有益性を認識し，役に立つと感じる方略である（Borkowski, Carr, & Pressley, 1987）。本章の最後に，系統的な方略選択プロセスの臨床例を2例示す。図8-2と図8-3は，この2例に対する方略選択プロセスの要旨である。

192　第Ⅱ部　実践編

```
┌─────────────────────────────────────────────────────────┐
│                    ニーズの明確化                        │
│ ┌─────────────────────┐         ┌─────────────────────┐ │
│ │A 認知機能の改善       │         │B 特定の活動領域における│ │
│ │  家事や仕事の実施に   │  または │   パフォーマンスの改善 │ │
│ │  関連する遂行機能     │         │                     │ │
│ │  (タスクの持続と達成)を│         │                     │ │
│ │  改善する            │         │                     │ │
│ └─────────────────────┘         └─────────────────────┘ │
│                            次に                          │
│                 患者と方略のキーポイント                  │
│ ┌───────────────────────────────────────────────────┐   │
│ │□記憶は正常範囲：複数段階の方略を学習できる          │   │
│ │□洞察力が保たれモチベーションは高いが，遂行機能障害の  │   │
│ │ 自覚はない                                        │   │
│ │□ニーズの構造―混乱しやすく衝動的である              │   │
│ │□携帯電話を使いこなし，アラームに反応する            │   │
│ │□方略によって幅広いターゲットタスクの改善が得られる   │   │
│ └───────────────────────────────────────────────────┘   │
│                           最後に                         │
│ ┌─────────────────────┐         ┌─────────────────────┐ │
│ │A メタ認知的方略オプショ│         │B タスク特異的方略   │ │
│ │  ンの作成            │         │   オプションの作成   │ │
│ │ 1.ゴールマネジメント  │         │                     │ │
│ │   (中止，タスクの明確 │         │                     │ │
│ │   化，ステップのリスト│         │                     │ │
│ │   アップ，実行，チェッ│         │                     │ │
│ │   ク)                │         │                     │ │
│ │ 2.セルフモニタリング  │         │                     │ │
│ │   (携帯電話のアラーム │         │                     │ │
│ │   を使用する，タスクの│         │                     │ │
│ │   達成をモニターするた│         │                     │ │
│ │   めにメモをとる)     │         │                     │ │
│ └─────────────────────┘         └─────────────────────┘ │
└─────────────────────────────────────────────────────────┘
```

図8-2　症例1　エステルの方略選択プロセス

```
┌─────────────────────────────────────────────────────────┐
│                    ニーズの明確化                        │
│ ┌─────────────────────┐         ┌─────────────────────┐ │
│ │A 認知機能の改善       │         │B 特定の領域における  │ │
│ │                     │  または │  パフォーマンスの改善 │ │
│ │                     │         │  教材テキストの内容  │ │
│ │                     │         │  想起改善           │ │
│ └─────────────────────┘         └─────────────────────┘ │
│                            次に                          │
│                 患者と方略のキーポイント                  │
│ ┌───────────────────────────────────────────────────┐   │
│ │□注意および記憶の中等度障害                        │   │
│ │□意欲的であり，ニーズと障害に対する適切な洞察力がある │   │
│ │□PTSDの不安症状―窓の近くでは勉強できず，日常的な環境 │   │
│ │ でよりよい結果が出る：読解内容を想起できないと認識した│   │
│ │ ときに不安になる．環境的トリガーによって方略を開始でき│   │
│ │ るか                                              │   │
│ │□標準的なテキストを使用する3つの導入コースがある    │   │
│ └───────────────────────────────────────────────────┘   │
│                           最後に                         │
│ ┌─────────────────────┐         ┌─────────────────────┐ │
│ │A メタ認知的方略オプショ│         │B タスク特異的方略   │ │
│ │  ンの作成            │         │   オプションの作成   │ │
│ │                     │         │ 1.主要なアイディアや │ │
│ │                     │         │   サポートとなる事実 │ │
│ │                     │         │   を描くため，グラ  │ │
│ │                     │         │   フィック・オーガナ │ │
│ │                     │         │   イザーを使用する  │ │
│ │                     │         │ 2.SQ3R(概観，質問， │ │
│ │                     │         │   読み，暗唱，復習) │ │
│ └─────────────────────┘         └─────────────────────┘ │
└─────────────────────────────────────────────────────────┘
```

図8-3　症例2の方略選択プロセス

■ステップ3　WHY　ゴールの設定

　計画というプロセスの中では，ゴールの設定も重要な一部分である。治療者は，「なぜこの方略を教えるのか」という問いへの明確な答えをもっていなければならない。訓練結果への実質的な期待が必要なのである。この段階で治療者は，リハビリテーションの長期的ゴールや短期的サブゴールを測定可能な形で確認し，それらをさまざまな角度から評価する計画を立てる。

ゴール設定のポイント

　第6章で長期的ゴールと短期的サブゴールを決めるため必要なポイントを述べた。すなわち，訓練手技，ターゲットタスク，進捗評価基準，達成評価基準，自立度，タスクの内容と実行される状況である。具体例のワークシートを図8-4，図8-5に示した。これらは2つの長期的ゴールと2つの初期習得サブゴール，およびゴールの要素を示した図である。

多面的評価

　ゴールの設定のためには，まず，患者がその方略を理解して使う能力の有無を評価する必要がある。そのためには，教えられた方略の各ステップを実演させてみる必要がある。さらに，方略の使用がターゲット環境において般化され，維持されているか，もしそうであれば，その方略が患者の元来のニーズを満たすものであるかを評価する必要がある。本書の第7章までにこれらのアウトカムを測定するための多面的評価の重要性について詳述し，5種類の臨床データを示した。すなわち，セッションデータ，般化データ，維持データ，実効果データ，訓練効果データである。患者に方略の使い方を訓練するとき，これら5つは以下のために必要である。(1) 方略がどれだけ習得されたかをモニターし，次の訓練方針を立てる，(2) 方略の実地での使用についての評価，(3) 方略使用の実効果（患者の日常生活におけるメリット）の評価。

　表8-5に，上記5種類のデータの例と，それらの使用の実際を示した。

■ステップ4　HOW　患者個別の計画デザイン

　ステップ3までで，患者ごとの計画のデザインに必要な情報は揃った。巻末の付表ワークシート8.1（医学書院のウェブサイトに拡大版がアップされている）は計画デザインのワークシートであり，これに評価の段階で収集した情報を整理する。図8-4，8-5は記入例である。

I：Implementation　メタ認知的方略訓練の実行

　計画の段階では次の3つが確認された。(1) 訓練する方略の決定（方略を構成するステップを含む），(2) 長期的ゴールと短期的サブゴール（どちらも達成を客観的に確認できるもの），(3) 訓練刺激（方略を構成する要素の学習を促進するもの）。

　次の段階は方略訓練の実行である。認知機能障害患者に方略を習得させるために必要な訓練用量は，患者によって，また方略によって，大きく異なっている。一度だけの訓練で十分なことさえある。記憶障害の方略訓練に関するレビューによれば，必要な訓練時間には1～30時間（数週間にわた

長期的ゴール：	自己モニタリング方略によって，家事と仕事のタスク達成を改良する 1週間を通して，少なくとも1日に4回は「タスクから逸脱する誘惑」の評価が1か0となるようにする
初期習得サブゴール：	家では日誌をつけ，タスクの達成に対する方略のプラスマイナスの効果を考える 訓練場面では，促しを必要とせずに自己モニタリング方略のすべての段階を言語化し実行する

(訓練手技，ターゲットタスク，進捗評価基準，達成評価基準，自立度，タスクの内容と実行される状況を明記する)

WHAT

方略（ステップのリストアップ）

1	ターゲット活動を45分間と定め，携帯電話のメモ機能を使用するのに必要なまたは望まれる時間を予測する
2	携帯電話のアラームを15分間隔でセットする
3	アラームが鳴ったとき，その15分間に何をやったか確認する
4	タスクに取り組んでいたら，(a) 自分をほめて (b)「タスクから逸脱する誘惑」のスケールを評価してメモしておき，タスクを続ける

または

4	ターゲット活動から逸れていたら，(a) 妨害刺激を取り除き (b)「タスクから逸脱する誘惑」のスケールを「5」と評価してタスクにもどる
5	ステップ3と4を繰り返す
6	ステップ3と4を繰り返す

方略（チェックリスト）
☑ 方略は患者のニーズに適合している
☑ 患者に十分な病識・気づきがある
☑ 方略は患者用に個別化されている
☑ 状況が特定されている
☑ 進捗基準が長期的ゴールや短期的サブゴールに明記されている

モチベーション促進のための計画：	・普段使用している携帯電話の機能を用いて行動記録をとる ・訓練場面では，評価をグラフ化してパフォーマンスを示し，週のゴールを定める

WHEN and HOW

訓練頻度： __1__ / 週間
セッションの長さ： __45__ / 分
訓練期間： __6__ / セッション (週) 月

☑ セッション内に十分な練習の機会がある
☑ セッション間に十分な練習の機会がある

方略開始のキューとなりうる刺激をリストアップし，それらをもとに具体的計画を立てる：	携帯電話，通常の家事および仕事のリスト，ベースライン情報を記録する日誌
改善への計画：	訓練室では日誌の記載項目を用いて訓練する．実場面でのパフォーマンスの報告を受け，般化が不十分であれば携帯電話にリマインドのメッセージを送る

図8-4 教示計画ワークシートの記入例：症例1 エステル

長期的ゴール：	SQ3R法を歴史と文学の読み課題に3週間使用する．宿題シートに明示しているとおり，歴史と文学の試験の成績を改善し，B以下の評価をなくす
初期習得サブゴール：	訓練場面では，学校のテキストを用いてSQ3R法を自主的に言語化し実行する

(訓練手技，ターゲットタスク，進捗評価基準，達成評価基準，自立度，タスクの内容と実行される状況を明記する)

WHAT

方略（ステップのリストアップ）
1 宿題をする場所を定め，前に読んだ内容を復習する：(a)いつもの場所にいることを確認する (b)呼吸を整える，(c)宿題シートを出して1行目を記入し，先の記入事項を復習する
2 概観：全体をざっと見てからすべての見出し，小見出し，囲み記事を読む
3 質問：学習する3つの主要な概念を読み取り，それについて2つの質問を考える
4 読む：定めた時間内で定めたテキストを読む
5 暗唱：新しいセクションに入るたびに，前のセクションのポイントを暗唱し，チェック記録をつける
6 復習：1つのセクションを読み終えたら自分の質問をレビューし，テキストと宿題シートにチェック記録をつける

方略（チェックリスト）
☑方略は定められたニーズに焦点を絞っている
☑患者は十分な洞察力または気づきがある
☑方略は患者に対して個別化された設定になっている
☑状況が特定されている
☑進捗状況の評価が長期的ゴールや短期的サブゴールごとに特定されている

モチベーション促進のための計画：	訓練場面では，方略によってどれだけ想起が向上したかをグラフにして示す方略を使用するよう言葉で励ます

WHEN and HOW

治療頻度：　　2　／週間
セッションの長さ：　30　／分　　　（秋学期）
治療期間：　　8　／セッション　（週）　月

☑セッション内に十分な練習の機会がある
☑セッション間に十分な練習の機会がある

方略開始のキューとなりうる刺激をリストアップし，それらをもとに具体的計画を立てる：	テキスト，宿題シートのコピー

改善への計画：	方略の習得に従い，読む文章をより長く複雑なものにしていく

図8-5 教示計画ワークシートの記入例：症例2 アンダース

る）まで大きな幅がある（West, 1995）。治療時間についてのガイドラインというものは存在せず，残念なことに，結局は訓練費用が訓練時間を決定することが多い。患者のパフォーマンスを注意深く記録し評価することで，最も適切な訓練時間とスケジュールを決めることが本来は望ましい。

　以下の知識とスキルは，自主的かつ効果的に方略を使用するために，また，方略が日常生活で使用されるために重要である。

表 8-5　方略評価の例

データのタイプ	例	目的
セッションデータ	・訓練場面で促されずに実行した方略段階の数 ・全体の方略を保持しながら実行できる最長時間間隔 ・自立的に方略の各段階をリストアップする能力 ・自立的に方略の目的と効果を述べる能力 ・週の間に方略使用のため作成できるアプリケーションの数	・方略を実行するための知識と能力の評価 ・短期的サブゴールへの進捗状況を判定し，次のステップを決める。
般化データ	・リカバリー日誌に記されたタスク実施数 ・自立的な方略使用を指導者が観察した数 ・その週に達成した方略チェックリストの数 ・方略の記録における家族の評価 ・読みのセッション中に読んでいる場所を見失う回数 ・タスクに戻るための助言の数	・ターゲット環境における方略使用の評価
維持データ	・訓練終了後の最初の 2 か月間にリカバリー日誌に記載された毎週の方略使用の数 ・訓練後の 2～3 週間において，治療者に提出された方略チェックリストの数	・訓練時間外の方略実施の評価
実効果データ	・毎週の歴史テストの成績 ・自立的にやり遂げた to-do リストの項目数 ・教会関係者に名乗って挨拶する能力（家族からの報告） ・家族による介護者負担の評価 ・不注意評価スケールの改善	・方略の実施が本来のニーズに合っているかどうかの評価
訓練効果データ	・遂行機能障害の行動評価 BADS の成績変化 ・文章想起テストとデザイン流暢性テスト（コントロールデータ）の成績比較	・主として障害レベルの変化の評価

知識
- 患者は，方略のゴールと方略を構成するステップについて知っていなければならない。
- 患者は，方略使用が有効なタスクや状況を認識していなければならない。
- 患者は，方略使用がどのように自分のニーズに合致するか知っていなければならない。

感情およびモチベーションの状態
- 患者は，方略が役に立つもので，努力に見合う価値があり，そして自分に方略を実行する能力があると考えていることが望ましい。
- 患者は，方略を使用しようという意欲があり，方略の選択と訓練のプロセスに積極的に関与することが望ましい。

スキル
- 患者は，いつ，どのように方略を使用するかを決定するために必要な認知・感覚・運動面のスキルをもっていなければならない。

　訓練プログラムにおけるステップの構成は，上記の条件を患者が満たしている程度によって決めることになる。すなわち方略の選択は，PIE の計画段階（P：Plan）で収集した患者情報によって決められる。選択した方略にかかわる知識やスキルの深さ・強さを確認するため，患者との面接が必要なこともある。具体的には，患者に次のような質問をすることで，上記の知識・スキルを確認するこができる。

知識を評価する質問の例
- 「あなたが［この方略を］実行したら，あなたにとって，どう役に立ちますか」
- 「［この方略の］ステップを一つひとつ言ってみてください」
- 「［この方略を］いつ使いますか」

感情やモチベーションを評価する質問の例
- 「訓練の結果，日常生活で［この方略を］使えるようになったらよいと思いますか。それはなぜですか」
- 「［この方略を］行うのは難しそうに思いますか」

スキル（認知的，身体的・感覚的，メタ認知的）
- 「［この方略の］実際の使い方をやって見せてください」
- 「［XXX］の際にあなたがどうするかやって見せてください」（XXX＝日常生活内での仮想状況をいくつか呈示する。それぞれの際に方略を使用する能力，使用しない能力，適切に方略を応用する能力をみる）

　患者にこうした知識やスキルがない場合には，訓練の習得期にこれらを教えることに重点を置くことになる（第5章参照）。認知機能障害が軽度で，特に遂行機能が保たれている患者は，治療者が方略を実演して見せれば自宅の環境でその方略を使用することができ，さらには速やかにさまざまな状況で自立的に方略を使用することが可能になると期待できる。他方，患者によっては般化と維持の計画的な訓練が必要な場合もある。以下に患者ごとのプログラムの実際を示す。

■習得期

　習得期の第一のゴールは，いつどのようにしてその方略を使うかを患者に教え込み，その方略を構成する要素を患者に示すことである。患者によっては，治療者が次のように具体的事実のセットとして示す必要がある。

- 「この方略のゴールは，私が＿＿＿＿＿＿＿＿＿＿＿＿＿＿＿＿＿をできるようになることです」
- 「私はこの方略を＿＿＿＿＿＿＿＿＿＿＿＿＿＿＿の場合に使います」
- 「これらは＿＿＿＿＿＿＿＿＿＿＿＿＿＿＿の方略のステップです」

　これらを患者に答えさせる代わりに，治療者が答えを書いて患者に示すという方法もある。一種の誤りなし学習，分散訓練法である（第5章参照）。巻末の付表ワークシート8.2（医学書院のウェブサイトに拡大版がアップされている）は，患者のデータシート記入サンプルである。4つの質問を訓練セッションの始めと終わりに患者に尋ねる。これらの質問をする際の言葉は慎重に選択する。第1章と第5章で説明したように，重度の記憶障害者の学習は，刺激に対して過度に特異的に結びついたものになりがちで，ある言葉に対する反応をいったん学習すると，その単語に対しては自動的な反応を誘発してしまい，意識的な変更が効かなくなることがしばしばある。したがって，質問の言い回しを，たとえば次のように変更することが勧められる。「この方略はどんなふうに利用できますか」を，「なぜ方略を使ったほうがよいのですか」とか「この方略の利点は何か教えてもらえますか」。このように言い回しを変更することは概念の訓練になり，刺激に対して過度に特異的に結びついた反応を防ぐこ

質問	日付					
	10月5日 (セッション開始)	10月7日 (セッション終了)	10月12日 (セッション開始)	10月14日 (セッション終了)	10月19日 (セッション開始)	10月21日 (セッション終了)
方略の名前は何ですか	M	A	A	I	I	I
方略のステップを言ってみてください	M	A	A	I	I	I
方略を使うのはどんなときですか	M	M	A	A	I	I
方略はどのように役に立ちますか	M	M	M	A	A	I

M=Modeled―治療者が答えを全面的に教えた
A=Assisted―治療者が答えを部分的に教えた
I=Independent　自立．キューなし

図8-6　方略知識判定データシート記入例

とになる．図8-6は方略の知識を判定するデータシート記入例である．

　習得期の第二のゴールは，最適な状況下（例：最大限のサポートがあり，構造が整った環境で，妨害刺激がない）で患者が方略を正確かつ確実に実行できるようにすることである．患者には方略のステップや要素を一つひとつ教えていく．ここでは第5章で述べた誤りなし学習と分散訓練法を使用するのが通例である．第5章の内容，特に認知機能障害を有する患者に新たな行動を確立するための原則を確認されたい．

　方略の習得においては，明確なキューを与えてその方略のステップや要素を思い出させる必要があることが多い．最初は治療者が方略を実演して見せ，それからは次のような段階的サポートをして方略使用を促す．
・方略の各ステップのチェックリストを見せる．
・方略の各ステップのキューを記したカードを見せる．
・方略使用を始めるきっかけとなる外的手がかり（例：アラーム）を与える．
・患者がステップやキーワードを口で言いながら方略を実行する．

　理想的には，患者自身が方略の各ステップすべてを習得して内在化し，次の習熟期には上記のようなサポートなしになることが望ましい．ただし，患者によっては習熟期においてもチェックリストや聴覚的キューなどを利用しつつ方略を使用する場合もある．まず治療者がその方略の各要素を実演し，次に患者に自分で実行させる．訓練の進行に従い，患者は時間間隔を長くしてもその方略の各ステップを覚えているようになることを目指す．そのためには，上に箇条書きしたサポートを用いた分散訓練法が有効であると考えられる．図8-7は，セルフトーク方略の訓練早期段階の進捗モニタリングフォーム記入例である．この時点までにこの患者は，方略の知識，有益性の理解・使用法を身につけており，その方略を訓練室で実演する段階に入っていた．ここで患者が自立的に方略使用を実演

方略：	セルフトーク				
長期的ゴール：	夫からの促しなしに，予定時間の枠内ですべての家事タスク（料理や洗濯）を終わらせる				
初期習得サブゴール：	訓練場面で練習したセルフトーク方略を自立的に用いる 家事のステップを「声に出して」言う				

方略のステップ・要素	セッションデータ				
	1月25日	1月27日	1月30日	2月1日	
5. 完了したら，家事行動シートに記入する					
4b. 完了したら，頭の中でその段階を言う					
4a. 実施する際，各段階や行動を声に出して言う	モデリング	1×2 （2つの段階を自立的に実施）	1×3	＋	
3. タスクを始める	＋	＋	＋	＋	
2. 必要なアイテムを集める	＋	＋	＋	＋	
1. リストから家事を選び，家事とターゲット時間を声に出して言う	＋	＋	＋	＋	
サポート（例：メモ，チェックリスト，声に出して言うこと，音声による促し）	各ステップを記したインデックスカード	各ステップを記したインデックスカード	インデックスカードを減らした	インデックスカードを減らした	
モチベーション／促進方略：	行動シートに自身の進捗状況を記録する	行動シートに自身の進捗状況を記録する	行動シートに自身の進捗状況を記録する	行動シートに自身の進捗状況を記録する	
訓練中の般化プログラム：					
コメント		各ステップを声に出して言って概念を理解―リマインドが必要	各ステップを声に出して言って概念を理解―リマインドが必要	内言語段階に移行可能（4b）	

注：グラフは完遂ステップの数を示す

図8-7 進捗状況モニタリングフォーム記入例

できれば，次は般化に進むことになろう。一方，最初から訓練室でなく，方略が実際に使用される環境で訓練する場合もある。たとえば，障害が軽度の患者では，方略を習ったら，直ちに家に持ち帰って使用することができる場合がある。他方，障害が重度の患者では，方略が実際に使用される環境（たとえば自宅）で訓練し，自動的に般化されるようにすることが望ましい。

■習熟・般化期

　方略の目的や手順が理解されたら，次は習熟期である。習熟期に入る前の時点では，まだ方略を確実に実行することはできず，日常生活に般化されてもいない。遂行機能障害はあるが陳述記憶は比較的保たれている患者の場合，習得のセッションは1回のみで，その後直ちに習熟・般化期に移行する

こともある。一方，中等度から重度の陳述記憶障害のある患者では，十分な練習を行うことが必要であり，場合によっては習得期の学習を再検討することも必要である。どんなときに方略を実行したらよいかという情報を明確に教える必要がある場合もある。訓練で学習した内容を日常生活に般化できないことがまさに遂行機能障害であるから，訓練過程には意識的に般化を促すことを織り込んでいくことが必要である（その具体的手法は以下，および第2章を参照）。

習熟・般化期のゴールは，日常生活で患者が方略を自然によどみなく実行できる場面を増やすことにある。このゴールを達成するために，次の3つの側面に注意して訓練を行う。

サポートを徐々に減らしていく

治療者は促しやキューのようなサポートを徐々に減らしていく。患者が方略を内在化していくにつれて，それが可能になる。たとえば，各ステップの内容を毎回声に出して行っている場合には，内言語化させることによって声を出さずに行えるようになることを目指す（「頭の中で言いなさい」と指示する）。同様に，各ステップの内容を毎回チェックリストで確認して行っている場合には，必要なときだけリストを見るようにさせる。ただし，患者によっては方略を用いるためには常にキューや促しを要するケースもある。特に，重度の記憶障害や遂行機能障害のある患者や，想定していないさまざまな場面で方略を使わなければならない患者の場合である。ただし，キューや促しが効果的かつ効率的で，患者自身がそれを望むのであれば，そのまま使用し続けてもさしつかえない。

刺激の操作や増加

認知機能障害がごく軽度の患者は別として，大部分の患者にとっては学習の般化も訓練の一貫として計画的に行う必要がある。この段階の主要なゴールの1つは，ターゲット環境での方略の実行開始を促すトリガーを決定することである。この決定は計画過程で行っておき，習熟・般化期に訓練に組み入れる。般化訓練には次のような方法がある。
・訓練刺激を変化させ，さまざまな環境的キューが方略開始のトリガーとなるようにする。
・日常生活のなかで患者周囲の人が自然に「キュー」の役目をするようにする。
・ターゲットとする日常生活のなかで方略の使用を訓練する。
・自宅で方略の使用を訓練するためのプログラムのアウトラインを，患者と家族・介護者が協同で作る。
・治療期間中，患者に毎日方略の使用をリマインドする（音声メール，文書のメッセージ，電子メールなどをキューとして用いる）。

モチベーションを高める

訓練場面以外での方略使用に対するモチベーションと興味を維持することは容易ではない。方略の使用がやさしくなければなおさらのことである。この問題に対しては，訓練の初期から患者と協同で方略を選択するという配慮を指摘したが，その方略選択の段階で，訓練終了後もモチベーションや能動的関与の維持しやすさを考慮することも重要である。第3章で論じたように，モチベーションと能動的関与は訓練の長期的継続の重要な予測指標である。患者の方略への能動的関与を高めるための方法には，次のようなものがある。
・患者や介助者が方略の使用とその実効果を記録しやすいようにカスタマイズされた「リカバリー

日誌」を作成する。ここに，方略の使用によって改善された機能を具体的に記録する。
・モチベーションを高める質問をする（第3章参照。Miller & Rollnik, 2002）。方略を実行して有効だった場面，またはもし実行できたら有効だった場面を患者に思い出させる質問である。
・有効な方略が日常生活で実行できない理由を患者と話し合う。そして必要であれば別の計画を作成する。
・方略使用の利点を示す記録シートを作成する（例：節約された時間，達成されたゴールの数，タスクの正確さの改善，タスクに費やした時間など）。

■維持期

　本書のこれまでの章で述べたように，維持期における主な目標は，学習した内容が訓練終了後も維持されることである。この目標に合わせて治療者は，治療的サポートがなくなってからも方略使用を続ける方法を工夫することになる。患者が方略使用を維持するためには，その方略が自動的になりかつ内在化される必要があり，そのためには何度も何度も練習を繰り返さなければならない。方略維持のために第一に必要なのは，**自然なサポートの取り入れ**と**復習の積み重ね**である（第4章参照）。先述のメタ認知の使用を促進するテクニックは，自然なサポートの取り入れを促進し，必要な場面での方略使用の開始を促す。日記やリカバリー日誌などは訓練中のみならず，特に訓練終了後において方略使用を維持するために大いに役立つものである。
　長期間にわたって方略を使用するという点からいえば，文脈や状況が変化することの認識が重要である。方略の有効性は時間経過とともに再評価しなければならない。方略が複雑な場合などには，方略使用を維持するために，訪問によるフォローアップや電話サポートを必要とすることもある。

E：Evaluation　メタ認知的方略訓練の評価

　本書では，アウトカム評価を複数レベルで行うことの重要性を強調してきた。すでに述べたとおり，計画過程とは長期的ゴールと短期的サブゴールに帰着するものである。アウトカム評価のために必要なデータの例はすでに表8-5に示したが，実例も後述する。
　本章の「メタ認知的方略訓練の計画（P：Plan）」ですでに述べたように，長期的ゴールと短期的サブゴールに向けての進捗状況を評価するためには，方略の各ステップ実行における正確性・流暢性・効率性を測定する必要がある。また，さまざまな状況における方略使用の実際をみる必要がある。具体的には，患者が方略をキューやサポートによって実行できるか否かであり，これはセッションデータから読み取ることができる。方略が一貫して実行されるようになったら，日常生活などの環境下での方略使用を評価する。これらは般化データと維持データである。
　方略使用の実効果も測定する必要がある。これは，その方略が患者の日常生活のニーズに合致しているかどうかを見るためである。たとえば，患者がある方略を習得し，ターゲット環境においてその方略を実行できていたら，その結果としてタスク遂行が改善されているかどうかを評価しなければならない。この段階での評価データ収集は，患者や介護者の面接や，家庭でのリカバリー日誌に基づくことが多い。自然な状況におけるベースライン評価と方略訓練後の成績とを比較することで訓練の実効果を評価するという方法もある。

訓練効果データも重要な評価項目である。患者の認知機能が方略訓練によって改善されることを期待できる場合もある。その場合には，認知機能検査を使って訓練前後のデータを比較すべきである。たとえば，方略が習得された結果，遂行機能の改善が期待できるのであれば，訓練前後で遂行機能検査を実施する。訓練以外の要因（たとえば自然回復や気分の改善）によって改善した可能性を除外するためには，訓練のターゲット以外のパフォーマンスについて訓練前後のデータをコントロールとして比較する。たとえば，読解の方略を使用した訓練の結果として期待されるのは読んだ内容の想起の改善であって，音読の流暢性やスピードの面での改善は期待されていないから，これらを比較することで方略使用訓練そのものの効果を検証することが可能になる。訓練効果データは，認知リハビリテーションのそもそもの意義という観点からも非常に重要である。訓練のターゲット以外のパフォーマンスのデータは比較的容易に収集できるから，優先的に行っておくべきである。

実例

本章のまとめとして，方略訓練における PIE 適用の実例を，文献から 2 例，症例を 2 例提示する。文献からの第一例は Kaschel ら（2002）によるイメージ化方略訓練である。彼らの研究デザインは厳密で，訓練過程を詳細に記述し，ポジティブなアウトカムが得られている。第二に紹介する Huckans ら（2010）の論文には，方略訓練のカリキュラムがまとめられている。彼らの研究はパイロットスタディではあるものの，認知機能障害者に幅広い方略を教えるための論理的視野と順序を備えたカリキュラムが示されている。これら 2 つの文献紹介のあとに，症例 2 例を提示する。

■ Kaschel ら（2002）の研究

無作為比較対照試験（RCT）によって，視覚的イメージ化を用いた訓練プログラムを評価した研究論文である。この訓練プログラムのゴールは，会話，文章，予定表など，必要な情報の迅速かつ明瞭な視覚イメージ化である。視覚的にイメージ化したら，次はそのイメージが展望記憶タスク（すなわち，これから行うべき内容）のキューとして用いられた。

訓練プログラムは 2 つの段階で構成された。第一段階は，PIE の習得期に類似したもので，迅速な視覚イメージ産生のための基本的スキルの教示である。これには 3 つの要素がある。(1) 過去の自伝的記憶をイメージ化することが想起を強化することを示し，モチベーションを高める，(2) シンプルな物品についての迅速なイメージ産生を練習する，(3) シンプルな行為についてのイメージの産生と想起を練習する。

イメージ産生の難易度は段階的に変化させた。最初に物品と行為をビデオで示す。次に徐々にビデオによる視覚的キューをなくし，物品と行為の読み上げによる提示に移行する。イメージの産生と想起に習熟してきたら，提示の数を増やす。最終ステップのタスクは複数の物品と 3 つの複雑な行為の想起である。90 秒おいて，イメージ産生により 3 つの複雑な行為を想起することが可能になれば，習得段階は完了である。想起が不可能な場合は可能になるまで同じレベルの難易度の訓練が繰り返された。以上のプロセスは，本書記載の原則であるエラー統制学習に合致している。すなわち，エラーを最小にし正反応の機会を最大にすること，および分散訓練である。

第二段階は，PIE の習熟・般化期に相当するものである。この段階では，患者ごとに個別の言語性

ターゲットや展望記憶タスクが選択された（例：その患者の仕事に関連する本，購読新聞，アポイント，to-doリストなど）。ターゲットが定められたら，視覚イメージがどのようにそのターゲット想起につながるかを教えられ，その後に訓練が行われた。

評価もPIEの原則のとおりさまざまな角度から行われた。習得期と習熟・般化期に，イメージを使った想起の正確性に関するセッションデータが記録され，患者が次の難易度レベルに進むタイミングの決定に使われた。訓練効果の評価は，物語想起テストやアポイントについてのテストなどの神経心理学的検査を使って行われた。般化については，日常生活における物忘れの頻度を家族が評価することによって検討された。訓練効果データを知るため，コントロールとして訓練と無関係の神経心理学的機能（例：選択的注意）も検査された。維持データとして，訓練終了3か月後の評価が行われた。結果はポジティブであった。すなわち，軽度記憶障害の患者は迅速に明確なイメージを産生することを学習し，それを効果的に使用することが可能になった。これは，読んだ情報の想起にも，するべき行為の想起にも活用できた。神経心理学的検査では，言語的想起と展望記憶に関連したテストにおいては改善が認められたが，コントロールとしての選択的注意においては改善は認められず，したがって訓練効果データもポジティブと判定された。家族の観察によれば，日常生活における物忘れの頻度が減少し，したがって実効果もポジティブであった。そしてこれらの効果はすべて3か月以上持続した。

以上により，視覚的イメージを使用したメタ認知的方略は，訓練が系統的で，モチベーション，スキル習得，習熟・般化，維持が訓練プログラムに組み入れられているときに，高い効果があることが示された。このプログラムは，あらゆるタイプのメタ認知的方略訓練のモデルとなるものである。

■ Huckansら（2010）の研究

Huckansら（2010）は，戦争時の外傷性脳損傷による軽度認知障害患者のグループに対して認知方略訓練（Cognitive Strategy Training；CST）の効果を評価するパイロットスタディを行った。訓練項目は，認知面の問題，精神症状，日常機能，代償的方略使用である。対象は21人の退役軍人で，5つのグループにランダムに分けられ，16人がプログラムを完了できた。研究の目的の1つは，この訓練が退役軍人局での公式の導入に適切かどうか，また退役軍人が登録して参加することが可能かどうかの評価であった。

5つのうちの2つのグループは毎週2時間のセッションを6週間行った。患者からは，もっとペースを遅くして，相談したり教わったりする時間を増やしたいという希望があった。それを受けて，残りの3つのグループは毎週2時間のセッションを8週間行った。

セッションで実施されたCST訓練は，言語想起促進のための視覚的イメージ使用のような内的方略と，遂行機能障害代償のための問題解決技法の教示であった。扱われた方略の多くは，本章で述べてきたものと同様の，注意機能，記憶機能，問題解決についての方略であった。また，本書第7章で述べたような外的エイドを使用した日常生活訓練や，健康的なライフスタイル（運動，社会活動，ダイエットなど）の計画作業も行われた。

教示は半マニュアル化したカリキュラムに沿って行われた。内容は次の6つから構成されていた。(1)コースの概要と心理教育，(2)ライフスタイルの方略，(3)構造化された方略，タスク，優先順位，(4)注意機能についての方略，(5)記憶機能についての方略，(6)ゴール計画の方略，問題解決の方略。

カリキュラムは単純なものから複雑なものまで段階的に構成されており，適宜達成度の確認が行われた。治療者は，方略の概念と理論的根拠を説明したのち，手本を示した。患者はセッション内で方略を練習し，家でもその方略を行い，次のセッションでは結果の話し合いが行われた。各セッションは次の4つのパートに構造化されていた。(1) 前のセッションで練習した方略の家庭での練習に対するフィードバックと激励，(2) 新しい情報や方略についての患者同士相互作用的なプレゼンテーション，(3) その方略の訓練と話し合い，(4) その方略についての家庭での練習の指示。

訓練効果の評価は質問票によって行われた。評価項目は，教示された方略の般化と有用性の自覚，精神症状と認知症状の重症度，適応機能，生活の満足度であった。グループCST訓練の結果，方略と外的エイドの使用は顕著に増加し，その有用性の自覚，抑うつと認知症状の重症度の減少，生活の満足度の増加が認められた。特に顕著だったのは抑うつと生活の満足度の改善で，これらが得られたのが認知的代償方略と脳損傷に伴って生じやすい情動的問題に焦点を当てた訓練だけによることが，この論文では強調されている。本研究の結果は，系統的教示の有用性を支持している。手本を示し，練習し，般化訓練することの意義が示されたともいうこともできる。通所でのセッションは訓練の習得期に相当し，家庭での練習とフォローアップの話し合いは，般化を促進した。方略導入前に，方略に対する知識と目的を教えたという点も重要である。総合的にみて，このHuckansらの論文は，本章で紹介した手法の有用性を支持するものであるといえる。

■症例1　エステル

患者情報

54歳女性。脳腫瘍に対して外科手術，化学療法，放射線治療を受け，その2年後に認知リハビリテーションの依頼があった。主訴はタスクを組織化して達成することができないということであり，すでに外来で言語聴覚士の治療を受けていた。在宅で小規模の簿記ビジネスを続けているが，期限に間に合わせることが困難であった。また自宅を片づけられないことによりフラストレーション状態に陥っていた。2人の子どもは成人して独立しており，退職した夫との二人暮らしであった。保険で認められた範囲は，評価のために1回，治療のために5回の外来通院であった。

計画（P：Plan）

PIEの4つのポイント（Who, What, Where, Why）を定めるために，言語聴覚士がまずニーズの評価を行った。本人と夫に対する面接に加え，記憶機能，注意機能，遂行機能の検査を行った結果，次のようなプロフィールが明らかになった。

・**認知機能所見**　記憶機能検査および注意機能検査の成績は正常範囲だった。遂行機能検査では，特に自己制御や複数のタスクの実行をモニターする能力が求められるタスクが中等度障害域だった。衝動的な反応も観察された。日常的な認知機能に関しては，病前に習得した簿記や家事（例：風呂掃除や郵便物作成）の知識は保たれていた。コンピュータの使用には習熟しており，携帯電話の複数のアプリケーションを巧みに使いこなすことができた。

・**感情要因**　家事や仕事上のタスクをうまく遂行できないためフラストレーション状態であり，自分の状態を改善したいという強いモチベーションをもっているようであった。夫によれば，タスクや

行動がうまくいかなかったときにはそれを認識し，フラストレーション状態になるが，通常は過度に楽観的であり，よく考えずにタスクを行い，失敗を次に活かせない傾向があるとのことだった。また夫が手伝おうとすると怒る傾向もあった。

・**環境要因**　家は夫がきちんと片づけていた。また，エステルが途中までしかできない仕事は夫が最後まで完了させるのが常であった。

　ゴールは家事と仕事のタスクがうまく達成できること，特に「いくつものタスクを始めてしまい結局どれも完遂できない」という問題をなくすことであった。面接と検査の結果から明らかになったエステルが必要とする方略は，タスクを構造化し，衝動性をコントロールし，タスクを持続させることであった。図8-2に示したように，治療者はまず評価段階で収集したキーとなる情報を総合し，続いて方略の選択を行った。エステルと治療者は協同で，遂行機能を改善する方略によって目指すゴールを決定した。そのゴールとは具体的には家事と仕事のタスクを持続できることであった。次に治療者は方略の選択にあたってキーとなる変数を書き出し，エステルと夫にゴール達成の方略をいくつか示した。2人が最も興味を示したのは次の2つの方略だった。(1) ゴールマネジメントトレーニング (GMT；Levine et al., 2000)，(2) 自己モニタリングおよびタスク持続方略（エステルの携帯電話のアラームとメモ機能を活用）。(2) の方略のもととなったのは，ゴールの設定，自己評価，およびエラーの修正に向けた自己モニタリング教示の原則である (Cicerone & Giacino, 1992)。最も有用なアプローチであると2人の意見が一致したのは，エステルがゴールを設定し，進行をモニターし，それをパフォーマンスに反映させるという方略であった。この方略のもつ構造とわかりやすさは，エステルの問題，すなわちターゲットタスクから逸れて別のことを始めてしまう傾向に焦点を絞ることにつながると考えられた。エステルと夫は治療者と協力し，IT使用が得意であることを活かして，自己モニタリングとタスク持続の困難を代償する方略をデザインした。これを行うには，エステル自身がゴールを常に意識し，定められた時間に進行をモニターし，行動を記録し，別の行動を始めようとする誘惑に意識的に抗することが必要だった。この方略のステップ，長期的ゴール，短期的サブゴールは，図8-4の教示計画ワークシートに記されている。

　評価は多段階にわたって計画された。方略の実効果についての最終的なアウトカム評価は，家事と仕事のタスク達成数ということに決定された。エステルと夫は週ごとのリカバリー日誌を作成した。この日誌に記録されたのは，①開始して予定どおりやり遂げたタスク，②開始したが中断してしまったタスク，③エステルと夫のフラストレーションレベル（4段階評価；1＝問題なし，4＝泣きたくなる），などである。自己モニタリング方略に習熟すればタスク達成の般化が起こることも予測されたので，遂行機能検査を訓練前後で施行して成績を比較した。

実行 (I：Implementation)

　習得期にはまずモチベーションに焦点が絞られた。すなわち，自己モニタリング方略がリカバリー日誌に記された問題の解決のためにいかに有効かをエステルに認知させるようにした。エステルは方略による簿記タスクの達成を具体的に述べることができた。たとえば，計算書のデータ入力の際に途中でメールのチェックをして入力が中断してしまうという問題を解決するために，方略が有効であることを認識できた。治療者が何度か実演して見せれば，エステルは方略の各ステップを言語化することもできるようになった。また，キューとしてコンピュータに貼る小さなカードを自分で作成した。

そして，クリニックで3回のセッションを受けた。セッションでの訓練は，エステルのリカバリー日誌に記されている例を用いた。エステルは自立的に方略を実行でき，携帯電話のアラームをセットしてアラームが鳴ったらタスクのパフォーマンスをチェックし，携帯電話のメモ機能で「タスクからの逸脱傾向」を自己評価し（「逸脱なし」から「完全な逸脱」までの5段階評価），タスクを続行するというレベルまで上達した。第2セッションにおいては，キューなしで方略の6つのステップが可能になり，訓練室ではコンピュータで簿記タスクを完遂できた。

般化期の中心となったのは，訓練室で練習するタスクの範囲を増やし，家での方略使用を強化することであった。訓練セッションではコンピュータ上の簿記タスクを方略を用いて行った。第3セッションと第4セッションは，コンピュータ上のタスクを家事（洗濯物をたたんだり，その週の料理プランに合わせて買い物リストを書き出すなど）に置き換えていった。エステルは訓練で使う道具を自宅から持参し（洗濯物かご，料理本，紙，鉛筆など），いろいろなタスクに関連する方略を練習した。夫は第3セッションに同席し，家で方略使用の般化を評価するための行動記録方法を学んだ。エステルは夫の監督に過敏に反応する傾向があったので，タスク日誌はエステル自身が書き，夫はそれにコメントを加えるにとどめることとした。第4セッションの頃にはエステルが家でも方略を効果的に使っていることがリカバリー日誌から読み取れた。

評価（E：Evaluation）

第5セッションと最終セッションは維持とフォローアップを兼ねたセッションとし，アウトカム評価を実施した。これは第4セッションの4週後に設定された。エステルと夫はリカバリー日誌を持参し，方略が有効に機能していると報告した。日誌にはエステルが方略を用いて1日に4ないし6つのタスクを達成していることが示されていた。「タスクからの逸脱傾向」についてのエステルの評価値はほぼ常に1（逸脱なし）であった。エステルと夫は方略を一部変更し，アラームの間隔を15分から30分に延長していた。15分間の集中は容易にできるようになったので，さらなる進歩を目指し，上達を実感したいという希望によるものであった。最終セッションでは遂行機能検査バッテリーが再施行され，エステルは複数のタスクの実行と自己モニタリングが求められる2つの下位検査で有意な改善を示していた。

■症例2　アンダース

患者情報

24歳男性，退役軍人。軽度外傷性脳損傷。戦場にいた3年間に受傷。心的外傷後ストレス障害（PTSD）とも診断されていた。高校卒であり明らかな学習障害はなかったが，10歳代の頃は学校でやる気がないという評価を受けており，成績はほとんどCかDだった。認知リハビリテーション開始の時点では，地域のコミュニティカレッジの一般学習コースをいくつか取っていた。これは，4年制大学に転校して教員免許を取るための準備だった。彼はガールフレンドと同居していた。不安症状の治療のためカウンセリングを受けていたが，そこで学校のテキストの内容を想起するのが困難であることを相談し，認知リハビリテーションを受けてみるよう勧められていた。初回の面接でアンダースは，読んでいるときはテキストを十分に理解できるが，あとになるとテキスト内容を思い出せず試験

問題が解けないと報告した。何度も反復して読んだりノートを取ったりしたが，このような方法では成績は改善されないとのことだった。

計画（P：Plan）

PIEの4つのポイント（Who, What, Where, Why）に沿ってニーズ評価が開始された。最初の面接とそれに引き続いて実施した神経心理学的検査の結果から，次のような問題が明らかになった。

・**認知機能所見** IQは正常範囲。中等度のワーキングメモリー障害，および新しい言語情報の学習における軽度の障害を認めた。読解の評価では，短い文章の即時理解は正常範囲であるが，遅延再生は中等度に障害されていることが明らかとなった。

・**感情要因** 不安症状を認めた。極度の発汗，心拍の上昇，衝動的な逃避欲求などがあり，勉強中に起こることが多かった。症状への気づきと洞察は保たれているようであった。学校の成績を良くすることに対しては強いモチベーションがあり，教職に就くことを熱望していた。

・**環境要因** 窓に近づいたり，誰かが机のそばに来たり，雑音が聞こえたりすると，集中困難になった。いったん感じた不安は次第に高じ，勉強を中断しなければならないほどだった。

面接と神経心理学的検査の結果からは，読解方略のニーズが明らかになった。すなわち，ワーキングメモリーの障害を補うために，読解方略を使って内容を十分に吟味し，より深い情報処理を行い，既存の意味的ネットワークに結びつける訓練をするということである。また，その方略は，不安を制御できるように勉強の環境を整えるものでなければならなかった。図8-3に示すように読解の方略として複数の選択肢が提示された。1つは方略の要素をマップするグラフィック・オーガナイザーの使用である。もう1つは，下読み，本読み，再読という一連の過程を組織化するSQ3Rと呼ばれる技法である。ダイナミック評価を用いてアンダースが両方の方略を試みる様子が評価された結果，SQ3Rのほうが彼には向いていると判断された。

教示計画は綿密に立てられた（図8-5）。最初のステップは，不安症状の発生を最小限にとどめ，安心して勉強できる場所を定めることだった。治療者とアンダースは協同で，アンダースがカウンセリングで学んだ不安マネジメント呼吸法と勉強場所の基準とを統合する作業を行い，いくつかの勉強スポットを定めた。すなわち，図書館の学習室や彼のアパートのロフトなど，静かで，人の行き来が少なく，窓がないという条件を満たすスポットである。それでも勉強中に不安を感じた場合には，呼吸法を使うようにした。

評価のためには次のデータを用いた。(1) セッションデータ：方略の各ステップの学習を評価した，(2) 般化データと維持データ：勉強した場所と達成項目の自己記録を提出させた，(3) 実効果データ：学校のテストの成績を報告させた。

実行（I：Implementation）

習得期には，まず読解方略の6つのステップをアンダースが口頭で述べ実演するよう指導した。アンダースが持参した学校の教科書からいくつかの章を訓練刺激として選んだ。加えて家でのタスクも与えた。このタスクは，6つの方略段階と各々の説明が書かれたリストを用いて行った。第一段階は，このリストの記述を音読し，実行するというものである。次の段階では，記述の一部だけが残されたリストが用いられた。残されていた記述は，**実行場所，資料，読む，覚える，復習する**といった

キューのみである。これらのキューのみを手掛かりに，アンダースが各ステップを正確に実行できたか否かの記録が取られた。2週間後に3回目のセッションが終わる頃には，アンダースは自立的に方略を実行できるようになっていた。モチベーションの要因や方略の知識については訓練の必要がなかった。彼はもともとモチベーションが高く，方略を学習することで自分のゴールが達成できると強く意識していたからである。

習熟と般化は同時になされた。方略教示のごく初期から家庭でのタスク実行記録を訓練セッションに持参させ，進捗状況を確認するという方法である。読みの方略の学習成績は優秀だったので，訓練刺激はより長く複雑な文章に変えられ，訓練間隔も広げて2週間に1回とされた。維持期における評価基準は，家庭で方略が使われた回数が用いられた。

評価（E：Evaluation）

方略訓練の実効果は，学校の読解試験の成績で評価された。訓練を始めて最初の2週間は，アンダースの試験の成績はすべてCかDだった。3週目では，自主的に正しく方略を使い始め，試験の平均値は改善し，その後は3つのBと1つのCを取った。興味深いことに，学習期間中は不安症状が著しく減少したという。もはや学習の場所へのこだわりはなくなり，図書館のどの学習机に座っているときでも不安なしに集中できるようになった。読解方略が求める自己統制が，自己コントロール感覚につながったとアンダースは感じていた。

要約

本章では，自分自身の思考や行動をモニターするための方略を選択して訓練する方法を，PIEに沿って述べた。こうしたメタ認知的方略の有効性については多くのエビデンスがある。計画（P：Plan）で重要な点は，患者のニーズと認知プロフィールを把握したうえで方略を選択することである。方略の要素や各ステップの明確化とアウトカム評価方法の決定も，計画における重要なポイントである。実行（I：Implementation）は，いつ，どこで，なぜその方略を使うかということを訓練する。習得期には手本とキューを示して方略の実行手順を系統的に教示し，般化期には自然な状況での方略使用を推進する。評価（E：Evaluation）の対象は，訓練初期における方略学習のモニタリングから始まり，最終的な方略使用とターゲット環境における実効果までのすべてにわたる。

これらのまとめを以下と図8-8に示す。

メタ認知的方略訓練のポイント
1. 患者のニーズを評価して効果的方略を立て，訓練のゴールとパラメータを決める（巻末の付表ワークシート8.1：教示計画ワークシート）。
2. 方略を知識として教える。方略を使うために必要な概念を教える（巻末の付表ワークシート8.2：方略知識評価データシート）。
3. セッションを開始する。2回目からは，前回セッションの学習達成状況に合わせて訓練を行う（巻末の付表ワークシート8.3：進捗モニタリングフォーム）。
4. 学習段階に見合った教示手技を使用する。習得期には多くの促しとキューを用いる。般化期には日常の自然環境下での方略使用とその効果を実感できる機会を提供する。

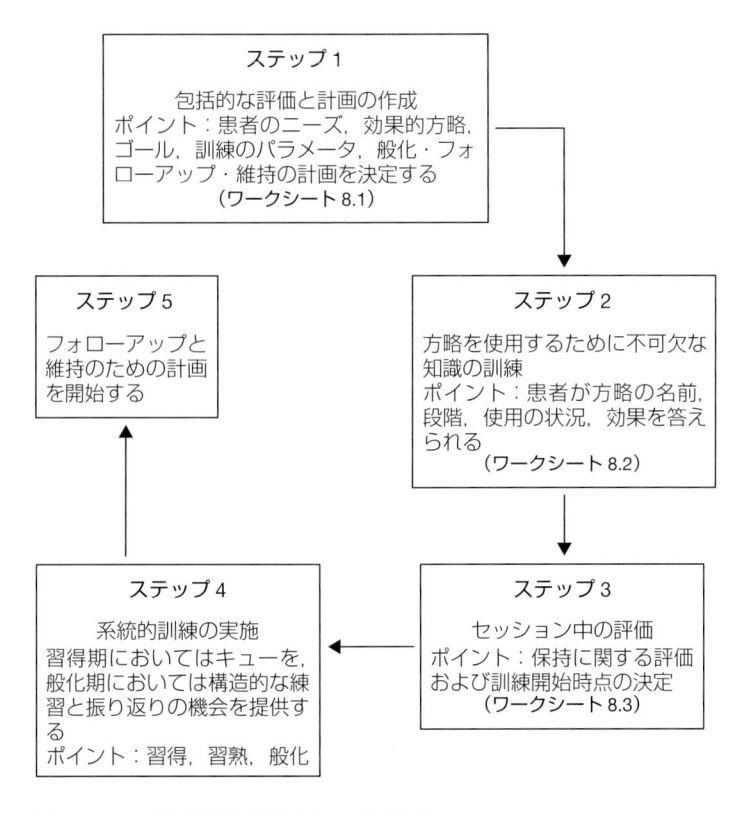

```
┌─────────────────────────┐
│       ステップ1          │
│  包括的な評価と計画の作成  │
│ ポイント：患者のニーズ，効果的方略，│
│ ゴール，訓練のパラメータ，般化・フォ│
│ ローアップ・維持の計画を決定する   │
│      （ワークシート8.1）  │
└─────────────────────────┘
```

図8-8 メタ認知的方略教示の訓練手順

演習

症例1のエステルに適した別の方略訓練を考察せよ。たとえば表8-1に挙げられた方略から1つ選択してもよい。そのうえで次の質問に答えよ。

1. その方略がなぜエステルに適しているのか理論的根拠を示せ。
2. 計画ワークシート（ワークシート8.1）にエステルの仮想的情報を記入せよ。
3. 方略の知識評価のための質問票を作成せよ（ワークシート8.2参照）。
4. 1回目と2回目のセッションにおける仮想の進捗モニタリングを作成せよ（ワークシート8.3参照）。そしてそのデータの解釈を記述せよ。

第9章

社会生活技能訓練（SST）

　社会機能の変化は，脳損傷のあとに起こる頻度の高い重大な障害の1つで，仕事の能力や生活の自立度に大きな影響を与える。そのため，社会生活技能（social skill）の再獲得がリハビリテーションの目標となることはしばしばある。社会生活技能訓練（Social Skills Training；SST）に焦点を当てた書籍や電子メディアは文字どおり何百もあるが，脳損傷患者の研究結果に基づくものはほとんどゼロであることに留意しておく必要がある（Ylvisaker, Turkstra & Coelho, 2005）。他の障害者（たとえば発達障害の小児）に有効なリハビリテーションが，脳損傷者にも有効とはかぎらないからである。それに，社会生活技能が改善しても，社会生活が改善するとはかぎらない（Cavell, 1990）。リハビリテーションの最終的なゴールはあくまでも社会生活の改善なのであるから，本書は社会生活技能訓練（SST）だけに焦点を絞るのではなく，患者の社会生活において有意義な改善をもたらすことを目的とした訓練全般について述べる。

社会機能を向上させるためのポイント

社会機能のリハビリテーションのポイントとして，以下の3つを挙げることができる。
1. 訓練内容は個別化しなければ効果は出ない。
2. 脳損傷者では，ある1つの社会生活技能に関する訓練が自動的に他のスキル（技能）や場面に般化することはまずない。社会的行動（例：手続き記憶による学習）を学ぶのに必要なスキルは，般化に必要なスキル（例：遂行機能と陳述記憶：記憶の種類については第1章参照）とは別である。
3. 社会生活技能のような高度に手続き記憶化された行動（自動的な行動）を変化させるためには，相当な反復訓練を要する。

　言い換えれば，自分の順番の守り方やアイコンタクトの仕方といった一つひとつのスキルを訓練しても，それだけでは意味が乏しいのであって，こうしたスキルが患者自身の社会生活に直接結びついてはじめて有意義になる。社会生活技能の訓練は，ターゲット状況で頻繁に行わなければならない。従来の訓練は，直接の教示を活用することが多かった。たとえば，「人の話を聴くときは，姿勢よく座り，話している人のほうを向き，その人の目を見ましょう」というような教示である。だが社会生

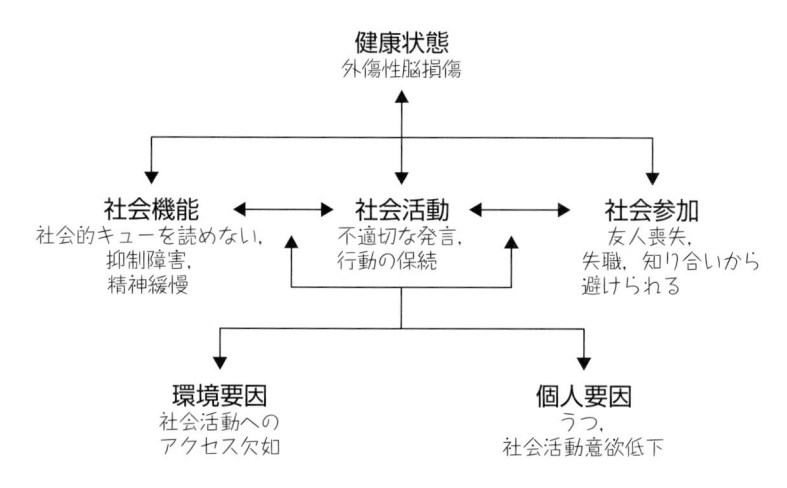

```
                        健康状態
                      外傷性脳損傷
          ┌──────────────┼──────────────┐
          ↓              ↓              ↓
        社会機能  ←→   社会活動  ←→   社会参加
      社会的キューを   不適切な発言,     友人喪失,
      読めない,       行動の保続       失職, 知り合いから
      抑制障害,                         避けられる
      精神緩慢
          ┌──────────────┴──────────────┐
          ↓                              ↓
        環境要因                         個人要因
      社会活動への                       うつ,
      アクセス欠如                     社会活動意欲低下
```

図 9-1　ジェイの ICF（WHO の国際生活機能分類）

活技能についてのこうした知識は，いわばパズルの小さなピース1個にすぎない。社会的活動を適切に行うためには，複数のスキルの組み合わせが必要である。そのスキルには，陳述記憶，手続き記憶，ワーキングメモリー，遂行機能など多数がある。患者は，スキルそのものを学ぶだけでなく，それを用いるのに適切なタイミングについても学ばなければならない。実際の社会的状況で，そのときに活用する適切なスキルを思い出さなければならない。そのスキルをタイムリーかつ柔軟に用いなければならない。ゴールや行動を，他者からのフィードバックに応じて修正していかなければならない。脳損傷者の多くはこれらのすべての機能に障害があるため，従来からある直接的な教示による訓練が社会生活改善には効果が乏しいのは当然といえよう（Ylvisaker & Feeney, 1998）。

そこで用いられるようになったのが第4章で紹介した ICF モデル（International Classification of Functioning, Disability, & Health；WHO の国際生活機能分類）である。ICF モデルは本書の根底にあるモデルであるともいえる。図9-1 はこのモデルをジェイという25歳の男性に適用したものである。ジェイは脳損傷を被った5年後に「人に会う」という社会生活技能のリハビリテーションを求めてきた。本章の最後でもジェイの事例に戻るが，とりあえずここで，ジェイの治療計画に必要な要素を考えてみよう。ジェイの治療意欲が高いことは，自発的にリハビリテーションを求めてきたことからも明らかである。そして彼は明快なゴールをもっている。社会機能の障害の要素ははっきりしており，訓練で改善可能な性質のものであった。しかし，ジェイには社会活動へのアクセスがないため，ゴールの達成は難しいものになっていた。しかも社会活動をするための決まったパートナーがいなかったので，学んだスキルの練習相手がいなかったし，サポートしたり行動の適切なキューを与えてくれる人もいなかった。この患者を，年齢が同じ25歳のネッドと比較してみよう。ネッドの ICF プロファイルは図9-2 に示してある。ネッドはジェイより行動制御の障害の程度は重く，社会的な交流場面ではいつも不適切な言葉を発していた。ネッドはジェイと同じように生活を改善したいという意欲は強かったが，自分の今の社会的ネットワークにおおむね満足していた。彼は職場の正規の従業員ではなかったが（パートタイムでボランティアとして働いていた），職場の従業員はネッドの不適切な言葉をよく受け容れてくれており，また，従業員以外の人と接する必要はない仕事であった。ジェイもネッドも社会生活技能の障害を有しているので，従来の医学モデルに準拠すれば両者ともに社会生活

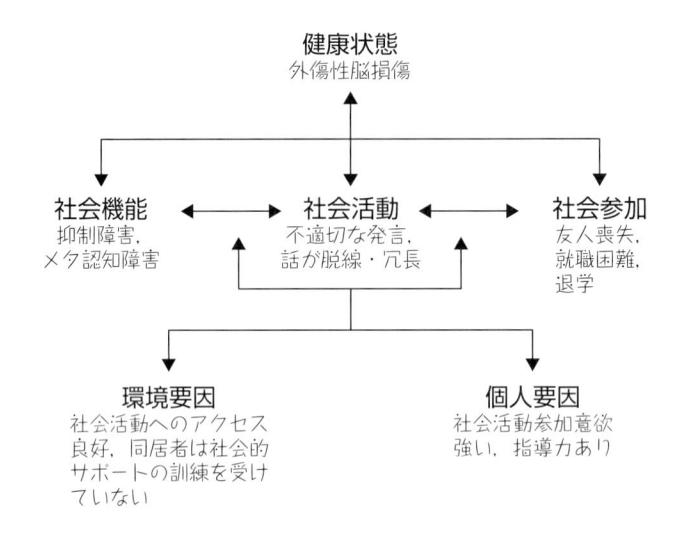

```
                健康状態
               外傷性脳損傷
                  ↑
    ┌─────────────┼─────────────┐
    ↓             ↓             ↓
  社会機能  ←→  社会活動  ←→  社会参加
  抑制障害,    不適切な発言,    友人喪失,
  メタ認知障害  話が脱線・冗長  就職困難,
                              退学
              ┌────┴────┐
              ↓         ↓
           環境要因    個人要因
         社会活動へのアクセス  社会活動参加意欲
         良好, 同居者は社会的  強い, 指導力あり
         サポートの訓練を受け
         ていない
```

図9-2 ネッドのICF（WHOの国際生活機能分類）

技能訓練の適用になるであろう。しかしジェイにとっては，社会的な活動にアクセスすることができなければ，社会生活技能訓練を行っても大きな利益はない。一方，ネッドはそもそも社会生活技能訓練の必要性がない。ネッドの現在の社会生活には問題はなく，サポートが得られる環境にあるからである。この2例は，社会生活技能訓練は患者の置かれている状況を考慮して検討する必要があることを示すとともに，具体的に検討すべき要因も示す好例である。

社会機能の評価

認知リハビリテーション開始の前には，必ず評価というプロセスがある。認知機能は専門家が評価するものであるが，社会機能は脳損傷者と接触する人なら誰もが評価できる。社会機能と対人交流は密接不可分なので，誰でもなんらかの評価はできそうに感じられる。それは正しい。社会的に「適切な」言動とは何かとは，主観的なものであり，かつ，状況によって異なるからである。社会機能を評価する標準化された検査など存在しえないであろう。社会的規範はあまりに多く，日常生活はあまりに複雑だからである。そこで本章では，ICFモデルの各レベルにおける社会的機能評価のガイドラインを示す。付表の**ワークシート9.1**がそのワークシートである（医学書院のウェブサイトに拡大版がアップされている）。この評価の結果は，患者のニーズ評価の基礎となる。ニーズ評価については，「社会機能を改善するための計画」のポイント2に後述する。

■社会機能

社会機能は，**社会的理解**と**社会的行動**の2つに分けることができる。**社会的理解**とは，社会的規範に関する知識（例：礼儀正しくあるためのその文化固有のルールに関する知識）と，言語的，非言語的な社会的キューを「読む」能力を指す。従来の社会生活技能訓練は，直接的教示を用いるものであった。この技法が想定しているのは，脳損傷者は適切な行動をとるための知識やスキルが損なわれ

ているが，社会的理解は保たれているという前提であったが，最近の研究ではこの前提は必ずしも正しくないことが示されている。最も注目されているのは情動認識と心の理論(Theory of Mind；ToM)である。情動認識に関して現在までに明らかになっているのは，脳損傷者における他者の顔の表情認知の障害である。ToMの障害があることが示されているのは，外傷性脳損傷の成人と小児(Henry, Phillips, Crawford, Ietswaart, & Summers, 2006；Tonks, Williams, Frampton, Yates, & Slater, 2007；Turkstra, McDonald, & DePompei, 2001；Young, Newcombe, de Haan, Small, & Hay, 1993)，多発性硬化症の成人(Krause et al., 2009)，局在性脳損傷の成人(脳血管障害，ヘルペス脳炎，てんかん治療のための側頭葉切除術後)(Philippi, Mehta, Grabowski, Adolphs, & Rudrauf, 2009)などである。表情認知の障害とは，正の情動と負の情動の取り違えや(例：「情熱」を「怒り」と取り違える)，情動の強度の認知障害(例：「いらいら感」を「怒り」と取り違える)という形で認められる。「幸福」のような基本情動の認知は保たれていることが多く，「羞恥」や「困惑」などのより微妙で複雑な感情が障害を受けることが多い。

ToMとは，他人が自分とは異なる考えをもっていることを認識する能力である。さらには，その異なる考えが，その人の行動を左右することを認識する能力も含まれる(Premack, & Woodruff, 1978)。ToMの障害は自閉症の中核であり(Baron-Cohen, Leslie, & Frith)，統合失調症や(Bora, Yucel, & Pantelis, 2009；Craig, Hatton, Craig, & Bentall, 2004)，前頭側頭型認知症(Lough et al., 2006)でもよくみられる。脳損傷者でToMが研究され始めたのは最近になってからである。外傷性脳損傷の成人・若年者・小児(Muller et al., 2009；Turkstra, 2008；Turkstra, Dixon, & Baker 2004；Walz, Yeates, Taylor, Stancin, & Wade, 2010)，右半球損傷(脳血管障害)の成人(Surian & Siegal, 2001)で研究が進められてきている。右半球損傷の成人についてはまだ議論が続いているが(例：Tompkins, Scharp, Fassbinder, Meigh, & Armstrong, 2008を参照)，多くの脳損傷者でToMの障害があること，そしてこのToMの障害は一般的な認知障害では説明できないことは定説になっている。

研究が進んだ結果，社会機能のうちで特にこの社会的理解は訓練の最初に行うべきであるといわれている。患者が社会的キューを認識できなければ，どんな行動をとればよいかわかるはずがないからである。しかし，現時点では脳損傷患者に施行できる情動認知(ToM)の標準化された検査は1つしかない。それはビデオの形式の社会的推論検査(Test of Awareness of Social Inference；TASIT, McDonald, Flangans, & Rollings, 2002)で，皮肉の理解と情動認識を検査するものである。将来はもっと多くの検査が開発されることが期待されるが，現時点では検査よりもインフォーマルな評価が第一選択というべきであろう。

社会機能を評価する際には，他の認知機能を考慮する必要がある。たとえば，患者が繰り返し同じ質問をする場合は，陳述記憶に障害があるのかもしれない。遂行機能障害をもつ患者が場に不適切な話をするのは，自分の考えをすべて表現せずにはいられないためかもしれない。ワーキングメモリーの障害がある患者が話のポイントをはずすのは，必要な情報を記憶できないためかもしれない。注意の分配に障害がある患者が迂遠だったり，自己中心的に見えたりするのは，会話と作業中のタスクの両方に注意を向けられないからかもしれない。その他，認知機能の疲労と呼ばれる現象も，社会機能を低下させる原因になっていることがよくある。社会的行動の質を保つためには精神的なエネルギーが必要で，精神的な疲労は質の低下につながることはわれわれもよく経験するところである(Kennedy & Coehlo, 2005)。脳損傷者は特に認知機能の疲労が顕著なので，難しいタスクのあとや一日の終わり近くに社会機能の低下が認められた場合には，疲労に起因するという可能性を考えなけれ

ばならない。

　社会的行動には，人と人が顔を合わせてから別れるまでのすべてが含まれるので，評価の対象となる社会的行動のすべてをリストアップすることは不可能である。基本的には，治療者はその人の社会参加を妨げている社会的機能の障害すべてを検討することになる。それには負の行動の出現もあれば，正の行動の欠如もある。負の行動の出現とは，抑制のない話し方，公共の場での性的な問題行動，同じ質問の繰り返し，話題に関係のないことを話すこと，一方的な会話などである。正の行動の欠如とは，社会活動や会話に参加できなかったり，他人のニーズや欲求を認識できないことなどである。治療者自身の社会的行動基準が，患者と同じとは限らないし，望ましい社会的行動は年齢や文化，社会的文脈によって変わるので，社会的行動の問題を標準化された検査で決定することはできず，患者自身や周囲の人々からの報告に基づいて判定することになる。

　患者の社会的機能の評価は，関係者全員で行うべきものであるが，日常のコミュニケーションとの関連については音声言語の専門家が実践的コミュニケーション能力として評価するのが普通である。その内容は本書の範囲を超えているが，一般的には，ラトローブコミュニケーション質問票（LaTrobe Communication Questionnaire；LCQ, Douglas, Bracy, & Snow, 2007）やコミュニケーションにおける機能障害プロフィール（Profile of Functional Impairment in Communication；PFIC, Linscott, Knight, & Godfrey, 1996）のような質問票を複数行ったうえで，実際のコミュニケーション行動（自分の順番を待つ，話題についていくなど，社会でよくある対人関係行動）を詳細に検討して行うことになる（Snow & Ponsford, 1995）（Turkstra, McDonald, & Kaufmann, 1996）。脳損傷の小児や若年者については，標準化された検査が，推論能力（例：包括的な音声言語の評価；Carrow-Woolfolk, 1999）など実用的なコミュニケーションの基礎となる技能を評価するために役立つこともある。しかし，成人の場合には事情は上記のような社会機能の他の側面と同様で，標準化された検査はまだ存在しない。だが，実用的なコミュニケーションが社会的文脈に依存していることや，社会的な妥当性の判断に主観的な要素があることを考えれば，こういった検査がないことはむしろ当然ともいえる。

■社会活動

　社会活動を評価する方法として，患者の対人関係の観察がある。これは多くの場合，その患者のロールプレイ（例：初めて会う人に挨拶をさせてみる）の観察か，実際の日常活動の観察による。介護者のチェックリストとして標準化されたもののなかに社会活動に関する質問が含まれているものがある。これには，小児の機能障害評価票（Pediatric Assessment of Disability Inventory）（Haley, Coster, Ludlow, Haltiwanger, & Adrellos, 1992）や，成人コミュニケーションスキル評価票（Functional Assessment of Disability Inventory）（Frattali, Thompson, Hollannd, Wohl, & Ferketic, 1995），遂行機能の行動評価票（Behavior Rating Inventory of Executive Function）（小児版・青年版・成人版：Roth, Isquith, & Gioia, 2005）などがある。しかし，通常は，社会活動の評価はこうした評価票などは用いずに行われる。ロールプレイでパフォーマンスを評価する際に重要なことは，実際の日常の社会生活とはかなり異なったものを見ているということである。治療者が作り出すセッティングやサポートは，日常生活には存在しないものであることがしばしばある。患者と治療者の間に作り出される対人交流は，あらかじめ定められた話題についての一問一答になりがちで（Turkstra, 2001），これは人工的なセッティングのなかでの対話である。評価についても，静かで注意をそらすものがない環境で行われれば，これ

もまた現実の社会的状況とは異なったセッティングである。こうしたことの結果，患者の社会的能力は過大評価されがちである。逆に，治療者は友人や家族のように患者と過去を共有しているわけではないために対話の厚みが損なわれることは，社会的能力の過小評価につながる。こういった過去の共有は友人や家族との会話を容易にするものである。また，治療者にとって患者との関係はあくまで職業上の役割の範囲内であり，これは社会的交流には負の要因の1つとなることが知られている (Togher, H &., & Code, 1996)。こうした事情から，社会活動上の行動を評価する最善の方法は，患者の日常の対人関係を観察し，家族などに評価を求めるというものになる。

■社会参加

患者が求めているのは社会生活への参加機会を増やすことであって，検査成績を改善することではない (Hartley, 1995)。この要求を受けて，社会生活への参加の評価に特化したツールの開発が行われている。社会参加の評価には，主観指標，客観指標の2つがある。客観指標は，社会通念上望ましいとされる内容を問うものである（例：地域社会への参加や，友人がいること）。主観指標は文字どおり患者自身の主観的評価である（例：「自分の社会生活に満足していますか」という質問）。現在の評価尺度のほとんどは客観指標を用いている。小児用の例として Pediatric Quality of Life Inventory (PedsQL, Varni, Seid, & Rode 1999)，成人用の例として Craig Handicap Assessment & Reporting Technique (CHART, Whiteneck, Charlifue, Gerhart, Overholser, & Richardson), The Community Integration Questionnaire (CIQ, Willer, Rosenthal, Kreutzer, & Gordon, 1993), Quality of Communication Life Scale (Paul et al, 2005) がある。ただし，患者には客観指標では評価しきれない患者その人なりの社会生活があることを見過ごしてはならない。たとえば「友達と映画に行きますか」という問いに対する答えが「一度もない」や「あまり行かない」だったとしても，友達と映画に行くことがその患者個人の社会生活の指標として適切かどうかは別の話である。求められる社会参加は患者によっても異なるし，文化によっても異なる (Larkins, Worrall, & Hickson, 2004)。客観指標のすべての項目を，そのまますべての患者に等しく適用することはできないのである。

■環境要因

社会機能にかかわる最も重要な環境要因は，人である。患者が実際に接する人である。治療者はこうした人から患者の日常生活についての情報を得ることになるのであるから，こうした人の患者サポートの意欲と能力を知る必要がある。しかし，そのための標準化された方法はない（妥当性の検証や標準化された方法がないことはまさに本章のテーマそのものである）。したがって，患者が実際に接する人とよく話したり，彼らの言動を観察することも，認知リハビリテーションという仕事の一部ということになる。

環境要因の評価の一環として，その患者の生活のなかの具体的な社会参加とは何かを知ることも挙げられる。よく利用する交通機関や，経済状況などもこれに含まれる。さらには，その患者が参加する社会とは公的なものか私的なものか，何人くらいの社会か，患者の注意をそらすものがどのくらいあるか，ローカルルールはどうか，不適切な行動を取るとどんな不利益があるか，なども考慮しなければならない。これらを総合してはじめて，訓練のゴールを定めることができるのである。

■個人要因

　脳損傷で認知機能障害者となったとき，社会復帰したり友人に会ったりしようという気持ちになるまでには時間を要する場合がある。社会復帰の意欲があり，そのための方略やサポートを活用しようという意欲があるかどうかは，訓練の成果予測の最大因子であるとも考えられる。この意味でも本書第3章で述べた要因は，訓練計画立案のための必須項目である。比較的若い人々が脳損傷後にうつ状態になることはよくある。社会的能力や社会生活の変化を余儀なくされるからである。特に，受傷からしばらく時間がたって，元の友人達が「フェイドアウトしてしまう」ことは，患者に深い寂しさをもたらすものである（McWreath, 2005）。繰り返しになるが，病前の社会生活，社会生活技能，訓練に対する期待，興味なども考慮したうえで訓練計画を立てなければならない。そうすることではじめて，リハビリテーションのゴールが，その患者本人にとって適切で有意義なものになるのである。

P：Plan　社会生活技能訓練の計画

　社会生活技能訓練は，4つの技法を組み合わせて行うのが通例である。第一が社会生活上のタスクの訓練，第二が代償方略，第三が環境調整，第四が介護者によるサポートの明確化ないし訓練である。訓練開始前の評価に基づき，これらの技法の適切な組み合わせが決定される。たとえば，重度の外傷性脳損傷者のテッドは，自分のお気に入りのテレビ番組の間にチャンネルを変えられると他の居住者に大声で怒鳴るため，グループホームで問題になっていた。テッドの陳述記憶には障害があったが，手続き記憶は良好であったため，テッドに適切な訓練方法は，新たなタスクを身につけさせることと，記憶をサポートする外的なキューを与えることであった。そこで実際に行われたのは，テッドに，「チャンネルを変えた人には大声で叫ぶのではなくて穏やかに話す」と書いたメモを示して教えることと，同時によく目につく場所にテレビの視聴時間のスケジュールを貼ってテッドも他の居住者も自分の視聴時間がすぐにわかるようにしたことであった。また，グループホームのスタッフに対しては，視聴スケジュールを厳密に守ることと，テッドにメモを読むキューを与えることを教示した。また，テッドがいつでも自分の好きな番組を見ることができるよう，録画機能付きのテレビを購入する計画を立てた。

　以下に社会機能の訓練の実際をPIEに沿って論ずる。巻末の付表**ワークシート9.1**の「計画」と「予後」がその要約である。先に挙げた症例ジェイを実例として後述する。

■ポイント1　WHO 患者の特性

　最初に確認すべきことは，患者の社会生活技能（社会的理解を含む）と，認知機能障害，身体・知覚障害の程度である。上述のとおり，患者の評価は，標準化された検査，社会活動の観察，患者や介護者の面接を通して行うものであるが，社会的機能は実際の活動のなかで評価することが基本である。

　認知リハビリテーションの対象とするためには，患者がみずからの社会的機能を改善しようというモチベーションをもっていることが必須とされる。他方，障害への気づきや洞察が求められる程度は，訓練の種類によって異なる。訓練が主に事実と概念（第5章），多段階タスク（第6章），外的エ

イドの使用（第7章）に焦点を絞ったものである場合には，障害への洞察なしに自動的に学習が進む。他方，メタ認知的方略の使用（第8章）（たとえば，「初めての人と会うときは，握手をするものであって，ハグをしてはいけない」）の場合には，障害への気づきがあることが前提条件となる。

■ポイント2　WHAT WHERE WHEN 訓練プログラムの決定

　患者の症状と残存機能が確認されたら，次のステップは，それに合った具体的な訓練方法の設定である。本書ですでに述べてきたように，この段階はニーズ評価と呼ばれ，まず患者のゴールと周辺状況の確認から始め，次に訓練すべき要素についてタスク分析を用いてチェックする。これは可能なかぎり患者と家族など関係者との協同作業とする。チェック項目は以下のとおりである。

WHAT：ターゲットタスク（何を教えれば生活が改善するのか）

　「何を教えれば生活が改善するのか＝その患者のニーズは何か」という問いは，リハビリテーションのゴールに直結するものである。患者は施設に入居していて，多少なりとも対人関係をもちたいと思っているのか。あるいは在宅で，社会での不適切な行動に家族が当惑しているのか。患者は子どもで，友達が痛がっているときに笑ってしまうのか。社会的活動の認知リハビリテーションは，常に患者中心であり，その患者個人にとって有意義なゴールを目指すのでなければ，訓練にモチベーションをもたせることはできない。したがって，患者や患者の周囲の人々との協同作業が，ゴールを決定するうえで不可欠である。

WHERE：ターゲット環境（どこでターゲットタスクが使われるのか）

　どこでターゲットタスクが使われるのかを知ることは，訓練の場所の選定にあたっての大きなポイントである。特に患者の遂行機能と陳述記憶が障害されていて，学習内容を般化できない場合に重要な問いとなる。社会的サポートや環境調整の必要性を知るうえでも参考になるし，社会的行動の標準を知ることもできる。訓練の効率という観点からも，初期の時点でターゲット環境を確認することが望ましい。学習内容が実際に活かされるか否かは，患者の置かれた状況に大きく左右されるからである。たとえば，施設のスタッフからのキューを必要とする社会生活技能訓練を行っても，実際の状況でスタッフがいないのであれば，無駄である。ターゲット環境は，患者自身によって決まる側面もある。われわれはかつてある患者に，財布の中に入れたメモに書かれた指示を読むことで適切な社会行動をとるよう訓練したことがあった。ところが，その患者は日常生活ではいつもポケットのないスウェットパンツを身につけていることがあとになってわかったという苦い経験がある。

WHEN：ターゲットタスク実行のタイミング

　ターゲットタスク実行のタイミングも，学習内容が実際に用いられる状況に関するという点では前問と同様であるが，ここではゴールとしての行動のタイミングに特化したものを指している。学習内容を用いるタイミングを，患者が一人で気づく必要があるか否かを考慮しておくことは重要である。なぜなら，社会的行動の理解とメタ認知のスキルによって，結果が左右されるからである。この点は仕事のルーチンのようなケースとは異なっている。社会的行動はそれとは違って次に何が起きるか予測困難なうえ，その時々によって内容が異なるものであるから，学習内容の実行を患者に知らせる

キューの有無がターゲット環境にあるか否かを確認しておく必要がある。一般的には，第5章で述べたように，日常であまり使わない行動の学習のほうが難しい。患者がパーティでジョークを言うことを学習したいとする。だがパーティに出席するのが年に1回であったとすれば，練習の機会はほとんどない。ただし，あまり使わない行動が常に訓練に向かないというわけではない。患者が近日中に，たとえば子どもの結婚式や，仲間との旅行を予定しているとする。そのような場面で適切な社会的行動をとることが，その患者にとって重要な意味をもっていることは明らかである。

訓練の実施法

訓練の実施法の基本は**患者との協同作業**である。社会的活動のゴールは人によって大きく異なるから，患者が納得しないような訓練は成功が望めない。「患者との協同作業」という答えは普遍的なものだが，これ以外は，評価の結果や，前の項までの問いに対する答えや，訓練のゴールによって違ってくる。これらの決定のためには図 5-1 のアルゴリズムが有用である。

訓練の目的が患者の行動を変えることにあるのであれば，訓練では陳述記憶と手続き記憶を用いたものになる（第5章と第6章参照）。これらの記憶を用いる比率は，その患者の陳述記憶と遂行機能によって異なる。患者の病識と遂行機能が十分に保たれていれば，メタ認知的方略が用いられる（第8章参照）。これらの機能が障害されていて，手続き記憶がその患者のメインの学習ツールである場合は，誤りなし学習とSRのほうが適切であり，訓練も集中的に行う必要があろう（第5章と第6章を参照）。このような場合に，ターゲットタスクが用いられる状況が多彩であれば，訓練刺激も多彩にすることが必要となる。

訓練の焦点が環境調整である場合には，ゴールに応じた訓練方法が必要になる。一般論としては，家族や雇い主のような患者の関係者を訓練に組み込むことが望まれる。これによって，家族や介護者の負担を考慮することができる。これまでの研究によれば，脳損傷患者との人間関係が失われると，家族の長期的な負担が増強されることが示されている（Verhaeghe, Defloor, & Grypdonck, 2005）。したがって家族は，患者の社会生活技能改善を目指した訓練には協力的になることが多い。しかし介護者の訓練については，特定の方法の有効性を示す研究は存在しない（Boschen et al., 2007）。家族がみずからの社会的行動を変化させ患者に合わせることを期待するのは，ストレスのレベルを上げることになりかねない。

関係者が雇い主の場合には，社会的サポートを受けることの利点を教育する必要が出てくる。脳損傷患者を対人関係の煩わしさのない職場で働かせることは，会社としては不利益な面があるかもしれないが，それが結果としては生産性の向上につながる。治療者にはこれについての確固たるエビデンスを雇い主に提示することが望まれよう。このことは学校という環境でも同様である。脳損傷の学生のなかには，クラスの中で活動する際に，構造化された設定を要する者がいる。このような設定を作ることは教師にとって負担となるが，結局はクラスの生徒全員にとってプラスとなるのである。

■ポイント3　WHY　ゴールの設定

訓練にかかわる事項すべてにいえることだが，治療者は，ゴールがその患者にとって適切なものかについて，また，達成度の評価方法について，明確に意識していなければならない。第4章で述べたとおり，訓練の有効性は複数のレベルで評価されるもので，1回のセッション内の学習だけでなく

(スキルを日常生活の対人関係で用いることが想定されている場合），ターゲット環境でのそのスキルの用いられ方や長期的な維持についても確認する必要がある。ワークシート9.1の「計画」の欄には，定めたゴールが社会参加に有用である理由を明記しなければならない。ICFを訓練計画に利用することの1つの利点は，設定されたゴールの理由（Why）を訓練開始時点から明確にし，達成度の評価レベルが目に見えるようにできることである。ICFを用いると環境要因と個人要因も明確化されるので，治療者のコントロールの届かない因子も知ることができる。たとえば，患者が職場での社会生活技能を必要としていても，失業中であるとか，交通機関を利用できないとか，うつ状態のために社会活動ができないなどの背景因子が存在するような場合には，直接に訓練するよりも，他の専門家などへの依頼が優先されることになり，ゴール達成の成否は依頼の成否にかかってくる。

■ポイント4　HOW　患者個別計画のデザイン

前項までで収集した情報をもとに，患者個別の計画をデザインする。巻末の付表ワークシート9.1がその目的に活用できる。

I：Implementation　社会生活技能訓練の実行

前のセクションで述べた計画プロセスで，患者についての次の点が明らかにされたことになる。
(1) 患者や関係者のスキルと知識，環境調整，患者の社会活動のゴールに必要な事項，(2) 訓練達成度の評価法，(3) 社会生活技能の学習を促進する訓練刺激。

これらを基礎として，訓練は実行段階に入る。ターゲット行動が習熟・般化されることを常に確認し，複数レベルの評価を行い，長期的に維持されるよう計画する。具体的な方法はターゲットの性質により異なる。手続き記憶の要素が強い社会生活技能がターゲットなのであれば，方法の選択には図5-2が利用できる。外的エイドを用いるのであれば，第7章の技法に従う。事実と概念も訓練する必要があるのであれば（たとえば，会話で実際に用いられる言葉など），第5章の技法が参考になる。訓練で最も重要なポイントは，訓練とは多因子であることと，社会生活を直接改善するものでなければならないということである。

実例

本章の後半では実例に沿って解説する。まずMcDonaldら（2008）とDahlbergら（2007）の2例を示す。現在までのところ，外傷性脳損傷者への社会生活技能訓練のRCTはこの2例しか報告されていない。3例目は，本章の冒頭で紹介したジェイについて再度述べる。

■McDonaldら（2008）の研究

訓練目的は，(1) 社会的行動を改善する，(2) 不安・抑うつを軽減する，ことであった。対象は外傷性脳損傷慢性期の成人51名で，以下の3群に分けられた。
(1) 12週間の社会生活技能訓練プログラム

(2) 12週間の一般的訓練プログラム（調理や外出などの社会活動を含む）
(3) 対照群（待機リスト）

プライマリーアウトカムの指標は，社会的理解，社会的行動，自覚的な適応感覚の3つであった。
社会的理解の評価としては，患者自記式のTASIT（McDonald, Garg, & Haynes, 2002）を用いた。社会的行動の評価としては，訓練前後での患者と他人（俳優）の会話のビデオを，ブラインドで第三者が得点をつけた。自己中心的行動，マナー，ユーモアなどが着目点であった。自覚的な適応感覚は自己評価させた。

セカンダリーアウトカムの指標は，社会的行動と日常生活上の社会参加についての患者自身および介護者による評価であった。これらは，LCQ，Katz適応尺度（Katz & Lyerly, 1663），社会パフォーマンス調査スケジュール（セカンダリーアウトカム指標；Lower & Cautela, 1978），シドニー心理社会的再統合のスケール（Tate, Hodgkinson, Veerabangsa, & Maggiotto, 1999）で評価した。

第一群（社会生活技能訓練群）は12週間にわたり毎週3時間のグループセッションを実施した。グループの構成は外傷性脳損傷者3～5名と治療者2名である。加えて毎週1時間，臨床心理士による個人カウンセリングを行った。グループセッションのうちの2時間は，社会生活技能の弁証法的訓練にあてられた。内容は会話の始め方や話題の選び方などである。訓練のゴールは患者自身が定めた。残りの1時間は，ウォーミングアップのゲーム，前のセッションでの宿題の確認，ターゲットスキルの導入，問題点の解決方法の相談，治療者によるよい行動の手本・悪い行動の手本の呈示，ロールプレイを行った。患者はWSTC（What am I doing? Select a strategy? Try it. Check it out！）というキーワードを覚え，常にこれを使うことが指示された。治療者は患者の行動をできるかぎり強化すべく，自信とモチベーションを高め，その場でポジティブフィードバックを与え，ターゲット行動を繰り返し行う多くの機会を与えた。具体的な方略（精緻化記銘，視覚化，誤りなし学習）は指示しなかった。臨床心理士によるカウンセリングは，標準的な認知行動療法に沿ったもので，リラクセーション，アサーション・トレーニングなどを行った。これらの実施にあたっては，患者個人の認知機能に合わせて適宜修正した。

結果

プライマリーアウトカム指標は，社会生活機能訓練群のみにおいて社会的行動の改善が認められた。社会的理解と社会適応については，どの群でも改善は認められなかった。また，介護者による評価や地域でのアウトカムについても改善は認められなかった。

■ Dahlbergら（2007）の研究

Dahlbergらは，上記McDonaldらより多くの症例数を対象として同様の研究を行い，同様の結果を得ている。対象は52例で，うち26名が訓練群，26名が遅延訓練群（対照群）であった。研究期間は前半と後半に分け，後半では2つの群の入れ替えを行った。上記McDonaldらの研究と同様，訓練は12週にわたり毎週実施した。セッションあたりの時間は1時間半であった。達成度の評価は次のツールを用いた。

PFIC（Linscott et al., 1996）：評価者がブラインドで行った；社会的コミュニケーションスキル質問票（McGann, Werven, Douglas, 1997），CHART（Whiteneck et al., 1992）：本人と家族による；生活の満

足度質問票（Diener, Emmons, Larsen, & Griffin, 1985）。

GAS（Goal Attainment Scale）：外傷性脳損傷のリハビリテーションで汎用されているスケールで，訓練のゴールを評価可能な要素に分割するものである（Malec, Smigielski, & DePompolo, 1991）。たとえば，患者のゴールが「会話で多くの質問をする」であったとする。このゴールは5つのステップに分割できる。第一のステップは「会話のうち10％以内で質問する」で，最終の第五のステップは「会話のうち90％以上で質問する」である。

グループ訓練の前に，マニュアルに従った社会生活技能訓練が行われた。その内容は，コミュニケーションのコツについての教示や，会話の始め方，自己主張の仕方，対人距離の保ち方，問題解決手法などである。グループ訓練は，言語聴覚士とソーシャルワーカーが，社会的機能の2つのポイントと社会行動の2つのモデルを示す形で進められた。また，介護者や治療者のサポートにより，患者個人が内省を繰り返しながらゴールの達成に向かうよう配慮され，訓練のフォーマットにも自然なフィードバックと練習が明記されていた。訓練には社会生活技能訓練と般化が組み込まれていたが，具体的な訓練方法は指定されていなかった。

結果

訓練群ではPFICとGASの得点に改善が認められた。生活の満足度質問票による自己評価も改善した。介護者による評価では，GAS得点のみが訓練群で改善を認めた。これらの改善は訓練後6か月の時点でも維持されていた。

McDonaldらの研究でもDahlbergの研究でも，社会生活技能訓練は社会的行動を改善し，訓練後もその改善は維持されていた。しかしどちらの研究でも，第三者の評価による社会的行動には有意な変化は認められなかった。社会参加についても同様で，有意な変化は認められなかった。唯一の例外は社会生活の満足度で，これはDahlbergらの研究で認められた重要な結果である。全体としては社会的活動や社会参加に変化が認められなかったという事実は，訓練の計画や結果評価において，ICFのすべての要素を考慮することの重要性を支持している。McDonaldらが指摘しているように，直接は関係のない生活上の出来事が，社会参加に小さくない影響を与えることがあり，患者は訓練で学んだスキルを実際に練習する機会がないこともよくあるのである。このことは，本書で強調している以下のことを裏づけるものである。すなわち，その患者の環境要因と個人要因の確認と，社会活動や社会参加の限界の確認が，訓練計画においては必須だということである。加えて，これら2つの研究で訓練の対象となったスキルは，研究に参加した患者の日常生活における問題の最も重要なスキルではなかったという可能性も考える必要があろう。ゴールの選択にあたっては介護者の協力が必要とされているが，それによって1つか2つの行動を変化させても，患者の社会生活全体にプラスになるとはかぎらないのである。

■症例　ジェイ

患者情報

ジェイ（25歳男性）は外傷性脳損傷の5年後に自発的にわれわれのクリニックを受診した。ジェイは脳損傷の直後の数週間，入院・外来の認知リハビリテーションを受けたが，その後4年間以上は何

の訓練も行っていなかった。本章の冒頭でも述べたが，ジェイのゴールは人と会うことであり，社会生活技能訓練がこのゴールを達成するための手段だというのがジェイ自身の考えであった。ジェイの就労意欲は強かったが，失業中であった。両親と離れて1人で暮らしており，これはジェイにとっても両親にとっても適切な環境であるようだった。

計画段階

言語聴覚士が前記4つ（Who, What, Where, Why）の観点からニーズ評価を開始した。患者との面接と認知機能検査（記憶機能，注意機能，遂行機能）の結果から，次のような患者プロフィールが明らかにされた。

・認知機能と社会的機能

認知機能のスクリーニングとして施行したRepeatable Battery for Assessment of Neuropsychological Status（Randolph 2001）のジェイの成績は正常下限であった。日常生活を見るかぎりでは，陳述記憶は比較的保たれているようであった。訓練のスケジュールを覚えることができたし，バスの時刻表も覚えることができた。他方，遂行機能には障害が認められた。訓練項目についての保続があり，訓練セッション以外のときに何回も治療者に電話をかけてきた。話はしばしば脱線した。日常のなかで軽度の語健忘も認められた。ジェイは独居しており，訓練セッションをはじめとする必要な活動には時間どおりに出かけることができたから，計画と組織化の機能は保たれているようであった。社会的理解に関しては，社会的キューの読み取りに障害があることは明らかであった。彼は見知らぬ人にも過剰に親しげな態度を取った。リハビリ場面でも他の患者に軽薄な言葉をかけることが多かった。自分が他人に与える影響について無頓着に見えた。行間を読むことができなかった。たとえば，治療者が「来週お話しましょうね」と言ったとき，それは「今は話さない」という意味であることを理解できなかった。また，治療者に対する態度と，見知らぬ人に対する態度は変えるべきだということも理解できなかった。

・社会活動と社会参加

隣人によれば，ジェイは誘われれば出かけることはあったものの，誘われなければ，月に1回の外傷性脳損傷者の会と訓練セッション以外はずっと家にいるとのことであった。ジェイと両親はどちらも互いの交流を求めていないようであった。社会的活動の範囲を拡大することがジェイの主要なゴールであった（特に女性との交流）。全体としてジェイは本来すべき社会参加をしていなかった。

・環境要因

ジェイが活用できる環境要因のなかで，訓練にプラスになるものとしては，バスへのアクセス（ジェイは認知機能障害や知覚・運動障害のため車の運転はできなかったが，補助なしで歩くことはできた），協力的な隣人，地域の脳損傷支援団体があった。逆にマイナス要因としては，失業していること，ジェイが参加すべき社会活動はバスによるアクセスが悪いことが挙げられた。

・個人要因

ジェイ自身，社会生活を改善しようという強い意欲があった。ユーモアのセンスは優れており，性格は外向的だった。ジェイにとって訓練の目的は「患者教育の援助」であった。このことは訓練開始時に確認すべき事項だった。なぜならのちにわかったことだが，ジェイは自分がインストラクターとして訓練に参加していると思っていたのである。それによって，待合室で多くの人（特に女子患者）と交流するというプラスの側面があった。

習得期と習熟期

　ジェイの長期的ゴールは社会的機能の改善であった。社会での適切な行動を表すキーワードを治療者とジェイが協同で作った。PRWD（プラウドと発音する）である。Plain language & tone（言葉はシンプルに），Respect other's space（他人の空間を大切に），Wait until you know the person better（その人をよく知るまでは控えめに），Don't mock（ふざけない）のP, R, W, Dを取ったものである。ジェイはこうした行動をするためにPRWDを口に出すようにした。初期段階の評価で，ジェイははっきりしたキューがあればこうした行動を正確にできることが明らかにされていたからである。キーワードそのものの学習は，セッション2回を使って，いろいろな質問に対してキーワードを口に出すという訓練をSR法で行った（例：「こういう場面ではどうするのがよいでしょう？ こういう場面ではあなたならどうしますか」）。

般化期

　次のステップはPRWDを日常生活で実際に使うことであった。その第一段階は，訓練以外にPRWDを使う機会を見つけることであった。そのために，治療者が観察できる場面で対人関係をもつことが計画された。そうすれば，その直後に治療者とジェイが結果について話し合うことができ，PRWDを必要とした回数の記録も可能になるからである。その次には，ジェイ自身が日常生活でのPRWD使用を記録した（すでに前のセッションの訓練により，ジェイは1人でプランナーを使うことができるようになっていた）。ジェイはこの記録を次のセッションに持参し，治療者と一緒に検討した。さらに次のステップは，PRWD使用場面を予測することの学習であった。これは日常場面のビデオを用いて，ジェイが適切な行動を予測し，その後，ビデオに出てきた行動が適切かどうかジェイが判断するという形で行われた。最終ステップは，PRWDが使えそうな場面をプランナーで前もって確認し，その場面ではPRWDを使い，結果を記録するというものであった。図9-3（巻末の付表ワークシート5.2による）に一例を示す。

多段階的アウトカム評価

　訓練セッションでの観察に基づく評価によれば，ジェイは，最小限のキュー（例：治療者の目くばせ）があれば，PRWDを安定して用いることができると判断された。このことは，日常でジェイに接している隣人の報告からも確認された。その隣人の話によれば，ジェイはPRWDを適切な場面で声に出している，しかし，他人との距離が近すぎるという問題はまだあるとのことであった。治療者の観察によれば，語健忘の問題が適切な会話の妨げとなることが時々あった。したがって，会話シナリオ訓練（Manheim, Halper, & Cherney, 2009）の適応と考えられた。

　最も重要なデータは，生活参加の段階であった。ジェイは自分の社会的機能はもう十分で，これ以上は会話シナリオも訓練も不要と考えるようになった。待合室で初対面の人に会うことを好み，他の患者によい影響を及ぼした。こうしてジェイの訓練は終了し，それからは脳損傷協会の活動や隣人との交流のなかに社会参加の機会を求めることになった。巻末の付表ワークシート9.2に社会生活技能のワークシートを示す（医学書院のウェブサイトに拡大版がアップされている）。

長期的ゴール：	社会生活の改善
初期習得サブゴール：	朝食直後に独力でプランナーをチェックし，PRWD方略を用いる機会を確認する
	（訓練手技，ターゲットタスク，進捗評価基準，達成評価基準，自立度，タスクの内容と実行される状況を明記する）
前提条件となるスキル：	(1) お金（紙幣と硬貨）の数え方（タスク開始前に教えておく） (2) レジの使い方（特に，金額を合計するための数値の入力）

HOW
（方法を明示する；例：MVC, SR, 精緻化, 視覚化, 記憶術, 方略訓練）
SR 訓練

☑ 機能的ターゲットである
☑ 患者用に個別化されている
☑ 状況が特定されている
☑ 進捗の測定基準が長期的ゴールや短期的サブゴールに明記されている

モチベーション促進のための計画：　　　ゴールと方略を患者自身が選択する。SRの成功率は高い

WHEN
治療の頻度：　　4 回／週（FTF2，電話2）
セッションの持続時間：　30 分
治療の持続期間：　　1 セッション，(週) 月

☑ セッション内に十分な練習をする機会がある
☑ セッション間に十分な練習をする機会がある

状況
不変状況：一定刺激＝毎回同じプランナーを用いる
新奇状況：可変刺激＝プランナーチェックのためのキューを変える

学習内容
単純：分散的訓練の計画：キュー＝「今日の予定は何でしたっけ」という形
反応＝患者はプランナーをチェックしPRWD方略を使う機会を確認する
複雑：集中的訓練の計画：

WHEN
☑ セッション期間中，自宅での追加訓練をサポートする人の決定　隣人など
☑ 般化を促進するのに十分な人々の存在　職，住居，外出をテーマに，隣人や患者会メンバーと対人交流をすることができる

図9-3　ジェイの教示計画ワークシート

要約

　本章では患者の社会的問題に対するアプローチについてPIEに沿って述べた。3つのポイントを挙げることができる。(1) 患者に個別化された訓練の重要性，(2) 社会生活技能についての訓練の結果が新しい状況に般化するというエビデンスはない，(3) 社会的ゴールの習熟と維持のため頻回に訓練することの重要性，である。われわれは，基本的な社会生活技能（たとえば「心の理論」）だけでなく，日常の社会活動のなかでの行動，特に，社会生活にフルに参加することを重視すべきであると考えて

いる。認知機能障害患者が実感している生活を困難にする障害が，訓練では十分に対象とされていないことが非常に多いものである。生活上のゴールを訓練の第一歩とすることで，このギャップの解消が期待できよう。このアプローチの例として，WHO の ICF の改変版がある（図 4-2 と図 9-1）。訓練計画では，その患者の認知機能障害と残存機能だけでなく，性格や個人的な優先順位，社会的活動のためのサポートや機会も忘れてはならない。Ylvisaker と Feeney（1998, 2000）が繰り返し述べているように，計画プロセスは**協同**プロセスでなければならない。脳損傷患者の社会的ゴールは，治療者が考えるゴールとは大幅に異なることも多いから，訓練計画を患者と協同の作業にすることによってはじめて，患者の日常社会生活における有意義な学習をさせることができる。

演習

1. 自分の日常生活で，対人関係がうまくいった例を挙げよ。**ワークシート 9.1** の ICF ワークシートを使って，その例を分析せよ。うまくいったことの背景には，社会生活技能，一般的な認知スキル，個人要因，環境要因が必ずある。うまくいった結果，対人関係にどうプラスになったかも記せ。対人関係で失敗したと思う例についても同様の作業をせよ。こうしたさまざまなセッティングにおける自分のパフォーマンスとアウトカムの評価を通して，治療者の立場として何が必要かをこれらのデータに基づき考えよ。ゴールは，タスク分析と ICF を用いて，最適な訓練ターゲットを決定することである。
2. 自分の社会的行動を改善するためにターゲットとしたい訓練内容を決定せよ。そのために必要なサポート（メモ，人からのキューなど）をすべて挙げよ。そしてアウトカム評価の基準も決定せよ（例：人に点をつけてもらう）。計画を実行しアウトカムを評価したのち，以下の問いに答えよ。
    a. ターゲットは訓練で達成されたか
    b. 訓練の計画と実施に必要な情報を，（仮想の）治療者にいかにして伝えたか
    c. 計画を実施してはじめてわかった想定外の問題やサポートは何か
    d. 今回の経験で学んだことのなかで実地臨床に活かせることは何か

この演習のゴールは，第一に，訓練のサポートと問題点の同定に日常の社会的行動を活かすこと，第二に，今後の訓練で活用できるゴール設定と実施の方法を知ることである。

第10章

結び──明日からの臨床へ

　読了である。あなたは認知リハビリテーションの実践を詳細に記した本書を読了した。敬意を表したい。読了した以上，知識は身についている。訓練の実施のための実践ガイドもこうして手にしている。しかし，問題はこれからだ。知識は実践されてはじめて真価を発揮する。本を読んで新しい技法の知識を得るのは，いわばスタートラインにつくことである。それを実行に移してこそ知識は生きたものになる。臨床経験という武器がある読者は，本書に記された技法を修正したり，文献を臨床に応用したりすることができるであろう。だが，これまでの自分のやり方を変えることが難しいというマイナス面がある。初学者は吸収が速い。だが，学んだ内容を統合していくための知識のストックが乏しいというマイナス面がある。経験年数の問題でない。患者にとってはどの治療者も，かけがえのない治療者であることに変わりはないのだ。私たちは誰もが，新しい技法を学び，熟達しなければならない。

　この最終章は，読者の一人ひとりが，臨床家としてのゴールを定め，スキルを身につける計画を立てることに直接役立つ章としたいと思う。そこで，読者自身のためのPIEを表10-1にまとめた。認知リハビリテーションの本を読むという投資を行った読者への最大のリターンは，PIE，すなわち計画（Plan），実行（Implementation），評価（Evaluation）のステップに沿った臨床実践である。そして下記の「マイプラン」は，表10-1と本書全体を参照しつつ記述することを想定したものである。もし読者の身近に志を共にする同僚がいるのであれば，互いにPIEをシェアし，フィードバックし合うことをお勧めしたい。

　本書の内容を実臨床に活かせるかどうか，それを決める読者自身の要因は，次の4つである。

1. 自己効力感，すなわち，必要なスキルを自分のものにしている，または自分のものにしつつあるという信念
2. 自己コントロール感，すなわち，自分は自分の力で変われるという感覚
3. 思考パターン，すなわち，本書の内容を有用と思えるかどうか
4. 手技を習得しようという意欲

　本書の著者である私たちは，これら4つが容易でないことはよくわかっている。最高品質のケアを，限られた資源しかない状況で提供することがいかに難しいか，私たちは嫌というほど経験してき

表 10-1 患者の訓練参加を促進するための 25 のポイント

個人要因の改善に向けて:
1. ゴールは，患者の生活自立のサポートである。患者一人ひとりの自己効力感（自分はゴールを達成できるという信念）を養うために，私は私の訓練方針の一つひとつが患者の思いを満たすものかを常に確認する。また，訓練の初期段階で，患者に成功体験をさせる。
2. 患者に提供するパフォーマンス評価は，患者の未来（訓練ゴール）に目を向けてのものであって，患者の過去（受傷前）のパフォーマンスと比較するものではない。
3. 患者のモチベーションを高めるために，訓練成功の実例を提示する。その実例は，その患者と同等の障害をもちながら，ゴールを達成したケースがよい。
4. 有形無形のあらゆるご褒美的なものを活用して患者を励ます。
5. 訓練の早期から何回も繰り返し，プログラムのゴールとメリットについて患者にリマインドする。ただし，ゴールもメリットも，治療者や第三者にとってではなく，患者自身にとってのゴールであり，メリットである。
6. プログラムの過程においては一時的なつまずきや停滞があることは前もって患者に告げて心の準備をさせておく。代替プログラムも用意しておく。
7. 患者の不安を最小限にするため，訓練の具体的内容を前もって伝え，発生しうる身体的・心理的反応（フラストレーション，疼痛，疲労など）についても説明しておく。
8. 認知機能検査は十分に行い，患者にその訓練プログラムを実行する能力をもっているかどうかを精密に評価する。
9. 訓練プログラム内の選択肢が患者にとって多すぎも少なすぎもしないよう留意する。

環境要因の改善に向けて:
10. 患者への各種支援の流れをチェックしたうえで，環境やスケジュールの最適化を図る。
11. 環境をチェックしたうえで，患者のパフォーマンスに影響している問題が環境にあるのか患者自身にあるのかを考える。
12. 患者にターゲットタスクを開始させるため，環境内のキュー（ステッカー，リマインダーノート，カレンダーなど）を利用する。
13. 患者の家族などキーパーソンをリハビリテーションの真のパートナーとして協同関係を築く。たとえば患者の観察を依頼する。管理の方略を一緒に考える。患者にフィードバック（賞賛やサポートなど）する。キーパーソンにも十分な訓練を提供する。
14. Ylvisaker と Feeney（1998）に従い，「人々とともに」生活することを目指した訓練を行う。「1 人で」生活するための訓練ではない。

プログラム要因の改善に向けて
15. 患者に個別化した訓練プログラムを計画し，さまざまな方略を試みつつその患者への最適化を目指す。
16. プログラムは患者と協同で作成し，患者のライフスタイルに合ったものにする。必要に応じてモチベーション面接（第 3 章）も行う。
17. 患者の年齢に合ったプログラムになるよう留意する。
18. 患者が訓練を自分のスケジュールに組み込んで日常生活の一部とするようにさせる。
19. 訓練についての指示とフィードバックは，明確かつタイムリーに行う。
20. ターゲットタスクは患者の能力からみて自立して行える範囲にあることに留意する（自立して行うことがゴールである場合）。
21. エラー統制技法（第 4 章）を行うことを訓練の原則とする。タスク達成のために必要な知識やスキルを患者に教えたうえで，多段階タスクをタスク分析に基づいてステップ（要素）に分ける。
22. 訓練記録をつけて，ゴールの達成度を定期的にわかりやすく説明する。
23. 患者の訓練参加を定期的にモニターし，プログラムへの参加が滞ってきた場合には解決の方策を立てる。
24. 患者や関係者に，必要に応じて個別的な目配り・教育・サポートを行う。
25. セッションのなかでタスクに成功した場面を記録し，「自己モデル」として患者に提供する。もし可能かつ適切であれば，そのビデオを患者に渡し，自宅で復習させるとともに自信につなげるようにする。

ている。だがそれでも患者への認知リハビリテーションの質は高めていかなければならない。それが臨床家の義務である。私たちは読者を信じている。

マイプラン

1. 表10-1のうち，臨床に取り入れたいスキルは次のとおりである。これらについて研鑽を積みたいと思う。

   _____
   _____
   _____

2. 本書の中の記載やフォームのうち，臨床に有用だと考えられるベスト5は次のとおりである。

ページ	項目

3. 過去に担当した患者の中から，表10-1で示されているスキルを使えばもっとよいプログラムを提供できたと思われるケースを選び，新しいスキルの練習の最初として，そのケースへの適用をシミュレーションしてみる。その概略を下に示すとともに，関連するワークシート（本書または医学書院のウェブサイト掲載の拡大版）に，仮想のデータを記入する。

   _____
   _____

4. 次の訓練セッションで活用する予定のスキルは以下のとおりである。

セッションの日付	そのセッション前に私が習得しておくスキル

5. （上記のスキルの実行後の）私のパフォーマンスに対する評価は以下のとおり。

   _____
   _____

6. 次回のセッションでの自分のパフォーマンスを改善のためには以下の方法が考えられる。

   _____
   _____
   _____
   _____

7. ステップ5～7を繰り返す。

付表　ワークシート

ワークシート 4.1	訓練計画ワークシート	231
ワークシート 5.1	ＳＲ訓練ワークシート（Ｉ）	232
ワークシート 5.2	ＳＲ訓練ワークシート（ＩＩ）	233
ワークシート 5.3	事実と概念教示計画ワークシート	234
ワークシート 6.1	多段階タスク教示計画ワークシート	235
ワークシート 6.2	多段階タスク初期評価ワークシート	237
ワークシート 6.3	多段階タスク進捗モニタリングフォーム	239
ワークシート 6.4	多段階タスクセッションデータフォーム	240
ワークシート 7.2	外的エイド教示計画ワークシート	241
ワークシート 7.3	外的エイド初期評価ワークシート	243
ワークシート 7.4	外的エイド進捗モニタリングフォーム	245
ワークシート 7.5	外的エイドセッションデータフォーム	246
ワークシート 7.6	維持データフォローアップフォーム	247
ワークシート 8.1	方略教示計画ワークシート	248
ワークシート 8.2	方略知識評価データシート	250
ワークシート 8.3	方略進捗モニタリングフォーム	251
ワークシート 9.1	ＩＣＦワークシート	252
ワークシート 9.2	社会的技能訓練計画ワークシート	253

● 付表をご利用の場合は医学書院ウェブサイト（http://www.igaku-shoin.co.jp/prd/02145）よりダウンロードいただけます（原出版社許諾済）。

ワークシート 4.1　訓練計画ワークシート

ターゲットの特定

WHAT

- □ それは，患者にとって実用的な意味のある機能的なターゲットか。周囲の関係者にとって有益か。患者と協同で設定したか。患者の生活における参加機会を増やすものか。
- □ 患者はターゲットに対して意欲的か。どのようにして患者のモチベーションを高めるか。
- □ 事前に教えるべきスキルはあるか。
- □ ステップや個々のスキルを特定したか（例：タスク分析）。患者と協同でステップを考え，患者が訓練過程を理解できるようにしたか。
- □ ターゲット習得にプラスまたはマイナスに影響する患者の特性を考慮したか。
- □ ターゲット習得にプラスまたはマイナスに影響する患者の特性を環境の特性を考慮したか。
- □ ターゲット習得の程度をどのように測定するか。適切な尺度は何か。

訓練実施法の特定

WHEN and HOW

訓練頻度：＿＿＿＿＿＿＿＿ ／週

セッション時間：＿＿＿＿＿＿＿＿ 分

訓練持続期間：＿＿＿＿＿＿＿＿ セッション，週，月

- □ ターゲット習得を促進するために必要な材料は何か。
- □ セッション内に十分な練習の機会があるか。
- □ セッション間に十分な練習の機会があるか。
- □ モデリングから分散訓練への進行計画は。
- □ 刺激－応答のパターンに変化をつける計画は。十分な例題があるか。
- □ フォローアップの計画を立てたか。

WHERE

- □ 般化の計画を立てたか。
- □ 般化，維持，実効果をどのように測定するか。
- □ セッション外での訓練実施者が存在するか。
- □ 宿題を適切に実施させるにはどうしたらよいか。

Copyright 2011 by The Guilford Press. All rights reserved. Permission to photocopy this form is granted to purchasers of *Optimizing Cognitive Rehabilitation: Effective Instructional Methods* by McKay Moore Sohlberg and Lyn S. Turkstra for personal use only (see copyright page for details).

認知リハビリテーション実践ガイド付表（医学書院）

ワークシート 5.1　SR 訓練ワークシート（Ⅰ）

患者氏名：＿＿＿＿＿＿＿＿＿＿＿　　訓練のタイプ：＿＿＿＿＿＿＿＿＿＿＿
日付：＿＿＿＿＿＿＿＿＿＿＿
訓練する言葉：＿＿＿＿＿＿＿＿＿＿＿＿＿＿＿＿＿＿＿＿＿＿＿＿＿＿＿＿＿＿＿＿＿＿
学習内容：＿＿＿＿＿＿＿＿＿＿＿＿＿＿＿＿＿＿＿＿＿＿＿＿＿＿＿＿＿＿＿＿＿＿＿＿
前回のセッションで課題想起ができた最長間隔時間：＿＿＿＿＿＿＿＿＿＿＿＿＿＿＿＿＿
セッションの開始時に課題を想起できたか　はい/いいえ

> 下の数字は，課題想起間隔時間（分）を示している。課題想起できた時間を○で囲み，想起が正しかったかどうかを（＋），（－）で最後のマスに記入する。

1	2	3	4	5	6	8	10	12	14	15	16	18	20	22	24	25	26	28	32	
1	2	3	4	5	6	8	10	12	14	15	16	18	20	22	24	25	26	28	32	
1	2	3	4	5	6	8	10	12	14	15	16	18	20	22	24	25	26	28	32	
1	2	3	4	5	6	8	10	12	14	15	16	18	20	22	24	25	26	28	32	
1	2	3	4	5	6	8	10	12	14	15	16	18	20	22	24	25	26	28	32	
1	2	3	4	5	6	8	10	12	14	15	16	18	20	22	24	25	26	28	32	
1	2	3	4	5	6	8	10	12	14	15	16	18	20	22	24	25	26	28	32	
1	2	3	4	5	6	8	10	12	14	15	16	18	20	22	24	25	26	28	32	
1	2	3	4	5	6	8	10	12	14	15	16	18	20	22	24	25	26	28	32	
1	2	3	4	5	6	8	10	12	14	15	16	18	20	22	24	25	26	28	32	
1	2	3	4	5	6	8	10	12	14	15	16	18	20	22	24	25	26	28	32	

訓練ゴール	現在の状態

機能の改善・状態：＿＿＿＿＿＿＿＿＿＿＿＿＿＿＿＿＿＿＿＿＿＿＿＿＿＿＿＿＿＿＿＿＿
＿＿＿
＿＿＿
＿＿＿

署名：＿＿＿＿＿＿＿＿＿＿＿＿＿＿

From Brush and Camp (1998). Reproduced by permission. Permission to photocopy this form is granted to purchasers to *Optimizing Cognitive Rehabilitation : Effective Instructional Methods* by McKay Moore Sohlberg and Lyn S. Turkstra (The Guilford Press, 2011) for personal use only (see copyright page for details).

認知リハビリテーション実践ガイド付表（医学書院）

ワークシート 5.2　SR 訓練ワークシート（Ⅱ）

患者氏名：＿＿＿＿＿＿＿＿＿＿　訓練のタイプ：＿＿＿＿＿＿＿＿＿＿
日付：＿＿＿＿＿＿＿＿＿＿＿＿
訓練する言葉：＿＿＿＿＿＿＿＿＿＿＿＿＿＿＿＿＿＿＿＿＿＿＿＿＿＿＿＿＿
学習内容：＿＿＿＿＿＿＿＿＿＿＿＿＿＿＿＿＿＿＿＿＿＿＿＿＿＿＿＿＿＿＿
前回のセッションで課題想起ができた最長間隔時間：＿＿＿＿＿＿＿＿＿＿＿＿＿＿
セッションの開始時に課題を想起できたか　はい/いいえ

> 下の数字は，課題想起間隔時間（分）を示している。課題想起できた時間を○で囲み，想起が正しかったかどうかを（＋），（－）で最後のマスに記入する。

1	2	3	4	5	6	8	10	12	14	15	16	18	20	22	24	25	26	28	32	
1	2	3	4	5	6	8	10	12	14	15	16	18	20	22	24	25	26	28	32	
1	2	3	4	5	6	8	10	12	14	15	16	18	20	22	24	25	26	28	32	
1	2	3	4	5	6	8	10	12	14	15	16	18	20	22	24	25	26	28	32	
1	2	3	4	5	6	8	10	12	14	15	16	18	20	22	24	25	26	28	32	
1	2	3	4	5	6	8	10	12	14	15	16	18	20	22	24	25	26	28	32	
1	2	3	4	5	6	8	10	12	14	15	16	18	20	22	24	25	26	28	32	
1	2	3	4	5	6	8	10	12	14	15	16	18	20	22	24	25	26	28	32	
1	2	3	4	5	6	8	10	12	14	15	16	18	20	22	24	25	26	28	32	
1	2	3	4	5	6	8	10	12	14	15	16	18	20	22	24	25	26	28	32	
1	2	3	4	5	6	8	10	12	14	15	16	18	20	22	24	25	26	28	32	

訓練ゴール	正反応数	誤反応数	％

機能の改善・状態：＿＿＿＿＿＿＿＿＿＿＿＿＿＿＿＿＿＿＿＿＿＿＿＿＿＿＿＿
＿＿＿＿＿＿＿＿＿＿＿＿＿＿＿＿＿＿＿＿＿＿＿＿＿＿＿＿＿＿＿＿＿＿＿＿＿
＿＿＿＿＿＿＿＿＿＿＿＿＿＿＿＿＿＿＿＿＿＿＿＿＿＿＿＿＿＿＿＿＿＿＿＿＿
＿＿＿＿＿＿＿＿＿＿＿＿＿＿＿＿＿＿＿＿＿＿＿＿＿＿＿＿＿＿＿＿＿＿＿＿＿

署名：＿＿＿＿＿＿＿＿＿＿＿＿＿＿＿＿＿

From Brush and Camp (1998). Reproduced by permission. Permission to photocopy this form is granted to purchasers to *Optimizing Cognitive Rehabilitation: Effective Instructional Methods* by McKay Moore Sohlberg and Lyn S. Turkstra (The Guilford Press, 2011) for personal use only (see copyright page for details).

認知リハビリテーション実践ガイド付表（医学書院）

ワークシート 5.3　事実と概念教示計画ワークシート

長期的ゴール：

初期習得サブゴール：

（訓練手技，ターゲットタスク，進捗評価基準，達成評価基準，自立度，タスクの内容と実行される状況を明示する）

HOW

（方法を明示する：例：MCV，SR，精緻化，視覚化，記憶術，方略訓練）

- □ 実用的なターゲットである
- □ 患者用に個別化されている
- □ 状況が特定されている
- □ 進捗基準が長期的ゴールや短期的サブゴールに明記されている

モチベーション促進のための計画：

WHEN

訓練頻度：　　　　　　回／週
セッション時間：　　　　　　分
訓練持続期間：　　　　　　セッション，週，月

- □ セッション内に十分な練習の機会がある
- □ セッション間に十分な練習の機会がある

ターゲット使用は，同じ状況か，新しい状況か

同じ状況：固定した刺激＝＿＿＿＿＿＿＿＿＿＿＿＿＿＿＿＿＿＿＿＿＿＿＿＿＿＿＿＿＿＿＿＿＿＿＿

新しい状況：変化する刺激＝＿＿＿＿＿＿＿＿＿＿＿＿＿＿＿＿＿＿＿＿＿＿＿＿＿＿＿＿＿＿＿＿＿

ターゲットの性質

単純：分散提示の計画＿＿＿＿＿＿＿＿＿＿＿＿＿＿＿＿＿＿＿＿＿＿＿＿＿＿＿＿＿＿＿＿＿＿＿＿＿

複雑：集中提示の計画＿＿＿＿＿＿＿＿＿＿＿＿＿＿＿＿＿＿＿＿＿＿＿＿＿＿＿＿＿＿＿＿＿＿＿＿＿

WHO

セッション外での訓練実施者

- □ セッション期間中，訓練室外での追加訓練をサポートする人
- □ 般化を促進するための十分な人々の存在

サポートする人の訓練計画：＿＿＿＿＿＿＿＿＿＿＿＿＿＿＿＿＿＿＿＿＿＿＿＿＿＿＿＿＿＿＿＿＿

Copyright 2011 by The Guilford Press. All rights reserved. Permission to photocopy this form is granted to purchasers of *Optimizing Cognitive Rehabilitation : Effective Instructional Methods* by McKay Moore Sohlberg and Lyn S. Turkstra for personal use only (see copyright page for details).

認知リハビリテーション実践ガイド付表（医学書院）

ワークシート 6.1　多段階タスク教示計画ワークシート

長期的ゴール：

初期習得サブ
ゴール：

（訓練手技，ターゲットタスク，進捗評価基準，達成評価基準，自立度，タスクの内容と実行される状況を明示する）

前提条件となる
スキル：

WHAT
（方法を明示する；たとえば，MCV，SR，精緻化，視覚化，記憶術，方略訓練）
タスク分析（ステップをリストアップする）

☐ 実用的なターゲットである
☐ 患者用に個別化されている
☐ 状況が特定されている
☐ 進捗基準が長期的ゴールや
　短期的サブゴールに明記さ
　れている

_____
_____
_____
_____
_____
_____
_____
_____
_____
_____

モチベーション促進のための計画：

WHEN and HOW

訓練頻度：＿＿＿＿＿＿／週
セッション時間：＿＿＿＿＿＿分
訓練持続期間：＿＿＿＿＿＿セッション　　回，週，月

☐ セッション内に十分な練習の機会がある
☐ セッション間に十分な練習の機会がある

（つづく）

Copyright 2011 by The Guilford Press. All rights reserved. Permission to photocopy this form is granted to purchasers of *Optimizing Cognitive Rehabilitation*: *Effective Instructional Methods* by McKay Moore Sohlberg and Lyn S. Turkstra for personal use only (see copyright page for details).

認知リハビリテーション実践ガイド付表（医学書院）

ワークシート 6.1　多段階タスク教示計画ワークシート（つづき）

タスク開始に必要なアイテムをリストアップし、刺激の多様化についても具体的に計画する

モデリングから分散訓練までの移行計画

WHO　セッション外での訓練実施者
☐ セッション期間中、訓練室外での追加訓練をサポートする人
☐ 般化を促進するために十分な数の人々

サポートする人の訓練計画

WHERE
☐ さまざまな状況への般化の計画がある
☐ さまざまな状況への般化の手段は長期的ゴールに組み込まれている

ワークシート 6.2　多段階タスク初期評価ワークシート

初期評価		
患者：　　　　　　　　　　　　　　　　　　　　　　　　　　　日付：		
ターゲットタスク：		
タスク開始のキューとなる刺激：		
ステップのリストアップ	正確性（＋／－／キュー）	コメント
ベースライン：＿＿／＿＿		

（つづく）

Copyright 2011 by The Guilford Press. All rights reserved. Permission to photocopy this form is granted to purchasers of *Optimizing Cognitive Rehabilitation : Effective Instructional Methods* by McKay Moore Sohlberg and Lyn S. Turkstra for personal use only (see copyright page for details).

認知リハビリテーション実践ガイド付表（医学書院）

ワークシート 6.2　多段階タスク初期評価ワークシート（つづき）

キュー決定のための評価		
ステップ・先行行動	キューの種類	効果
キューの計画		
レベルⅠ		
レベルⅡ		
レベルⅢ		
レベルⅣ		
レベルⅤ		

ワークシート6.3　多段階タスク進捗モニタリングフォーム

タスク:	
長期的ゴール:	
初期習得サブゴール:	

ステップ	セッションデータ				
所要時間:					
モチベーション/促進方略:					
訓練中の般化プログラム:					
コメント:					

注:完遂したステップ数をグラフにする。

Copyright 2011 by The Guilford Press. All rights reserved. Permission to photocopy this form is granted to purchasers of *Optimizing Cognitive Rehabilitation: Effective Instructional Methods* by McKay Moore Sohlberg and Lyn S. Turkstra for personal use only (see copyright page for details).

認知リハビリテーション実践ガイド付表(医学書院)

ワークシート6.4　多段階タスクセッションデータフォーム

患者			日付	
段階	集中訓練の回数とキュー	分散訓練の持続時間と回数	コメント	
1.				
2.				
3.				
4.				
5.				
6.				
要約				
次回セッションへのメモ				

注：＋正反応，－誤反応，M＝モデリング，C＝キュー

Copyright 2011 by The Guilford Press. All rights reserved. Permission to photocopy this form is granted to purchasers of *Optimizing Cognitive Rehabilitation: Effective Instructional Methods* by McKay Moore Sohlberg and Lyn S. Turkstra for personal use only (see copyright page for details).

認知リハビリテーション実践ガイド付表（医学書院）

ワークシート 7.2　外的エイド教示計画ワークシート

外的エイド：＿＿＿＿＿＿＿＿＿＿＿＿＿＿＿＿＿＿＿＿＿＿＿＿＿＿＿＿＿＿＿＿＿＿＿

基本的機能	必要とされるスキル	実効果・ゴール	
		短期	長期

長期的ゴール：

初期習得サブゴール：

（訓練手技，ターゲットタスク，進捗評価基準，達成評価基準，自立度，タスクの内容と実行される状況を明記する）

WHAT（ツールの使い方）
タスク分析（ステップをリストアップ）

☐ 患者用に個別化されている
☐ 状況が特定されている
☐ 進捗基準が長期的ゴールや短期的サブゴールに明記されている

モチベーション促進のための計画：

（つづく）

Copyright 2011 by The Guilford Press. All rights reserved. Permission to photocopy this form is granted to purchasers of *Optimizing Cognitive Rehabilitation*: *Effective Instructional Methods* by McKay Moore Sohlberg and Lyn S. Turkstra for personal use only (see copyright page for details).

認知リハビリテーション実践ガイド付表（医学書院）

ワークシート7.2　外的エイド教示計画ワークシート(つづき)

周囲からのサポートを得るための計画：	

WHEN and HOW	訓練頻度：＿＿＿＿＿／週 １セッションの時間：＿＿＿＿＿分 訓練期間：＿＿＿＿＿回，週，月

□ セッション内に十分な練習の機会がある
□ セッション間に十分な練習の機会がある

ツールを使う練習と刺激の多様化に必要なアイテム	

モデリングから分散訓練への移行計画	

WHERE（実際に外的エイドを使う場所）	

WHO（訓練やツールの利用をサポートする人）	

状況の記述：	

サポートする人の訓練計画：	

ワークシート7.3　外的エイド初期評価ワークシート

初期評価		
患者氏名：_____　　　　日付：_____		
外的エイド機器：_____		
エイド使用の先行条件：_____		
ステップのリストアップ	正確性（＋／－／キュー）	コメント
ベースライン___／___		

(つづく)

Copyright 2011 by The Guilford Press. All rights reserved. Permission to photocopy this form is granted to purchasers of *Optimizing Cognitive Rehabilitation: Effective Instructional Methods* by McKay Moore Sohlberg and Lyn S. Turkstra for personal use only (see copyright page for details).

認知リハビリテーション実践ガイド付表（医学書院）

ワークシート 7.3 外的エイド初期評価ワークシート（つづき）

キュー決定のための評価		
ステップ・先行行動	キューの種類	効果
キューの計画		
レベルI		
レベルII		
レベルIII		
レベルIV		

ワークシート7.4　外的エイド進捗モニタリングフォーム

外的エイド：						
長期的ゴール：						
初期習得サブゴール：						
方略のステップ	セッションデータ					
所要時間：						
サポート：						
モチベーション/促進方略：						
般化の計画：						
コメント：						
注：完遂したステップ数をグラフにする。						

Copyright 2011 by The Guilford Press. All rights reserved. Permission to photocopy this form is granted to purchasers of *Optimizing Cognitive Rehabilitation: Effective Instructional Methods* by McKay Moore Sohlberg and Lyn S. Turkstra for personal use only (see copyright page for details).

認知リハビリテーション実践ガイド付表（医学書院）

ワークシート7.5　外的エイドセッションデータフォーム

氏名：		日付：	
ステップ	集中訓練の回数とキュー	分散訓練の持続時間と回数	コメント
1.			
2.			
3.			
4.			
5.			
6.			

要約

次回セッションへのメモ

注：＋正反応，－誤反応，M：モデリング，C：キュー

Copyright 2011 by The Guilford Press. All rights reserved. Permission to photocopy this form is granted to purchasers of *Optimizing Cognitive Rehabilitation: Effective Instructional Methods* by McKay Moore Sohlberg and Lyn S. Turkstra for personal use only (see copyright page for details).

認知リハビリテーション実践ガイド付表（医学書院）

ワークシート 7.6　維持データフォローアップフォーム

日付：＿＿＿＿＿＿＿＿＿＿＿＿＿＿

＿＿＿＿＿＿＿＿週経過

＿＿＿＿＿＿＿＿＿＿＿＿＿＿様

本日お手紙差し上げましたのは＿＿＿＿＿＿＿＿＿＿＿＿＿＿＿＿＿＿＿＿＿＿＿＿＿＿の作業がどのように進められているか確認させていただくためです。現在，リハビリテーションで学習したツールを使ってどのくらい支援が必要か，あなたが予想される支援の必要性と比較して評価してください。また，そのツールの使用頻度についてもお答えください。情報を記入し，この手紙を返信していただくことで，回復や結果の経過観察を行うことができます。ご協力に感謝いたします。

自立レベル	期待自立レベル	ツール使用頻度	コメント

自立レベル
1＝不可
2＝多くの手伝いが必要
3＝ときどき手伝いが必要
4＝声掛けのみ
5＝自立

ツール使用頻度
0＝まったく使用なし
1＝週に1度
2＝週に数回
3＝ほぼ毎日

もし何かご質問があれば，または訓練についてのリマインダーが必要，あるいはフォローアップ訪問の日程調整が必要であれば，（＿＿＿＿＿＿＿＿＿＿＿＿＿＿）までご連絡ください。

Copyright 2011 by The Guilford Press. All rights reserved. Permission to photocopy this form is granted to purchasers of *Optimizing Cognitive Rehabilitation: Effective Instructional Methods* by McKay Moore Sohlberg and Lyn S. Turkstra for personal use only (see copyright page for details).

認知リハビリテーション実践ガイド付表（医学書院）

ワークシート 8.1　方略教示計画ワークシート

長期的ゴール：

初期習得サブ
ゴール：

（訓練手技，ターゲットタスク，進捗評価基準，達成評価基準，自立度，タスクの内容と実行される状況を明記する）

WHAT
（ステップのリストアップ）

方略（チェックリスト）
☐ 方略は患者のニーズに適合している
☐ 患者に十分な病識・気づきがある
☐ 方略は患者用に個別化されている
☐ 文脈や先行状況が特定されている
☐ 進捗基準が長期的ゴールや短期的サブゴールに明記されている

モチベーション促進のための計画：

Copyright 2011 by The Guilford Press. All rights reserved. Permission to photocopy this form is granted to purchasers of *Optimizing Cognitive Rehabilitation : Effective Instructional Methods* by McKay Moore Sohlberg and Lyn S. Turkstra for personal use only (see copyright page for details).

認知リハビリテーション実践ガイド付表（医学書院）

ワークシート 8.1　方略教示計画ワークシート（つづき）

WHEN and HOW	訓練頻度：＿＿＿＿／週間 1セッションの時間：＿＿＿＿分 訓練期間：＿＿＿＿回，週，月

☐ それぞれのセッション中に十分な学習の機会がある。
☐ セッション全体を通して十分な学習の機会がある。

方略開始のキューとなりうる刺激をリストアップし，それらをもとに具体的計画を立てる：	

進捗を目指す計画：	

ワークシート8.2　方略知識判定データシート

質問	日付					
方略の名前は何ですか						
方略のステップを言ってみてください						
方略を使うのはどんなときですか						
方略はどのように役に立ちますか						
M＝modeled，治療者が答えを全面的に教えた A＝assisted，治療者が答えを部分的に教えた I＝independent，自立。キューなし						

Copyright 2011 by The Guilford Press. All rights reserved. Permission to photocopy this form is granted to purchasers of *Optimizing Cognitive Rehabilitation: Effective Instructional Methods* by McKay Moore Sohlberg and Lyn S. Turkstra for personal use only (see copyright page for details).

認知リハビリテーション実践ガイド付表(医学書院)

ワークシート 8.3　方略進捗モニタリングフォーム

方略：
長期的ゴール：
初期習得サブゴール：

方略のステップ・要素	セッションデータ				
サポート（例：メモ，チェックリスト，声に出して言うこと，音声による促し）：					
モチベーション／促進方略：					
訓練中の般化プログラム					
コメント					

注：完遂したステップ数をグラフにする。

Copyright 2011 by The Guilford Press. All rights reserved. Permission to photocopy this form is granted to purchasers of *Optimizing Cognitive Rehabilitation：Effective Instructional Methods* by McKay Moore Sohlberg and Lyn S. Turkstra for personal use only (see copyright page for details).

認知リハビリテーション実践ガイド付表（医学書院）

ワークシート 9.1　ICF ワークシート

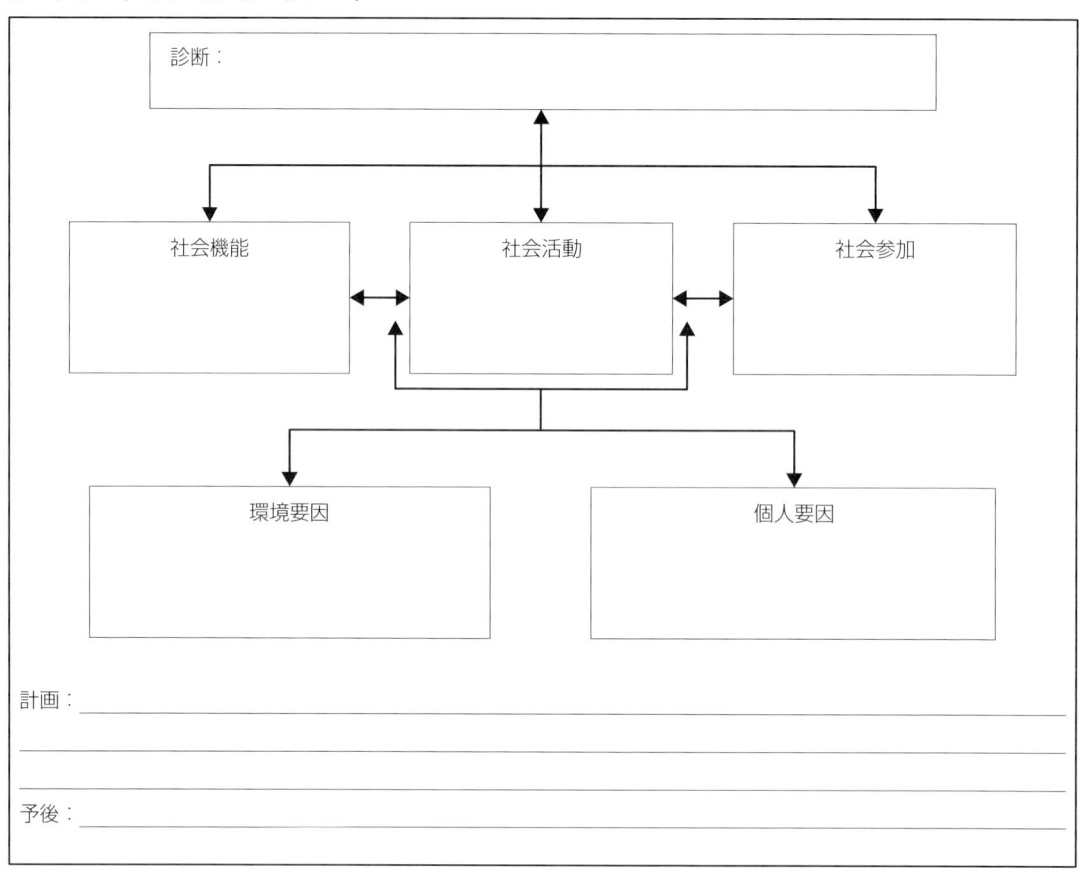

```
            ┌─────────────────────────┐
            │ 診断：                  │
            └─────────────────────────┘
                       ↑↓
      ┌──────┬─────────┼─────────┬──────┐
      ↓      │         ↓         │      ↓
┌──────────┐ │  ┌──────────────┐ │ ┌──────────┐
│          │ │  │              │ │ │          │
│ 社会機能 │←┼→│  社会活動    │←┼→│ 社会参加 │
│          │ │  │              │ │ │          │
└──────────┘ │  └──────────────┘ │ └──────────┘
             │         │         │
             └────┬────┴────┬────┘
                  ↓         ↓
         ┌──────────────┐ ┌──────────────┐
         │              │ │              │
         │  環境要因    │ │  個人要因    │
         │              │ │              │
         └──────────────┘ └──────────────┘
```

計画：＿＿＿＿＿＿＿＿＿＿＿＿＿＿＿＿＿＿＿＿＿＿＿＿＿＿＿＿＿＿＿＿＿
　　　＿＿＿＿＿＿＿＿＿＿＿＿＿＿＿＿＿＿＿＿＿＿＿＿＿＿＿＿＿＿＿＿＿
　　　＿＿＿＿＿＿＿＿＿＿＿＿＿＿＿＿＿＿＿＿＿＿＿＿＿＿＿＿＿＿＿＿＿

予後：＿＿＿＿＿＿＿＿＿＿＿＿＿＿＿＿＿＿＿＿＿＿＿＿＿＿＿＿＿＿＿＿＿

Copyright 2011 by The Guilford Press. All rights reserved. Permission to photocopy this form is granted to purchasers of *Optimizing Cognitive Rehabilitation*: *Effective Instructional Methods* by McKay Moore Sohlberg and Lyn S. Turkstra for personal use only (see copyright page for details).

認知リハビリテーション実践ガイド付表(医学書院)

ワークシート 9.2　社会生活技能訓練計画ワークシート

WHAT

長期的ゴール：

初期習得サブゴール：

（訓練手技，ターゲットタスク，進捗評価基準，達成評価基準，自立度，タスクの内容と実行される状況を明記する）

HOW
（方法を明示する；例：MCV，SR，精緻化，視覚化，記憶術，方略訓練）

☐ 実用的なターゲットである
☐ 患者用に個別化されている
☐ 状況が特定されている
☐ 進捗基準が長期的ゴールや短期的サブゴールに明記されている

モチベーション促進のための計画：

WHEN

訓練頻度：＿＿＿＿＿＿／週
セッション時間：＿＿＿＿＿＿分
訓練持続期間：＿＿＿＿＿＿回，週，月

☐ セッション内に十分な練習の機会がある
☐ セッション間に十分な練習の機会がある

ターゲット使用は，同じ状況か，あるいは，新しい状況か
同じ状況：固定した刺激＝
新しい状況：変化する刺激＝

ターゲットの性質
単純：分散提示の計画
複雑：集中提示の計画

WHO

セッション外での訓練実施者

☐ セッション期間中，訓練室外での追加訓練をサポートする人
☐ 般化を促進するために十分な数の人々

サポートする人の訓練計画：

Copyright 2011 by The Guilford Press. All rights reserved. Permission to photocopy this form is granted to purchasers of *Optimizing Cognitive Rehabilitation: Effective Instructional Methods* by McKay Moore Sohlberg and Lyn S. Turkstra for personal use only (see copyright page for details).

認知リハビリテーション実践ガイド付表（医学書院）

文献

Ada, L., Dorsch, S., & Canning, C. G. (2006). Strengthening interventions increase strength and improve activity after stroke：A systematic review. *The Australian Journal of Physiotherapy, 52*, 241-248.

Alexander, S. C., Sleath, B., Golin, C. E., & Kalinowski, C. T. (2006). Provider-patient communication and treatment adherence. In H. B. Bosworth, E. Z. Oddone, & M. Weinberger (Eds.), *Patient treatment adherence：Concepts, interventions, and management* (1st ed., pp. 329-372). Mahwah, NJ：Erlbaum.

Anderson, N. D., & Craik, F. I. (2006). The mnemonic mechanisms of errorless learning. *Neuropsychologia, 44* (14), 2806-2813.

Andrewes, D., & Gielewski, E. (1999). The work rehabilitation of a herpes simplex encephalitis patient with anterograde amnesia. *Neuropsychological Rehabilitation, 9* (1), 77-99.

Baddelely, A., Eysenck, M., & Anderson, M. (2009). *Memory*. New York：Psychological Press.

Baddeley, A., & Wilson, B. A. (1994). When implicit learning fails：Amnesia and the problem of error elimination. *Neuropsychologia, 32* (1), 53-68.

Baker, S., Gersten, R., & Scanlon, D. (2002). Procedural facilitators and cognitive strategies：Tools for unraveling the mysteries of comprehension and the writing process, and for providing meaningful access to the general curriculum. *Learning Disabilities Practice, 17*, 65-77.

Baron-Cohen, S., Leslie, A. M., & Frith, U. (1985). Does the autistic child have a "theory of mind"? *Cognition, 21*, 37-46.

Bastian, L. A., Molner, S. L., Fish, L. J., & McBride, C. M. (2006). Smoking cessation and adherence. In H. B. Bosworth, E. Z. Oddone, & M. Weinberger (Eds.), *Patient treatment adherence：Concepts, interventions, and management* (1st ed., pp. 125-146). Mahwah, NJ：Erlbaum.

Baughman, F. D., & Thomas, M. S. C. (2008). Specific impairments in cognitive development：A dynamical systems approach. In B. C. Love, K. McRae, & V. M. Sloutsky (Eds.), *Proceedings of the 30th annual conference of the Cognitive Science Society* (pp. 1819-1824). Austin, TX：Cognitive Science Society.

Bellini, S., & Akullian, J. (2007). A meta-analysis of video modeling and video self-modeling interventions for children and adolescents with autism spectrum disorders. *Exceptional Children, 73* (3), 264-287.

Berg, J. S., Dischler, J., Wagner, D. J., Raia, J. J., & Palmer-Shevlin, N. (1993). Medication compliance：A healthcare problem. *Annals of Pharmacotherapy, 27* (9), S4-S19.

Bergquist, T., Gehl, C., Mandrekar, J., Lepore, S., Hanna, S., Osten, A., et al. (2009). The effect of internet-based cognitive rehabilitation in persons with memory impairments after severe traumatic brain injury. *Brain Injury, 23* (10), 790-799.

Bier, N., Van der Linden, M., Gagnon, L., Desrosiers, J., Adam, S., Louveaux, S., et al. (2008). Face-name association learning in early Alzheimer's disease：A comparison of learning methods and their underlying mechanisms. *Neuropsychological Rehabilitation, 18* (3), 343-371.

Bonaiuti, D., Rebasti, L., & Sioli, P. (2007). The constraint induced movement therapy：A systematic review of randomized controlled trials on the adult stroke patients. *Europa Medicophysica, 43*, 139-146.

Bora, E., Yucel, M., & Pantelis, C. (2009). Theory of mind impairment in schizophrenia：Metaanalysis. *Schizophrenia Research, 109* (1-3), 1-9.

Borkwoski, J., Carr, M., Rollinger, E., & Pressley, M. (1990). Self-regulated cognition：Interdependence of metacognition, attributions, and self esteem. In B. Fly & L. Idol (Eds.), *Dimensions of thinking and cognitive instruction* (pp. 53-93). Hillsdale, NJ：Erlbaum.

Boschen, K., Gargaro, J., Gan, C., Gerber, G., & Brandys, C. (2007). Family interventions after acquired brain injury and other chronic conditions：A critical appraisal of the quality of the evidence. *Neurorehabilitation, 22* (1), 19-41.

Bourgeois, M., Lenius, K., Turkstra, L., & Camp, C. (2007). The effects of cognitive teletherapy on reported everyday memory behaviours of persons with chronic traumatic brain injury. *Brain Injury, 21* (12), 1245-1257.

Bowman, I. L., Linberg, S. C., Hemmingsson, H., & Barfai, A. (2010). A training apartment with a set of memory aids for patients with cognitive problems. *Scandinavian Occupational Therapy, 17* (2), 140-148.

Bradley, V. A., Kapur, N., & Evans, J. (2003). The assessment of memory for memory rehabilitation. In P. Halligan & D. Wade (Eds.), *Effectiveness of rehabilitation for cognitive deficits* (pp. 115-134). New York：Oxford University Press.

Brown, M., Dihkers, M. P., Gordon, W. A., Ashman, T., Charatz, H., & Cheng, Z. M. A. (2004). Participation objective, participation subjective：A measure of participation combining outsider and insider perspectives. *The Journal of Head Injury Rehabilitation, 19* (6), 459-481.

Brush, J. A., & Camp, C. J. (1998). *A therapy technique for improving memory：Spaced retrieval*. Beachwood, OH：Menorah Park Center for the Aging.

Burbank, P. M., Padula, C. A., & Nigg, C. R. (2000). Changing health behaviors of older adults. *Journal of Gerontological Nursing, 26* (3), 26-33；quiz 52-53.

Burke, J. M., Danick, J. A., Bemis, B., & Durgin, C. J. (1994). A process approach to memory book training for neurological patients. *Brain Injury, 8*, 71-81.

Burke, L. E., Styn, M. A., Glanz, K., Ewing, L. J., Elci, O. U., Conroy, M. B., et al. (2009). SMART trial：A randomized clinical trial of self-monitoring in behavioral weight-management design and baseline findings. *Contemporary Clinical Trials, 30* (6), 540-551.

Burkhead, L. M., Sapienza, C. M., & Rosenbek, J. C. (2007). Strength-training exercise in dysphagia rehabilitation：Principles, procedures, and directions for future research. *Dysphagia, 22*, 251-265.

Bussman-Mork, B. A., Hildberandt, H., Giesselmann, H., & Sachsenheimer, W. (2000). Treatment of verbal memory disorders：A comparison of several methods. *Neurologie und Rehabilitation, 4*, 195-204.

Butler, R., Copeland, D., Fairclough, D., Mulhern, R., Katz, E., Kazak, A., et al. (2008). A multicenter, randomized clinical trial of a cognitive remediation program for childhood survivors of a pediatric malignancy. *Journal of Consulting and Clinical Psychology, 76* (3), 367-378.

Butters, M. A., Glisky, E., & Schacter, D. (1993). Transfer of new learning in memory-impaired patients. *Journal of Clinical and Experimental Neuropsychology, 15* (2), 219-230.

Campbell, L., Wilson, C. F., McCann, J., Kernahan, G., & Rogers, R. (2007). Single case experimental design study of carer facilitated errorless learning in a patient with severe memory impairment following TBI. *NeuroRehabilitation, 22*, 325-333.

Campbell, R., Evans, M., Tucker, M., Quilty, B., Dieppe, P., & Donovan, J. L. (2001). Why don't patients do their exercises?：Understanding non-compliance with physiotherapy in patients with osteoarthritis of the knee. *Journal of Epidemiology and Community Health, 55*, 132-138.

Cardol, M., Beelen, A., van den Box, G. A., de Jong, B. A., de Groot, I. J., & de Haan, R. J. (2002). Responsiveness of the Impact on Participation and Autonomy Questionnaire. *Archives of Physical Medicine and Rehabilitation, 83* (11), 1524-1529.

Carrow-Woolfolk, E. (1999). *Comprehensive assessment of spoken language*. Circle Pines, MN：American Guidance Service.

Cavell, T. A. (1990). Social adjustment, social performance, and social skills：A tri-component model of social competence. *Journal of Clinical Child Psychology, 19* (2), 111-122.

Chen, C., Neufeld, P. S., Feely, C. A., & Skinner, C. S. (1999). Factors influencing compliance with home programs among patients with upper-extremity impairment. *American Journal of Occupational Therapy, 53*, 171-180.

Cherney, L. R., Patterson, J. P., Raymer, A., Frymark, T., & Schooling, T. (2008). Evidencebased systematic review：Effects of intensity of treatment and constraint-induced language therapy for individuals with stroke-induced aphasia. *Journal of Speech, Language, and Hearing Research, 51* (5), 1282-1299.

Cherry, K. E., Hawley, K. S., Jackson, E. M., & Boudreaux, E. O. (2009). Booster sessions enhance the long-term effectiveness of spaced retrieval in older adults with probable Alzheimer's disease. *Behavior Modification, 33* (3), 295-313.

Cicerone, K. D., & Giacino, J. T. (1992). Remediation of executive function deficits after traumatic brain injury. *NeuroRehabilitation, 2*, 12-22.

Cicerone, K. D., & Tupper, D. (1991). *The Neuropsychology of Everyday Life：Issues in Development and Rehabilitation*. Norwell, MA：Kluwer Academic.

Cicerone, K. D., & Wood, J. C. (1987). Planning disorder after closed head injury：A case study. *Archives of Physical Medicine and Rehabilitation, 68*, 111-115.

Clare, L., Roth, I., Wilson, B., Carter, G., & Hodges, J. (2002). Relearning face-name associations in early Alzheimer's disease. *Neuropsychology, 16* (4), 538-547.

Clare, L., Wilson, B. A., Carter, G., Breen, K., Gosses, A., & Hodges, J. R. (2000). Intervening with everyday memory problems in dementia of the Alzheimer type：An errorless learning approach. *Journal of Clinical and Experimental Neuropsychology, 22* (1), 132-146.

Clark, H. M. (2003). Neuromuscular treatments for speech and swallowing：A tutorial. *American Journal of Speech-Language Pathology, 12*, 400-415.

Clinical Practice Guideline for Treating Tobacco Use and Dependence 2008 Update Panel, Liaisons, and Staff. (2008). A clinical practice guideline for treating tobacco use and dependence : 2008 update : A U.S. Public Health Service report. *American Journal of Preventive Medicine, 35* (2), 158-176.
Cole, E. (1999). Cognitive prosthetics : An overview to a method of treatment. *NeuroRehabilitation, 12,* 39-51.
Corrigan, J. D., & Bogner, J. (2004). Latent factors in measures of rehabilitation outcomes after traumatic brain injury. *Journal of Head Trauma Rehabilitation, 19* (6), 445-458.
Cream, A., O'Brian, S., Jones, M., Block, S., Harrison, E., Lincoln, M., et al. (2010). Randomized controlled trial of video self-modeling following speech restructuring treatment for stuttering. *Journal of Speech, Language, and Hearing Research, 53* (4), 887-897.
Cream, A., O'Brian, S., Onslow, M., Packman, A., & Menzies, R. (2009). Self-modelling as a relapse intervention following speech-restructuring treatment for stuttering. *International Journal of Language and Communication Disorders/Royal College of Speech and Language Therapists, 44* (5), 587-599.
Dahlberg, C. A., Cusick, C. P., Hawley, L. A., Newman, J. K., Morey, C. E., Harrison-Felix, C. L., et al. (2007). Treatment efficacy of social communication skills training after traumatic brain injury : A randomized treatment and deferred treatment controlled trial. *Archives of Physical Medicine and Rehabilitation, 88* (12), 1561-1573.
Dewar, B. K., Patterson, K., Wilson, B. A., & Graham, K. S. (2009). Re-acquisition of person knowledge in semantic memory disorders. *Neuropsychological Rehabilitation, 19* (3), 383-421.
Diener, E., Emmons, R. A., Larsen, R. J., & Griffin, S. (1985). The Satisfaction with Life Scale. *Journal of Personality Assessment, 49* (1), 71-75.
Dishman, R. K. (1994a). *Advances in exercise adherence.* Champaign, IL : Human Kinetics.
Dishman, R. K. (1994b). Motivating older adults to exercise. *Southern Medical Journal, 87* (5), S79-S82.
Dominick, K. L., & Morey, M. (2006). Adherence to physical activity. In H. B. Bosworth, E. Z. Oddone, & M. Weinberger (Eds.), *Patient treatment adherence : Concepts, interventions, and management* (1st ed., pp. 49-94). Mahwah, NJ : Erlbaum.
Donaghy, S., & Williams, W. (1998). A new protocol for training severely impaired patients in the usage of memory journals. *Brain Injury, 12,* 1061-1070.
Donovan, J. J., & Radosevich, D. J. (1999). A meta-analytic review of the distribution of practiceeffect : Now you see it, now you don't. *Journal of Applied Psychology, 84* (5), 795-805.
Dou, Z. L., Man, W. K., Ou, H. N., Sheng, J. L., & Tam, S. F. (2006). Computerized errorless learning-based memory rehabilitation for Chinese patients with brain injury : A preliminary quasi-experimental clinical design study. *Brain Injury, 20,* 219-225.
Douglas, J. M., Bracy, C. A., & Snow, P. C. (2007). Measuring perceived communicative ability after traumatic brain injury : Reliability and validity of the La Trobe Communication Questionnaire. *Journal of Head Trauma Rehabilitation, 22* (1), 31-38.
Douglas, J. M., & Spellacy, F. J. (2000). Correlates of depression in adults with severe traumatic brain injury and their carers. *Brain Injury, 14* (1), 71-88.
Driver, S. (2006). Applying physical activity motivation theories to people with brain injuries. *Adapted Physical Activity Quarterly, 23,* 148-162.
Dromerick, A. W., Lang, C. E., Birkenmeier, R. L., Wagner, J. M., Miller, J. P., Videen, T. O., et al. (2009). Very early constraint-induced movement during stroke rehabilitation (VECTORS) : A single-center RCT. *Neurology, 73* (3), 195-201.
Dunlosky, J., Hertzog, C., Kennedy, M., & Thiede, K. (2005). The self-monitoring approach for effective learning. *Cognitive Technology, 10,* 4-11.
Dunlosky, J., & Metcalfe, J. (2008). *Metacognition.* Thousand Oaks, CA : Sage.
Dunn, J., & Clare, L. (2007). Learning face-name associations in early-stage dementia : Comparing the effects of errorless learning and effortful processing. *Neuropsychological Rehabilitation, 17* (6), 735-754.
Dzewaltowski, D. A. (1994). Physical activity determinants : A social cognitive approach. *Medicine and Science in Sports and Exercise, 26,* 1395-1399.
Easterling, C., Grande, B., Kern, M., Sears, K., & Shaker, R. (2005). Attaining and maintaining isometric and isokinetic goals of the Shaker exercise. *Dysphagia, 20,* 133-138.
Ehlhardt, L., Sohlberg, M. M., Glang, A., & Albin, R. (2005). TEACH-M : A pilot study evaluating an instructional sequence for persons with impaired memory and executive functions. *Brain Injury, 19* (8), 569-583.
Ehlhardt, L., Sohlberg, M. M., Kennedy, M., Coelho, C., Ylvisaker, M., Turkstra, L., et al. (2008). Evidence-based practice guidelines for instructing individuals with neurogenic memory impairments : What have we learned in the past 20 years? *Neuropsychological Rehabilitation, 18* (3), 300-342.
Elley, C. R., Dean, S., & Kerse, N. (2007). Physical activity promotion in general practice : Patient attitudes. *Australian Family Physician, 36* (12), 1061-1064.
Engberg, M. E. (2004). Improving intergroup relations in higher education : A critical examination of the influence of educa-

tional interventions on racial bias. *Review of Educational Research, 74*(4), 473-524.
Engelmann, S. E., & Carnine, D. W. (1991). *Theory of instruction : Principles and applications*. Eugene, OR : ADI Press.
Englert, C. S., Raphael, T. E., Anderson, L. M., Anthony, H. M., & Stevens, D. D. (1991). Making writing strategies and self-talk visible : Cognitive strategy instruction in regular and special education classrooms. *American Education Research Journal, 28*, 337-372.
Evans, J. J., Wilson, B. A., Schuri, U., Andrade, J., Baddeley, A., Bruna, O., et al. (2000). A comparison of "errorless" and "trial and error" learning methods for teaching individuals with acquired memory deficits. *Neuropsychological Rehabilitation, 10*(1), 67-101.
Fasotti, L., Kovacs, F., Eling, P. A. T. M., & Brouwer, W. H. (2000). Time pressure management as a compensatory strategy training after closed head injury. *Neuropsychological Rehabilitation, 10*(1), 47-65.
Fatouros, I. G., Kambas, A., Katrabasas, I., Nikolaidis, K., Chatzinikolaou, A., Leontsini, D., et al. (2005). Strength training and detraining effects on muscular strength, anaerobic power, and mobility of inactive older men are intensity dependent. *British Journal of Sports Medicine, 39*, 776-780.
Feeney, T. J., & Ylvisaker, M. (1997). A positive, communication-based approach to challenging behavior after ABI. In A. Glang, G. H. S. Singer, & B. Todis (Eds.), *Students with acquired brain injury : The school's response* (pp. 229-254). Baltimore : Brookes.
Fluharty, G., & Priddy, D. (1993). Methods of increasing client acceptance of a memory book. *Brain Injury, 7*, 85-88.
Frattali, C., Thompson, C., Holland, A., Wohl, C., & Ferketic, M. (1995). *American Speech Language Hearing Association functional assessment of communication skills for adults* (1st ed.). Rockville, MD : American Speech Language Hearing Association.
Friedrich, M., Gittler, G., Halberstadt, Y., Cermak, T., & Heiller, I. (1998). Combined exercise and motivation program : Effect on the compliance and level of disability of patients with chronic low back pain : A randomized controlled trial. *Archives of Physical Medicine and Rehabilitation, 79*, 475-487.
Gauthier, S., Reisberg, B., Zaudig, M., Petersen, R. C., Ritchie, K., Broich, K., et al. (2006). Mild cognitive impairment. *Lancet, 367*(9518), 1262-1270.
Gazzaniga, M. S., Ivry, R. B., & Mangun, G. R. (2002). *Cognitive neuroscience : The biology of the mind* (2nd ed.). New York : Norton.
Gentry, T., Wallace, J., Kvarfordt, C., & Lynch, K. (2008). Personal digital assistants as cognitive aids for individuals with severe traumatic brain injury : A community based trial. *Brain Injury, 22*(1), 19-24.
Giles, G. M., Ridley, J. E., Dill, A., & Frye, S. (1997). A consecutive series of adults with brain injury treated with a washing and dressing retraining program. *American Journal of Occupational Therapy, 51*, 256-266.
Glang, A., Singer, G., Cooley, E., & Tish, N. (1992). Tailoring direct instruction techniques for use with elementary students with brain injury. *Journal of Head Trauma Rehabilitation, 7*(4), 93-108.
Glisky, E. (1992). Acquisition and transfer of declarative and procedural knowledge by memory-impaired patients : A computer data-entry task. *Neuropsychologia, 30*(10), 899-910.
Glisky, E. (1995). Acquisition and transfer of word processing skills by an amnesic patient. *Neuropsychological Rehabilitation, 5*(4), 299-318.
Glisky, E. L., & Delaney, E. L. (1996). Implicit memory and new semantic learning in posttraumatic amnesia. *Journal of Head Trauma Rehabilitation, 11*(2), 31-42.
Glisky, E. L., & Schacter, D. L. (1987). Acquisition of domain-specific knowledge in organic amnesia : Training for computer-related work. *Neuropsychologia, 25*(6), 893-906.
Glisky, E. L., & Schacter, D. L. (1988). Long-term retention of computer learning by patients with memory disorders. *Neuropsychologia, 26*(1), 173-178.
Glisky, E. L., & Schacter, D. L. (1989). Extending the limits of complex learning in organic amnesia : Computer training in a vocational domain. *Neuropsychologia, 27*(1), 107-120.
Glisky, E. L., Schacter, D. L., & Tulving, E. (1986a). Computer learning by memory-impaired patients : Acquisition and retention of complex knowledge. *Neuropsychologia, 24*(3), 313-328.
Glisky, E. L., Schacter, D. L., & Tulving, E. (1986b). Learning and retention of computer-related vocabulary in memory-impaired patients : Method of vanishing cues. *Journal of Clinical and Experimental Neuropsychology, 8*(3), 20.
Graham, S., & Harris, K. R. (2003). Students with learning disabilities and the process of writing : A meta-analysis of SRSD studies. In H. L. Swanson, K. R. Harris, & S. Graham (Eds.), *Handbook of learning disabilities* (pp. 323-344). New York : Guilford Press.
Graham, S., MacArthur, C., & Schwartz, S. (1995). Effects of goal setting and procedural facilitation on the revising behavior and writing performance of students with writing and learning problems. *Journal of Educational Psychology, 87*, 230-240.
Greenberg, D. L., & Verfaellie, K. R. (2010). Interdependence of episodic and semantic memory : Evidence from neuropsychology. *Journal of International Neuropsychology Society*, 1-6.

Gumpel, T. P., & Nativ-Ari-Am, H. (2001). Evaluation of a technology for teaching complex social skills to young adults with visual and cognitive impairments. *Journal of Visual Impairments and Blindness, 95*, 95-107.

Gustafson, D. H., Hawkins, R. P., Boberg, E. W., McTavish, F., Owens, B., Wise, M., et al. (2002). CHESS：10 years of research and development in consumer health informatics for broad populations, including the underserved. *International Journal of Medical Informatics, 65*(3), 169-177.

Haley, S. M., Coster, W. J., Ludlow, L. H., Haltiwanger, J. H., & Adrellos, P. J. (1992). *Pediatric Evaluation of Disability Inventory：Development, standardization, and administration manual.* Boston：New England Medical Center Hospital/Trustees of Boston University.

Hammer, D. (1997). Discovery learning and discovery teaching. *Cognition and Instruction, 15*(4), 485-529.

Harris, K., & Pressley, M. (1991). The nature of cognitive strategy instruction：Interactive strategy instruction. *Exceptional Child, 57*, 392-404.

Hart, T., Buchhofer, R., & Vaccaro, M. (2004). Portable electronic devices as memory and organizational aids after traumatic brain injury：A consumer survey study. *Journal of Head Trauma Rehabilitation, 18*, 725-734.

Hart, T., Hawkey, K., & Whyte, J. (2002). Use of a portable Voice Organizer to remember therapy goals in traumatic brain injury rehabilitation：A within-subjects trial. *Journal of Head Trauma Rehabilitation, 17*, 556-570.

Hartley, L. L. (1995). *Cognitive-communicative abilities following brain injury：A functional approach.* San Diego：Singular Publishing.

Haslam, C., Gilroy, D., Black, S., & Beesley, T. (2006). How successful is errorless learning in supporting memory for high and low-level knowledge in dementia. *Neuropsychological Rehabilitation, 16*(5), 505-536.

Haslam, C., Moss, Z., & Hodder, K. (2010, May). Are two methods better than one?：Evaluating the effectiveness of combining errorless learning with vanishing cues. *Journal of Clinical and Experimental Neuropsychology*, 1-13.［Epub ahead of print］

Hawley, K., Cherry, K., Boudreaux, E., & Jackson, M. (2008). A comparison of adjusted spaced retrieval versus a uniform expanded retrieval schedule for learning a name-face association in older adults with probable Alzheimer's disease. *Journal of Clinical and Experimental Neuropsychology, 30*(6), 639-649.

Haynes, R. B., Ackloo, E., Sahota, N., McDonald, H. P., & Yao, X. (2008). Interventions for enhancing medication adherence. *Cochrane Database of Systematic Reviews (Online), 2*(2), CD000011.

Henry, J. D., Phillips, L. H., Crawford, J. R., Ietswaart, M., & Summers, F. (2006). Theory of mind following traumatic brain injury：The role of emotion recognition and executive dysfunction. *Neuropsychologia,*, xx-xx.

Henry, K. D., Rosemond, C., & Eckert, L. B. (1998). Effect of number of home exercises on compliance and performance in adults over 65 years of age. *Physical Therapy, 78*, 270-277.

Hettema, J., Steele, J., & Miller, W. R. (2005). Motivational interviewing. *Annual Review of Clinical Psychology, 1*, 91-111.

Hillary, F. G., Schultheis, M. T., Challis, B. H., Millis, S. R., Carnevale, G. J., Glashi, T., et al. (2003). Spacing of repetitions improves learning and memory after moderate and severe TBI. *Journal of Clinical and Experimental Neuropsychology, 25*(1), 49-58.

Hitchcock, C. H., Dowrick, P. W., & Prater, M. A. (2003). Video self-modeling intervention in school-based settings：A review. *Remedial and Special Education, 24*(1), 36-46.

Hoepner, J., & Turkstra, L. S. (2010). Video-based administration of the LaTrobe Communication Questionnaire for Adults with Traumatic Brain Injury and Their Communication Partners.（Unpublished）.

Holland, A. L. (2007). *Counseling in communication disorders：A wellness perspective.* San Diego：Plural Publishing.

Holland, A. L., & Fridriksson, J. (2001). Aphasia management during the early phases of recovery following stroke. *American Journal of Speech-Language Pathology, 10*(1), 19-28.

Holmes, C. F., Fletcher, J. P., Blaschak, M. J., & Schenck, R. C. (1997). Management of shoulder dysfunction with an alternative model of orthopaedic physical therapy intervention：A case report. *Journal of Orthopaedic and Sports Physical Therapy, 26*, 347-354.

Hopper, T., Drefs, S. J., Bayles, K. A., Tomoeda, C. K., & Dinu, I. (2008). The effects of modified spaced-retrieval training on learning and retention of face-name associations by individuals with dementia. *Neuropsychological Rehabilitation, 20*(1), 81-102.

Hopper, T., Mahendra, N., Kim, E., Azuma, T., Bayles, K. A., Cleary, S. J., et al. (2005). Evidence-based practice recommendations for working with individuals with dementia：Spaced-retrieval training. *Journal of Medical Speech-Language Pathology, 13*(4), 27-34.

Horvath, A. O., & Luborsky, L. (1993). The role of the therapeutic alliance in psychotherapy. *Journal of Consulting and Clinical Psychology, 61*(4), 561-573.

Horvath, A. O., & Symonds, B. D. (1991). Relation between working alliance and outcome in psychotherapy：A meta-analysis. *Journal of Counseling Psychology, 38*, 139-149.

Huckans, M., Pavawalla, S., Demadura, T., Kolessar, M., Seeve, A., Roost, N., et al. (2010). A pilot study examining effects of group-based cognitive strategy training on self-reported cognitive problems, psychiatric symptoms, functioning and compensatory strategy use in OIF/OEF veterans with persistent mild cognitive disorder and history of trauma and brain injury. *Journal of Rehabilitation Research and Development, 47*(1), 43-60.

Hughes, C. A., Ruhl, K. L., Schumaker, J. B., & Deshler, D. D. (2002). Effects of instruction in an assignment completion strategy on the homework performance of students with learning disabilities in general education classes. *Learning Disabilities: Research and Practice, 17*(1), 1-18.

Hunkin, N. A., & Parkin, A. J. (1995). The method of vanishing cues: An evaluation of its effectiveness in teaching memory impaired individuals. *Neuropsychologia, 33*(10), 1255-1279.

Hunkin, N. M., Squires, E. J., Parkin, A. J., & Tidy, J. A. (1998a). Are the benefits of errorless learning dependent on implicit memory? *Neuropsychologia, 36*(1), 25-36.

Hunkin, N. M., Squires, E. J., Aldrich, F. L., & Parkin, A. J. (1998b). Errorless learning and the acquisition of word processing skills. *Neuropsychological Rehabilitation, 8*(4), 433-449.

Jan, M., Hung, J., Lin, J. C., Wang, S., Liu, T., & Tang, P. (2004). Effects of a home program on strength, walking speed, and function after total hip replacement. *Archives of Physical Medicine and Rehabilitation, 85*, 1943-1951.

Jette, A. M., Rooks, D., Lachman, M., Lin, T. H., Levenson, C., Heislein, D., et al. (1998). Home-based resistance training: Predictors of participation and adherence. *The Gerontologist, 38*, 412-421.

Judge, K. S., Menne, H. L., & Whitlatch, C. J. (2009). Stress process model for individuals with dementia. *The Gerontologist, 50*(3), 294-302.

Kagan, A., Black, S., Duchan, J., Mackie, N., & Square, P. (2001). Training volunteers as conversation partners using "Supported Conversation for Adults With Aphasia" (SCA): A controlled trial. *Journal of Speech, Language, and Hearing Research, 44*, 624-638.

Kalla, T., Downes, J. J., & van den Broeck, M. (2001). The pre-exposure technique: Enhancing effects of errorless learning in the acquisition of face-name associations. *Neuropsychological Rehabilitation, 11*(1), 1-16.

Kaschel, R., Sala, S., Cantagallo, A., Fahlbck, A., Laaksonen, R., & Kazen, M. (2002). Imagery mnemonics for the rehabilitation of memory: A randomised group controlled trial. *Neuropsychological Rehabilitation, 12*(2), 127-153.

Katz, M. M., & Lyerly, S. B. (1963). Methods for measuring adjustment and social behavior in the community: I. Rationale, description, discriminative validity and scale development. *Psychological Reports, 13*(2 Mono. Suppl. No. 4-V13), 503-535.

Kavale, K. A., & Forness, S. R. (2000). What definitions of learning disability say and don't say: A critical analysis. *Journal of Learning Disabilities, 33*, 239-256.

Kennedy, M. R., Krause, M. O., & Turkstra, L. S. (2008). An electronic survey about college experiences after traumatic brain injury. *NeuroRehabilitation, 23*(6), 511-520.

Kennedy, M. R. T., & Coelho, C. (2005). Self-regulation after traumatic brain injury: A framework for intervention of memory and problem solving. *Seminars in Speech and Language, 26*, 242-255.

Kennedy, M. R. T., Coelho, C., Turkstra, L., Ylvisaker, M., Sohlberg, M. M., Yorkston, K., et al. (2008). Intervention for executive functions after traumatic brain injury: A systematic review, meta-analysis and clinical recommendations. *Neuropsychological Rehabilitation, 18*(3), 257-299.

Kennedy, M. R. T., Linhart, S., & Brady, B. (2006). Metamemory for narratives after traumatic brain injury: Does timing matter?

Kennedy, M. R. T., & Turskra, L. (2006). Group intervention studies in the cognitive rehabilitation of individuals with traumatic brain injury: Challenges faced by researchers. *Neuropsychology Review, 16*(4), 151-159.

Kern, R. S., Green, M. F., Mintz, J., & Liberman, R. P. (2003). Does 'errorless learning' compensate for neurocognitive impairments in the work rehabilitation for persons with schizophrenia? *Psychological Medicine, 33*, 432-433.

Kern, R. S., Green, M. F., Mitchell, S., Kopelowicz, A., Mintz, J., & Liberman, R. P. (2005). Extensions of errorless learning for social problem-solving deficits in schizophrenia. *American Journal of Psychiatry, 162*(3), 513-519.

Kern, R. S., Liberman, R. P., Kopelowicz, A., Mintz, J., & Green, M. F. (2002). Applications of errorless learning for improving work performance in persons with schizophrenia. *American Journal of Psychiatry, 159*, 1921-1926.

Kern, R. S., Wallace, C. J., Hellman, S. G., Womack, L. M., & Green, M. F. (1996). A training procedure for remediating WCST deficits in chronic psychotic patients: An adaptation of errorless learning principles. *Journal of Psychiatric Research, 30*(4), 283-294.

Kerns, K. A., & Thomson, J. (1998). Implementation of a compensatory memory system in a school age child with severe memory impairment. *Pediatric Rehabilitation, 2*, 77-87.

Kilgard, M. P., & Merzenich, M. M. (1998). Cortical map reorganization enabled by nucleus basalis activity. *Science, 279*, 1714-1718.

Kim, A., Vaughn, S., Wanzek, J., & Wei, S. (2004). Graphic organizers and their effects on the reading comprehension of students with LD: A synthesis of research. *Journal of Learning Disabilities, 37*(2), 105-119.

Kim, H. J., Burke, D. T., Dowds, M. M., Boone, K., & Park, G. J. (2000). Electronic memory aids for outpatient brain injury: Follow-up findings. *Brain Injury, 14*, 187-196.

Kim, H. J., Burke, D. T., Dowds, M. M., & George, J. (1999). Utility of a microcomputer as an external memory aid for a mem-

ory-impaired head injury patient during inpatient rehabilitation. *Brain Injury, 13,* 147-150.
King, A. C. (1994). Community and public health approaches to the promotion of physical activity. *Medicine and Science in Sports and Exercise, 26,* 1405-1412.
Kinsella, G. J., Mullaly, E., Rand, E., Ong, B., Burton, C., Price, S., et al. (2009). Early intervention for mild cognitive impairment : A randomised controlled trial. *Journal of Neurology, Neurosurgery, and Psychiatry, 80* (7), 730-736.
Kinsella, G. J., Ong, B., Storey, E., Wallace, J., & Hester, R. (2007). Elaborated spaced-retrieval and prospective memory in mild Alzheimer's disease. *Neuropsychological Rehabilitation, 17* (6), 688-706.
Kirsch, N. L., Levine, S. P., Fallon-Krueger, M., & Jaros, L. A. (1987). Focus on clinical research : The microcomputer as an "orthotic" device for patients with cognitive deficits. *The Journal of Head Trauma Rehabilitation, 2* (4), 77-86.
Kirsch, N. L., Levine, S. P., Lajiness-O'Neill, R., & Schnyder, M. (1992). Computer-assisted interactive task guidance : Facilitating the performance of a simulated vocational task. *Journal of Head Trauma Rehabilitation, 7* (3), 13-25.
Kirsch, N. L., Shenton, M., & Rowan, J. (2004a). A generic 'in-house' alphanumeric paging system for prospective activity impairments after traumatic brain injury. *Brain Injury, 18,* 725-734.
Kirsch, N. L., Shenton, M., Spril, E., Rowan, J., Simpson, R., Schreckenghost, D., et al. (2004b). Web-based assistive technology interventions for cognitive impairments after traumatic brain injury : A selective review and two case studies. *Rehabilitation Psychology, 49,* 200-212.
Kirwan, T., Tooth, L., & Harkin, C. (2002). Compliance with hand therapy programs : Therapists' and patients' perceptions. *Journal of Hand Therapy, 15,* 31-40.
Kleim, J. A., & Jones, T. A. (2008). Principles of experience-dependent neural plasticity : Implications for rehabilitation after brain damage. *Journal of Speech, Language, and Hearing Research, 51* (1), S225-S239.
Komatsu, S., Mimura, M., Kato, M., Wakamatsu, N., & Kashima, H. (2000). Errorless and effortful processes involved in the learning of face-name associations by patients with alcoholic Korsakoff's syndrome. *Neuropsychological Rehabilitation, 10* (2), 113-132.
Kosma, M., Cardinal, B. J., & McCubbin, J. A. (2005). A pilot study of a web-based physical activity motivational program for adults with physical disabilities. *Disability and Rehabilitation, 27,* 1435-1442.
Krause, M., Wendt, J., Dressel, A., Berneiser, J., Kessler, C., Hamm, A. O., et al. (2009). Prefrontal function associated with impaired emotion recognition in patients with multiple sclerosis. *Behavioural Brain Research, 205* (1), 280-285.
Landis, J., Hanten, G., Levin, H. S., Li, X., Ewing-Cobbs, L., Duron, J., et al. (2006). Evaluation of the errorless learning technique in children with traumatic brain injury. *Archives of Physical Medicine and Rehabilitation, 87* (6), 799-805.
Larkins, B. M., Worrall, L. E., & Hickson, L. M. (2004). Stakeholder opinion of functional communication activities following traumatic brain injury. *Brain Injury, 18* (7), 691-706.
Lauer, A. (2004). Measuring positive and negative factors of device discontinuance. Unpublished Masters Thesis, University of Wisconsin, Milwaukee.
Law, B., & Ste-Marie, D. M. (2005). Effects of self-modeling on figure skating jump performance and psychological variables. *European Journal of Sport Science, 5* (3), 143-152.
Lawson, M. J., & Rice, D. N. (1989). Effects of training use of executive strategies on a verbal memory problem resulting from closed head injury. *Journal of Clinical and Experimental Neuropsychology, 6,* 8420-8854.
Lekeu, F., Wojtasik, V., Van Der Linden, M., & Salmon, E. (2002). Training early Alzheimer patients to use a mobile phone. *Acta Neurologica Belgica, 102,* 114-121.
Lemoncello, R. R. (2008). A within-subjects experimental evaluation of the television assisted prompting (TAP) system to maximize completion of home-delivered swallow strengthening exercises among individuals with co-occurring acquired swallowing and cognitive impairments (doctoral dissertation, University of Oregon, 2008). *Dissertation Abstracts International : Section B, 69* (8-B), 4714.
Lemoncello, R. R., & Sohlberg, M. M. (2005). *Practicing what the instructional research preaches : How do SLPs rate?* Paper presented at the American Speech-Language-Hearing Association Convention, San Diego, CA.
Leng, N. R. C., Copello, A. G., & Sayegh, A. (1991). Learning after brain injury by the method of vanishing cues : A case study. *Behavioral Psychotherapy, 19,* 173-181.
Lenker, J., & Paquet, V. L. (2004). A new conceptual model for assistive technology outcomes research and practice. *Assistive Technology, 16,* 1-10.
Lesgold, A. M. (2001). The nature and methods of learning by doing. *American Psychologist, 56,* 964-973.
Levine, B., Robertson, I. H., Clare, L., Carter, G., Hong, J., Wilson, B. A., et al. (2000). Rehabilitation of executive functioning : An experimental-clinical validation of goal management training. *Journal of the International Neuropsychological Society, 6,* 299-312.
Levinson, R. (1997). The planning and execution assistant and trainer (PEAT). *The Journal of Head Trauma Rehabilitation, 12* (2), 85-91.
Linscott, R. J., Knight, R. G., & Godfrey, H. P. (1996). The Profile of Functional Impairment in Communication (PFIC) : A

measure of communication impairment for clinical use. *Brain Injury, 10* (6), 397-412.
Lloyd, J., Riley, G., & Powell, T. (2009). Errorless learning of novel routes through a virtual town in people with acquired brain injury. *Neuropsychological Rehabilitation, 19* (1), 98-109.
Logemann, J. A. (2005). The role of exercise programs for dysphagia patients. *Dysphagia, 20*, 139-140.
Logsdon, R. G., McCurry, S. M., Pike, K. C., & Teri, L. (2009). Making physical activity accessible to older adults with memory loss：A feasibility study. *Gerontologist, 4*, S94-S99.
LoPresti, E. F., Mihailidis, A., & Kirsch, N. L. (2004). Assistive technology for cognitive rehabilitation：State of the art. *Neuropsychological Rehabilitation, 14*, 5-39.
LoPresti, E. F., Simpson, R. C., & Kirsch, N., Schreckenghost, D., & Hayashi, S. (2008). Distributed cognitive aid with scheduling and interactive task guidance. *Journal of Rehabilitation Research and Development, 45* (4), 505-522.
Lough, S., Kipps, C. M., Treise, C., Watson, P., Blair, J. R., & Hodges, J. R. (2006). Social reasoning, emotion and empathy in frontotemporal dementia. *NeuroPsychologia, 44* (6), 950-958.
Lowe, M. R., & Cautela, J. R. (1978). A self-report measure of social skill. *Behavioral Therapy, 9*, 535-544.
Lubinsky, T., Rich, J., & Anderson, N. (2009). Errorless learning and elaborative self-generation in healthy older adults and individuals with amnestic mild cognitive impairment：Mnemonic benefits and mechanisms. *Journal of International Neuropsychological Society, 15*, 704-716.
Lysack, C., Dama, M., Neufeld, S., & Andreassi, E. (2005). Compliance and satisfaction with home exercise：A comparison of computer-assisted video instruction and routine rehabilitation practice. *Journal of Allied Health, 34* (2), 76-82.
Maas, E., Robin, D. A., Austermann-Hula, S. N., Freedman, S. E., Wulf, G., Ballard, J. J., et al. (2008). Principles of motor learning in treatment of motor speech disorders. *American Journal of Speech-Language Pathology, 17*, 277-298.
Malec, J. F., Smigielski, J. S., & DePompolo, R. W. (1991). Goal attainment scaling and outcome measurement in postacute brain injury rehabilitation. *Archives of Physical Medicine and Rehabilitation, 72* (2), 138-143.
Manasse, N. J., Hux, K., & Snell, J. (2005). Teaching face-name associations to survivors of traumatic brain injury：A sequential treatment approach. *Brain Injury, 19* (8), 633-641.
Manheim, L. M., Halper, A. S., & Cherney, L. (2009). Patient-reported changes in communication after computer-based script training for aphasia. *Archives of Physical Medicine and Rehabilitation, 90* (4), 623-627.
Manley, K., Collins, B. C., Stenhoff, D. M., & Kleinert, H. (2008). Using a system of least prompts procedure to teach telephone skills to elementary students with cognitive disabilities. *Journal of Behavioral Education, 17*, 221-236.
Marchand-Martella, N. E., Slocum, T. A., & Martella, R. C. (2004). *Introduction to direct instruction.* Upper Saddle River, NJ：Pearson Education, Inc.
Markowitsch, H. (1998). Cognitive neuroscience of memory. *Neurocase, 4*, 429-435.
Martins, S., Guillery-Girard, B., Jambaque, I., Dulac, O., & Eustache, F. (2006). How do children suffering severe amnesic syndrome acquire new concepts? *NeuroPsychologia, 44* (14), 2792-2805.
Mastos, M., Miller, K., Eliasson, A. C., & Imms, C. (2007). Goal-directed training：Linking theories of treatment to clinical practice for improved functional activities of daily life. *Clinical Rehabilitation, 21*, 47-55.
Mastropieri, M. A., Scruggs, T. E., Bakken, J. P., & Whedon, C. (1996). Reading comprehension：A synthesis of research in learning disabilities. In T. E. Scruggs & M. A. Mastropieri (Eds.), *Advances in learning and behavioral disabilities* (Vol. 10, pp. 277-303). Greenwich, CT：JAI.
McCarty, D. L. (1980). Investigations of a visual imagery mnemonic device for acquiring face-name associations. *Journal of Experimental Psychology：Human Learning and Memory, 6* (2), 145-155.
McDonald, H. P., Garg, A. X., & Haynes, R. B. (2002). Interventions to enhance patient adherence to medication prescriptions：Scientific review. *Journal of the American Medical Association, 288* (22), 2868-2879.
McDonald, S., Flanagan, S., & Rollins, J. (2002). The Awareness of Social Inference Test (TASIT). Austin, TX：Harcourt Assessment.
McDonald, S., Tate, R., Togher, L., Bornhofen, C., Long, E., Gertler, P., et al. (2008). Social skills treatment for people with severe, chronic acquired brain injuries：A multicenter trial. *Archives of Physical Medicine and Rehabilitation, 89* (9), 1648-1659.
McGann, W., Werven, G., & Douglas, M. M. (1997). Social competence and head injury：A practical approach. *Brain Injury, 11* (9), 621-628.
McGraw-Hunter, M., Faw, G. D., & Davis, P. K. (2006). The use of video self-modelling and feedback to teach cooking skills to individuals with traumatic brain injury：A pilot study. *Brain Injury, 20* (10), 1061-1068.
McKenna, P., Clare, L., & Baddeley, A. D. (1995). Schizophrenia. In A. D. Baddeley, B. Wilson, & F. N. Watts (Eds.), *Handbook of memory disorders.* West Sussex, UK：Wiley.
McKitrick, L. A., Camp, C. J., & Black, W. (1992). Prospective memory intervention in Alzheimer's disease. *Journal of Gerontology：Psychological Sciences, 47*, P337-P343.
McWreath, M. (2005). Picturing aphasia. Available online at www.aphasia.tv.
Meichenbaum, D., & Turk, D. C. (1987). *Facilitating treatment adherence：A practitioner's guidebook.* New York：Plenum Press.

Melton, A. K., & Bourgeois, M. S. (2005). Training compensatory memory strategies via telephone for persons with TBI. *Aphasiology, 19* (3-5), 353-364.

Merriam-Webster's Collegiate Dictionary. (1986). Springfield, MA：Merriam-Webster, Inc.

Metzler-Baddeley, C., & Snowden, J. S. (2005). Brief report：Errorless versus errorful learning as a memory rehabilitation approach in Alzheimer's disease. *Journal of Clinical and Experimental Neuropsychology, 27,* 1070-1079.

Miller, R. G., Rosenberg, J. A., Gelinas, D. F., Mitsumoto, H., Newman, D., Sufit, R., et al. (1999). Practice parameter：The care of the patient with amyotrophic lateral sclerosis (an evidence-based review)：Report of the Quality Standards Subcommittee of the American Academy of Neurology. *Neurology, 52,* 1311-1325.

Miller, W. R., & Rollnick, S. P. (2002). *Motivational interviewing：Preparing people for change* (2nd ed.). New York：Guilford Press.

Moffat, N. (1984). Strategies of memory therapy. In B. A. Wilson & N. Moffat (Eds.), *Clinical management of memory problems.* Beckenham, UK：Croom Helm.

Montessori, M., & George, A. (1912). *Scientific pedagogy as applied child education in "The Children's Houses."* New York：Stokes.

Mooney, P., Ryan, J., Uhing, B., Reid, R., & Epstein, M. (2005). A review of self-management interventions targeting academic outcomes for students with emotional and behavioral disorders. *Journal of Behavioral Education, 14,* 203-221.

Morris, D. M., Taub, E., & Mark, V. W. (2006). Constraint-induced movement therapy：Characterizing the intervention protocol. *Europa Medicophysica, 42,* 257-268.

Morris, L. S., & Schulz, R. M. (1992). Patient compliance-an overview. *Journal of Clinical Pharmacy and Therapeutics, 17,* 283-295.

Muller, F., Simion, A., Reviriego, E., Galera, C., Mazaux, J. M., Barat, M., et al. (2009). Exploring theory of mind after severe traumatic brain injury. *Cortex, 46* (9), 1088/1099.

Newbigging, E. D., & Laskey, J. W. (1995). Riding the bus：Teaching an adult with a brain injury to use a transit system to travel independently to and from work. *Brain Injury, 10,* 543-550.

Norman, G. J., Zabinski, M. F., Adams, M. A., Rosenberg, D. E., Yaroch, A. L., & Atienza, A. A. (2007). A review of eHealth interventions for physical activity and dietary behavior change. *American Journal of Preventive Medicine, 33* (4), 336-345.

Oberg, L., & Turkstra, L. S. (1998). Use of elaborative encoding to facilitate verbal learning after adolescent traumatic brain injury. *Journal of Head Trauma Rehabilitation, 13* (3), 44-62.

O'Carroll, R. E., Russell, H. H., Lawrie, S. M., & Johnstone, E. C. (1999). Errorless learning and the cognitive rehabilitation of memory-impaired schizophrenic patients. *Psychological Medicine, 29,* 105-112.

Olney, S. J., Nymark, J., Brouwer, B., Culham, E., Day, A., Heard, J., et al. (2006). A randomized controlled trial of supervised versus unsupervised exercise programs for ambulatory stroke survivors. *Stroke, 37,* 476-481.

Olswang, L., & Bain, B. (1994). Data collection：Monitoring children's treatment progress. *American Journal of Speech-Language Pathology, 3,* 55-66.

O'Neil-Pirozzi, T. M., Strangman, G. E., Goldstein, R., Katz, D. I., Savage, C. R., Kelkar, K., et al. (2010). A controlled treatment study of internal memory strategies (I-MEMS) following traumatic brain injury. *Journal of Head Trauma Rehabilitation, 25* (1), 43-51.

Ownsworth, T. L., & McFarland, K. (1999). Memory remediation in long-term acquired brain injury：Two approaches in diary training. *Brain Injury, 13* (8), 605-626.

Ownsworth, T. L., Quinn, H., Fleming, J., Kendall, M., & Shum, D. (2010). Error self regulation following traumatic brain injury：A single case study evaluation of metacognitive skills training and behavioral practice interventions. *Neuropsychological Rehabilitation, 20* (1), 59-80.

Page, M., Wilson, B., Shiel, A., Carter, G., & Norris, D. (2006). What is the locus of the errorlesslearning advantage? *Neuropsychologia, 44,* 90-100.

Palincsar, A. S., & Brown, A. L. (1984). Reciprocal teaching of comprehension-fostering and monitoring activities. *Cognition and Instruction, 1,* 117-175.

Parkin, A. J., Hunkin, N. M., & Squires, E. J. (1998). Unlearning John Major：The use of errorless learning in the reacquisition of proper names follow herpes simplex encephalitis. *Cognitive Neuropsychology, 15* (4), 361-375.

Paul, D. R., Frattali, C. M., Holland, A. L., Thompson, C. K., Caperton, C. J., & Slater, S. C. (2004). *The American Speech-Language-Hearing Association Quality of Communication Life Scale* (QCL)：*Manual.* Rockville, MD：American Speech-Language-Hearing Association.

Philippi, C. L., Mehta, S., Grabowski, T., Adolphs, R., & Rudrauf, D. (2009). Damage to association fiber tracts impairs recognition of the facial expression of emotion. *Journal of Neuroscience, 29* (48), 15089-15099.

Pitel, A. L., Perruchet, P., Vabret, F., Desgranges, B., Eustache, F., & Beaunieux, H. (2010). The advantage of errorless learning for the acquisition of new concepts' labels in alcoholics. *Psychological Medicine, 40* (3), 497-502.

Pope, J. W., & Kern, R. S. (2006). An "errorful" learning deficit in schizophrenia? *Journal of Clinical and Experimental Neuro-*

psychology, 28, 101-110.
Premack, D., & Woodruff, G. (1978). Does the chimpanzee have a theory of mind? *Behavioral and Brain Sciences, 1*(4), 515-526.
Quemada, J. I., Cespedes, J. M., Ezkerra, J., Ballesteros, J., Ibarra, N., & Urruticoechea, I. (2003). Outcome of memory rehabilitation in traumatic brain injury assessed by neuropsychological tests and questionnaires. *Journal of Head Trauma Rehabilitation, 18*, 532-540.
Ram, N., & McCullagh, P. (2003). Self-modeling：Influence on psychological responses and physical performance. *Sport Psychologist, 17*(2), 220-241.
Randolph, C. (2001). *Repeatable battery for the assessment of neuropsychological status* (1st ed.). San Antonio, TX：Psychological Corporation.
Rath, J., Simon, D., Langenbahn, D. M., Sherr, R. L., & Diller, L. (2003). Group treatment of problem solving deficits in outpatients with traumatic brain injury：A randomized outcome study. *Neuropsychological Rehabilitation, 13*, 461-488.
Raymer, A. M., Beeson, P., Holland, A., Kendall, D., Maher, L. M., Martin, N., et al. (2008). Translational research in aphasia：From neuroscience to neurorehabilitation. Journal of Speech, *Language, and Hearing Research, 51*(1), S259-S275.
Reid, R., Trout, A., & Schartz, M. (2005). Self-regulation interventions for children with attention deficit/hyperactivity disorder. *Exceptional Children, 71*(4), 361-377.
Resnicow, K., Davis, R. E., Zhang, G., Konkel, J., Strecher, V. J., Shaikh, A. R., et al. (2008). Tailoring a fruit and vegetable intervention on novel motivational constructs：Results of a randomized study. *Annals of Behavioral Medicine, 35*(2), 159-169.
Rickards-Schlichting, K. A., Kehle, T. J., & Bray, M. A. (2004). A self-modeling intervention for high school students with public speaking anxiety. *Journal of Applied School Psychology, 20*(2), 47-60.
Riley, G., & Heaton, S. (2000). Guidelines for the selection of a method of fading cues. *Neuropsychological Rehabilitation, 10*(2), 133-149.
Riley, G. A., Sotirious, D., & Jaspal, S. (2004). Which is more effective in promoting implicit and explicit memory：The method of vanishing cues or errorless learning without fading? *Neuropsychological Rehabilitation, 14*(3), 257-283.
Robison, J., Curry, L., Gruman, C., Porter, M., Henderson, C. R., Jr., & Pillemer, K. (2007). Partners in caregiving in a special care environment：Cooperative communication between staff and families on dementia units. *Gerontologist, 47*(4), 504-515.
Robison, J. I., & Rogers, M. A. (1994). Adherence to exercise programmes：Recommendations. *Sports Medicine, 17*, 39-52.
Rollnick, S., Mason, P., & Butler, C. (1999). *Health behavior change：A guide for practitioners*. Edinburgh, NY：Churchill Livingstone.
Rosenshine, B., & Meister, C. (1994). Reciprocal teaching：A review of the research. *Review of Educational Research, 64*(4), 479-530.
Roth, R. M., Isquith, P. K., & Gioia, G. A. (2005). Behavior Rating Inventory of Executive Function (Adult ed.). Lutz, FL：Par.
Ruis, C., & Kessels, R. P. C. (2005). Effects of errorless learning and errorful face-name associative learning in moderate-severe dementia. *Aging Clinical and Experimental Research, 17*(6), 514-517.
Rust, K., & Smith, R. O. (2006). Perspectives of outcome data from assistive technology developers. *Assistive Technology Outcomes and Benefits, 3*(1), 34-52.
Sackett, D. L., Straus, S. E., Richardson, W. S., Rosenberg, W., & Haynes, R. B. (2001). *Evidence-based medicine：How to practice and teach EBM*. London：Churchill-Livingstone.
Sander, A. M., Clark, A., Atchison, T., & Rueda, M. (2009). A web-based videoconferencing approach to training caregivers in rural areas to compensate for problems related to trau-matic brain injury. *Journal of Head Trauma Rehabilitation, 24*(4), 248-261.
Scherer, M., Jutai, J., Fuhrer, M., Demers, L., & DeRuyter, F. (2007). A framework for modelling the selection of assistive technology devices (ATDs). *Disability and Rehabilitation：Assistive Technology, 2*(1), 1-8.
Scherer, M. J., Hart, T., Kirsch, N., & Schulthesis, M. (2005). Assistive technologies for cognitive disabilities. *Critical Reviews in Physical and Rehabilitation Medicine, 17*, 195-215.
Schmitter-Edgecombe, M., Fahy, J. F., Whelan, J. P., & Long, C. (1995). Memory remediation after severe closed head injury：Notebook training vs. supportive therapy. *Journal of Consulting and Clinical Psychology, 63*(3), 484-489.
Selznick, L., & Savage, R. C. (2000). Using self-monitoring procedures to increase on-task behavior with three adolescent boys with brain injury. *Behavioral Interventions, 15*(3), 243-260.
Simard, J. M., Wiederkehr, S., Bergeron, M. E., Turgeon, Y., Hudon, C., & Tremblay, I. (2010). Efficacy of a cognitive training programme for mild cognitive impairment：results of a randomised controlled study. *Neuropsychology Rehabilitation*, 2010 Jun；*20*(3), 377-405. Epub 2009 Dec 1.
Sirtori, V., Corbetta, D., Moja, L., & Gatti, R. (2009). Constraint-induced movement therapy for upper extremities in patients with stroke. *Stroke*, , xx-xx.
Sluijs, E. M. (1991). A checklist to assess patient education in physical therapy practice：Development and reliability. *Physical Therapy, 71*, 561-569.
Sluijs, E. M., & Knibbe, J. J. (1991). Patient compliance with exercises：Different theoretical approaches to short and long-

term compliance. *Patient Education and Counseling, 17*, 191-204.
Sluijs, E. M., Kok, G. J., & van der Zee, J. (1993). Correlates of exercise compliance in physical therapy. *Physical Therapy, 73*, 771-786.
Smidt, N., de Vet, H. C. W., Bouter, L. M., & Dekker, J. (2005). Effectiveness of exercise therapy : A best-evidence summary of systematic reviews. *Australian Journal of Physiotherapy, 51*, 71-85.
Sohl, S. J., & Moyer, A. (2007). Tailored interventions to promote mammography screening : A meta-analytic review. *Preventive Medicine, 45*(4), 252-261.
Sohlberg, M. M. (2006). Evidence-based instructional techniques for training procedures and knowledge in persons with severe memory impairment. *Revista de Neuropsicologia, 1*(1), 14-19.
Sohlberg, M. M., Avery, J., Kennedy, M. R. T., Coelho, C., Ylvisaker, M., Turkstra, L., et al. (2003). Practice guidelines for direct attention training. *Journal of Medical Speech-Language Pathology, 11*(3), 19-39.
Sohlberg, M. M., Ehlhardt, L., & Kennedy, M. (2005). Instructional techniques in cognitive rehabilitation : A preliminary report. *Seminars in Speech and Language, 26*(4), 268-279.
Sohlberg, M. M., Kennedy, M. R. T., Avery, J., Coelho, C., Turkstra, L., Ylvisaker, M., et al. (2007). Evidence based practice for the use of external aids as a memory rehabilitation technique. *Journal of Medical Speech Pathology, 15*(1), xv-li.
Sohlberg, M. M., & Mateer, C. (2001a). Attention Process Training Test. Lash & Associates. Sohlberg, M. M., & Mateer, C. A. (2001b). *Cognitive rehabilitation : An integrated neuropsychological approach.* New York : Guilford Press.
Sohlberg, M. M., Mateer, C. A., Penkman, L., Glang, A., & Todis, B. (1998). Awareness intervention : Who needs it? *Journal of Head Trauma Rehabilitation, 13*(5), 27-43.
Sohlberg, M. M., McLaughlin, K., Pavese, A., Heidrich, A., & Posner, M. (2000). Evaluation of attention process training in persons with acquired brain injury. *Journal of Clinical and Experimental Neuropsychology, 22*(5), 656-676.
Sohlberg, M. M., Sprunk, H., & Metzelaar, K. (1988). Efficacy of an external cueing system of an individual with severe frontal lobe damage. *Cognitive Rehabilitation, 6*(4), 36-41.
Souvignier, E., & Mokhlesgerami, J. (2006). Using self-regulation as a framework for implementing strategy-instruction to foster reading comprehension. *Learning and Instruction, 16*, 57-71.
Spikman, J. M., Boelen, D. H. E., Lamberts, K. F., Brouwer, W. H., & Fasottie, L. (2010). Effects of a multifaceted treatment program for executive dysfunction after acquired brain injury on indications of executive functioning in daily life. *Journal of the International Neuropsychological Society, 16*, 118-129.
Squire, L. R. (1992). Declarative and nondeclarative memory : Multiple brain systems supporting learning and memory. *Journal of Cognitive Neuroscience, 4*, 232-243.
Squires, E. J., Hunkin, N. M., & Parkin, A. J. (1996). Memory notebook training in a case of severe amnesia : Generalizing from paired associate learning to real life. *Neuropsychological Rehabilitation, 6*(1), 55-65.
Squires, E. J., Hunkin, N. M., & Parkin, A. J. (1997). Errorless learning of novel associations in amnesia. *Neuropsychologia, 35*(8), 1103-1111.
Stapleton, S., Adams, M., & Atterton, L. (2007). A mobile phone as a memory aid for individuals with traumatic brain injury : A preliminary investigation. *Brain Injury, 21*(4), 401-411.
Stark, C., Stark, S., & Gordon, B. (2005). New semantic learning and generalization in a patient with amnesia. *Neuropsychology, 19*(2), 139-151.
Stein, M., Carnine, D., & Dixon, R. (1998). Direct instruction : Integrating curriculum design and effective teaching practice. *Intervention in School and Clinic, 33*, 227-233.
Strangman, G., O'Neil-Pirozzi, T. M., Burke, D., Cristina, D., Goldstein, R., Rauch, S. L., et al. (2005). Functional neuroimaging and cognitive rehabilitation for people with traumatic brain injury. *American Journal of Physical Medicine and Rehabilitation, 84*(1), 62-75.
Surian, L., & Siegal, M. (2001). Sources of performance on theory of mind tasks in right hemisphere-damaged patients. *Brain and Language, 78*, 224-232.
Suzman, K. B., Morris, R. D., Morris, M. K., & Milan, M. A. (1997). Cognitive-behavioral remediation of problem solving deficits in children with acquired brain injury. *Journal of Behavioral Therapy and Experimental Psychiatry, 28*, 203-212.
Svoboda, E., Richards, B., Polsinelli, A., & Guger, S. (2009). A theory-driven training programme in the use of emerging commercial technology : Application to an adolescent with severe memory impairment. *Neuropsychological Rehabilitation, 20*(4), 562-586.
Swanson, H. L. (1999). Instructional components that predict treatment outcomes for students with learning disabilities : Support for the combined strategy and direct instruction model. *Learning Disabilities Research and Practice, 14*(3), 129-140.
Swanson, H. L. (2001). Searching for the best model for instructing students with learning disabilities. *Focus on Exceptional Children, 34*(2), 2-15.
Swanson, H. L., Carson, C., & Sachse-Lee, C. M. (1996). A selective synthesis of intervention research for students with learning disabilities. *School Psychology Review, 25*, 370-391.

Swanson, H. L., & Hoskyn, M. (1998). A synthesis of experimental intervention literature for students with learning disabilities : A meta-analysis of treatment outcomes. *Review of Educational Research, 68* (277-322).
Taber, T. A., Alberto, P. A., Seltzer, A., & Hughes, M. (2003). Obtaining assistance when lost in the community using cell phones. *Research and Practice for Persons with Severe Disabilities, 28,* 105-116.
Tailby, R., & Haslam, C. (2003). An investigation of errorless learning in memory-impaired patients : Improve the technique and clarifying the theory. *Neuropsychologia, 41,* 1230-1240.
Tate, R., Hodgkinson, A., Veerabangsa, A., & Maggiotto, S. (1999). Measuring psychosocial recovery after traumatic brain injury : Psychometric properties of a new scale. *Journal of Head Trauma Rehabilitation, 14* (6), 543-557.
Thoene, A. I. T., & Glisky, E. (1995). Learning name-face associations in memory impaired patients : A comparison of procedures. *Journal of the International Neuropsychological Society, 1* (1), 29-38.
Todd, M., & Barrow, C. (2008). Touch type : The acquisition of a useful complex perceptual-motor skill. *Neuropsychological Rehabilitation, 18* (4), 486-506.
Togher, L., Hand, L., & Code, C. (1996). A new perspective on the relationship between communication impairment and disempowerment following head injury in information exchanges. *Disability and Rehabilitation, 18* (11), 559-566.
Togher, L., McDonald, S., Code, C., & Grant, S. (2004). Training communication partners of people with traumatic brain injury : A randomised controlled trial. *Aphasiology, 18* (4), 313-335.
Tompkins, C. A., Scharp, V. L., Fassbinder, W., Meigh, K. M., & Armstrong, E. M. (2008). A different story on "theory of mind" deficit in adults with right hemisphere brain damage. *Aphasiology, 22* (1), 42-61.
Tonks, J., Williams, W. H., Frampton, I., Yates, P., & Slater, A. (2007). Reading emotions after child brain injury : A comparison between children with brain injury and non-injured controls. *Brain Injury, 21* (7), 731-739.
Trappe, S., Williamson, D., & Godard, M. (2002). Maintenance of whole muscle strength and size following resistance training in older men. *Journals of Gerontology Series A : Biological Sciences and Medical Sciences, 57,* B138-B143.
Troyer, A., Murphy, K., Anderson, N., Moscovitch, M., & Craik, F. (2008). Changing everyday memory behaviour in amnestic mild cognitive impairment : A randomized controlled trial. *Neuropsychological Rehabilitation, 18* (1), 65-88.
Tulving, E., & Markowitsch, H. J. (1998). Episodic and declarative memory : Role of the hippocampus. *Hippocampus, 8* (3), 198-204.
Turkstra, L. S. (2001). Partner effects in adolescent conversations. *Journal of Communication Disorders, 34* (1-2), 151-162.
Turkstra, L. S. (2008). Conversation-based assessment of social cognition in adults with traumatic brain injury. *Brain Injury, 22* (5), 397-409.
Turkstra, L. S., & Bourgeois, M. S. (2005). Intervention for a modern day HM : Errorless learning of practical goals. *Journal of Medical Speech Language Pathology, 13* (3), 205-212.
Turkstra, L. S., Dixon, T. M., & Baker, K. K. (2004). Theory of mind and social beliefs in adolescents with traumatic brain injury. *NeuroRehabilitation, 19* (3), 245-256.
Turkstra, L. S., Holland, A. L., & Bays, G. A. (2003). The neuroscience of recovery and rehabilitation : What have we learned from animal research? *Archives of Physical Medicine and Rehabilitation, 84* (4), 604-612.
Turkstra, L. S., McDonald, S., & DePompei, R. (2001). Social information processing in adolescents : Data from normally developing adolescents and preliminary data from their peers with traumatic brain injury. *Journal of Head Trauma Rehabilitation, 16* (5), 469-483.
van den Broek, M. D., Downes, J., Johnson, Z., Dayus, B., & Hilton, Z. (2000). Evaluation of an electronic memory aid in the neuropsychological rehabilitation of prospective memory deficits. *Brain Injury, 14,* 455-462.
Van der Linden, M., Meulemans, T., & Lorrain, D. (1994). Acquisition of new concepts by two amnesic patients. *Cortex, 30,* 305-317.
van Hout, M. S., Wekking, E. M., Berg, I. J., & Deelman, B. G. (2008). Psychosocial and cognitive rehabilitation of patients with solvent-induced chronic toxic encephalopathy : A randomised controlled study. *Psychotherapy and Psychosomatics, 77* (5), 289-297.
Vargha-Khadem, F., Gadian, D. G., Watkins, K. E., Connelly, A., Van Paesschen, W., & Mishkin, M. (1997). Differential effects of early hippocampal pathology on episodic and semantic memory. *Science, 277* (5324), 376-380.
Varni, J. W., Seid, M., & Rode, C. A. (1999). The PedsQL : Measurement model for the Pediatric Quality of Life inventory. *Medical Care, 37* (2), 126-139.
Velicer, W. F., Prochaska, J. O., & Redding, C. A. (2006). Tailored communications for smoking cessation : Past successes and future directions. *Drug and Alcohol Review, 25* (1), 49-57.
Verhaeghe, S., Defloor, T., & Grypdonck, M. (2005). Stress and coping among families of patients with traumatic brain injury : A review of the literature. *Journal of Clinical Nursing, 14* (8), 1004-1012.
von Cramon, D. Y., & Matthes-von Cramon, G. (1994). Back to work with a chronic dysexecutive syndrome? (A case report). *Neurpsychological Rehabilitation, 4,* 399-417.
von Cramon, D. Y., Matthes-von Cramon, G., & Mai, N. (1991). Problem solving deficits in brain injured patients : A thera-

peutic approach. *Neuropsychological Rehabilitation, 1*, 45-64.

Wade, S. L., Carey, J., & Wolfe, C. R. (2006). An online family intervention to reduce parental distress following pediatric brain injury. *Journal of Consulting and Clinical Psychology, 74* (3), 445-454.

Wade, T. K., & Troy, J. C. (2001). Mobile phones as a new memory aid : A preliminary investigation using case studies. *Brain Injury, 15*, 305-320.

Walz, N. C., Yeates, K. O., Taylor, H. G., Stancin, T., & Wade, S. L. (in press). Theory of mind skills 1 year after traumatic brain injury in 6- to 8-year-old children. *Journal of Neuropsychology*.

Warren, S. F., Fey, M. E., & Yoder, P. J. (2007). Differential treatment intensity research : A missing link to creating optimally effective communication interventions. *Mental Retardation and Developmental Disabilities, 13*, 70-77.

Webb, P. M., & Gluecauf, R. L. (1994). The effects of direct involvement in goal setting on rehabilitation outcome for persons with traumatic brain injuries. *Rehabilitation Psychology, 39*, 179-188.

Weeks, D. L., Brubaker, J., Byrt, J., Davis, M., Hamann, L., & Reagan, J. (2002). Videotape instruction versus illustrations for influencing quality of performance, motivation, and confidence to perform simple and complex exercises in health subjects. *Physiotherapy Theory and Practice, 18*, 65-73.

West, R. (1995). Compensatory strategies for age-associated memory impairment. In A. D. Baddeley, B. A. Wilson, & F. N. Watts (Eds.), *Handbook of memory disorders* (pp. 481-500). New York : Wiley.

Whiteneck, G. G., Charlifue, S. W., Gerhart, K. A., Overholser, J. D., & Richardson, G. N. (1992). Quantifying handicap : A new measure of long-term rehabilitation outcomes. *Archives of Physical Medicine and Rehabilitation, 73* (6), 519-526.

Whitman, T. L., Spence, B. H., & Maxwell, S. (1987). A comparison of external and selfinstructional teaching formats with mentally retarded adults in a vocational training setting. *Research in Developmental Disabilities, 8*, 371-388.

Willer, B., Rosenthal, M., Kreutzer, J. S., & Gordon, W. A. (1993). Assessment of community integration following rehabilitation for traumatic brain injury. *Journal of Head Trauma Rehabilitation, 8* (2), 75-87.

Wilson, B. A. (1991). Long-term prognosis of patients with severe memory disorders. *Neuropsy-chological Rehabilitation, 1*, 117-134.

Wilson, B. A. (1992). Memory therapy in practice. In W. B. A. & N. Moffat (Eds.), *Clinical management of memory problems* (2nd ed., pp. 120-153). London : Chapman & Hall.

Wilson, B. A. (1995). Management and remediation of memory problems in brain-injured adults. In A. D. Baddeley, B. A. Wilson, & F. N. Watts (Eds.), *Handbook of memory disorders* (pp. 451-479). New York : Wiley.

Wilson, B. A. (2009). *Memory rehabilitation : Integrating theory and practice*. New York : Guilford Press.

Wilson, B. A., Baddeley, A., Evans, J., & Shiel, A. (1994). Errorless learning in the rehabilitation of memory impaired people. *Neuropsychological Rehabilitation, 4* (3), 307-326.

Wilson, B. A., Emslie, H. C., Quirk, K., & Evans, J. J. (2001). Reducing everyday memory and planning problems by means of a paging system : A randomized control crossover study. *Journal of Neurology, Neurosurgery and Psychiatry, 70*, 477-482.

Wilson, B. A., Evans, J. J., Emslie, H., & Malinek, V. (1997). Evaluation of NeuroPage : A new memory aid. *Journal of Neurology, Neurosurgery, and Psychiatry, 63*, 113-115.

Winter, J., & Hunkin, N. M. (1999). Relearning in Alzheimer's disease. *International Journal of Geriatric Psychiatry, 14*, 983-990.

World Health Organization. (2001). *International classification of functioning, disability and health* (Report). Geneva : Switzerland. Available at www.who.int/icihd/index.htm.

Wright, P., Rogers, N., Hall, C., Wilson, B., Evans, J., Emslie, H., et al. (2001). Comparison of pocket-computer memory aids for people with brain injury. *Brain Injury, 15*, 787-800.

Yancy, W. S., & Boan, J. (2006). Adherence to diet recommendations. In H. B. Bosworth, E. Z. Oddone, & M. Weinberger (Eds.), *Patient treatment adherence : Concepts, interventions, and management* (1 ed., pp. 95-123). Mahwah, NJ : Erlbaum.

Yasuda, K., Misu, T., Beckman, B., Watanabe, O., Ozawa, Y., & Nakamura, T. (2002). Use of an IC Recorder as a voice output memory aid for patients with prospective memory impairment. *Neuropsychological Rehabilitation, 12*, 155-166.

Yesavage, J. A. (1984). Relaxation and memory training in 39 elderly patients. *American Journal of Psychiatry, 141*, 778-781.

Ylvisaker, M., Coehlo, C., Kennedy, M., Sohlberg, M., Turkstra, L., Avery, J., et al. (2002). Reflections on evidence-based practice and rational clinical decision making. *Journal of Medical Speech-Language Pathology, 10* (3), 25-33.

Ylvisaker, M., & Feeney, T. J. (1998). *Collaborative brain injury intervention : Positive everyday routines*. San Diego, CA : Singular.

Ylvisaker, M., & Feeney, T. (2000). Reconstruction of identity after brain injury. *Brain Impairment, 1* (1), 12-28.

Ylvisaker, M., Feeney, T., & Capo, M. (2007). Long-term community supports for individuals with co-occurring disabilities after traumatic brain injury : Cost effectiveness and projectbased intervention. *Brain Impairment, 8* (3), 276-292.

Ylvisaker, M., Turkstra, L. S., & Coehlo, C. (2005). Behavioral and social interventions for individuals with traumatic brain injury : A summary of the research with clinical implications. *Seminars in Speech and Language, 26* (4), 256-267.

Young, A., Newcombe, F., de Haan, E., Small, M., & Hay, D. (1993). Face perception after brain injury. *Brain, 116*, 941-959.

Young, D. A., Zakzanis, K. K., Campbell, Z., Freyslinger, M. G., & Meichenbaum, D. H. (2002). Scaffolded instruction remediates Wisconsin Card Sorting Test deficits in schizophrenia : A comparison to other techniques. *Neuropsychological Rehabilitation, 12*(3), 257-287.

Zencius, A., Wesolowski, M. D., & Burke, W. H. (1990). A comparison of four memory strategies with traumatically brain-injured clients. *Brain Injury, 4*, 33-38.

Zlotowitz, S., Fallow, K., Illingworth, V., Liu, C., Geenwood, R., & Papps, B. (2010). Teaching action sequences after a comparison of modeling and moulding techniques. *Clinical Rehabilitation, 24*(7), 632-638.

索引

● 欧文索引 ●

adherence 58
anterograde amnesia 12
assistive technology 142
assistive technology for cognition (ATC) 142
Behavior Rating Inventory of Executive Function 214
cognitive orthoses 142
cognitive prosthetics 142
Cognitive Strategy Training (CST) 203
Community Integration Questionnaire (CIQ) 215
Compensation Techniques Inventory (CTI) 149
completion 58
compliance 58
consolidation 12
cooperation 58
Craig Handicap Assessment & Reporting Technique (CHART) 215
Compensation Techniques Questionnaire (CTQ) 149
declarative memory 12
distributed practice 12
elaboration 12
episodic memory 12
errorless learning 12
evaluation 74, 84
explicit memory 12
External Cognitive Aids (ECA) 142
Functional Assessment of Disability Inventory 214
Goal Management Training (GMT) 187
HOW 79

ICF 76, 211
ICF ワークシート 252
implementation 73, 79
implicit memory 12
LaTrobe Communication Questionnaire (LCQ) 214
long-term memory 12
maintenance 12
Matching Person and Technology assessment (MPT) 149
metacognition 9, 12, 182
Metacognitive Strategy Instruction (MSI) 183
Method of Vanishing Cues (MVC) 18
Needs Assessment (NA) 150
nondeclarative memory 12
participation 58
Pediatric Assessment of Disability Inventory 214
Pediatric Quality of Life Inventory (PedsQL) 215
PIE の概観図 87
plan 73, 74
posttraumatic amnesia (PTA) 12
priming 12
procedural memory 12
Profile of Functional Impairment in Communication (PFIC) 214
prospective memory 12
Quality of Communication Life Scale 215
Reciprocal Teaching (RT) 189
retrieval 12
retrograde amnesia 12
semantic memory 12
Social Skills Training (SST) 210
spaced retrieval training (SRT) 93
Spaced Retrieval (SR) 18

SR 訓練ワークシート 232, 233
Test of Awareness of Social Inference (TASIT) 213
Theory of Mind (ToM) 213
vanishing cues 93
WHAT 77
WHEN 78
WHERE 77
WHO 74
WHY 78
working memory 12
WSTC 187

● 和文索引 ●

【あ】

アドヒアランス 58
誤りなし学習 12
暗示的記憶 7
暗示的キュー 67

【い】

意味記憶 7, 12, 92
維持 12
維持データ 85, 105
維持データフォローアップフォーム 247
一般ケースプログラミング 78
一般的キュー 67
一般的メタ認知的方略 183

【う・え】

運動学習 58
エピソード記憶 7, 12, 92
エラー統制型教示法 18

270　索引

【か】
可変練習　67
外傷後健忘　12
外的エイド　142
外的エイド教示計画ワークシート　241
外的エイド初期評価ワークシート　243
外的エイド進捗モニタリングフォーム　245
外的エイドセッションデータフォーム　246
概念　91
完了　58
間隔伸張想起法　18, 93
環境要因　215

【き】
キューイング　67
キュー漸減法　18
逆向性健忘　12
協力　58
強化　12
教示　3
教示計画ワークシート　131
近似密度　98

【く】
具体的キュー　67
訓練計画ワークシート　231
訓練効果データ　85, 105
訓練セッション　83

【け】
系統的教示　4
系統的教示法　17
計画　73, 74
計画的キュー　68
言語化　184
言語的キュー　68
顕在記憶　12, 91

【こ】
コミュニケーションにおける機能障害プロフィール　214
コントロールデータ　85
コンプライアンス　58
ゴール管理訓練　184
ゴール達成　184
ゴールマネジメントトレーニング　187
個人要因　216

個別化　114
恒常的キュー　68
国際生活機能分類　76, 211
心の理論　213
骨格教示　5

【さ・し】
参加　58
支援技術　142
自己効力感　59
自己生成反応　28
自己調整効力感　59
自己モニタリング　184
事実　91
　　──と概念教示計画ワークシート　234
時間プレッシャー管理　184
視覚的キュー　68
実行　73, 79
実効果データ　85, 105
実践的コミュニケーション能力　214
社会活動　214
社会機能　212
社会参加　215
社会生活技能訓練　210, 216
社会的技能訓練計画ワークシート　253
社会的行動　212, 215
社会的サポート　75
社会的推論検査　213
社会的理解　212
従来型教示法　17
初期評価ワークシート　131
小児の機能障害評価票　214
情動認識　213
情動連合　7
詳細化　114
衝動コントロールを含む問題解決　184
人物イメージ法　187
心理的状態　75
身体機能　74
身体的援助　67
身体的キュー　68
神経可塑性　9
進捗モニタリングフォーム　131

【す】
スタッフ記録　131
スーパービジョン　70
遂行機能　7
　　──の行動評価票　214

【せ】
セッションデータ　84, 105
成人コミュニケーションスキル評価票　214
精緻化　12, 28
潜在記憶　12, 92
前向性健忘　12
漸減キュー　93

【そ】
相互教示　189
想起　12
即時キュー　67
即時フィードバック　69

【た】
タスク特異的方略　182
タスク特異的メタ認知的方略　188
多段階タスク　111
多段階タスク教示計画ワークシート　235
多段階タスク初期評価ワークシート　237
多段階タスク進捗モニタリングフォーム　239
多段階タスクセッションデータフォーム　240
代償テクニック質問票　149
短期記憶　6

【ち】
知覚機能　74
遅延キュー　68
遅延フィードバック　69
長期記憶　6, 12
直接教示　5
陳述記憶　7, 12, 91

【て】
手続き記憶　7, 12
手続き促進法　5
定常練習　67
展望記憶　7, 12

【な・に】
内的記憶方略　185
ニーズ評価　113
ニーズ評価プロトコール　150
認知義肢　142
認知機能　74
　　──のための支援技術　142
認知装具　142

認知方略教示　5
認知方略訓練　203

【は】

般化　26
般化データ　84, 105

【ひ】

非陳述記憶　7, 12
人とテクノロジーのマッチング評価　149
病態失認　9
評価　74, 84

【ふ】

フィードバック　68

ブースターセッション　70
プライミング　7, 12
分配訓練　12

【ほ】

方略教示　5
方略教示計画ワークシート　248
方略進捗モニタリングフォーム　251
方略知識判定データシート　250

【め】

メタ記憶　7
メタ認知　7, 9, 12, 182
メタ認知的方略教示　5, 183
明示的記憶　7

【も】

モデリング　67
問題解決セラピー　184

【ら～れ】

ラトローブコミュニケーション質問票　214
ランダムキュー　68
連合キュー　68

【わ】

ワーキングメモリー　7, 12